ullstein

Das Buch

Nelly und Nils sind Geschwister, wie sie unterschiedlicher nicht sein könnten. Nils lebt als Autist in seiner eigenen Welt und wohnt auch noch als 45-Jähriger zusammen mit seiner Mutter in der hessischen Provinz. Die zehn Jahre jüngere, impulsive Nelly hat es längst in die Großstadt verschlagen. Dort hat sie sich ihren Traum von einem eigenen Food Truck erfüllt. Vor allem aber kann Nelly hier eines: unabhängig sein und ihre Freiheit genießen. Doch immer schlummert in ihr die Angst vor dem Tag, an dem sich ihre Mutter Therese nicht mehr um Nils kümmern kann. Tatsächlich kommt der plötzlicher als gedacht, Therese landet nach einem schweren Sturz im Krankenhaus. Nelly muss zurück in ihr Heimatdorf, um anstelle ihrer Mutter gemeinsam mit Nils die geplante Reise zu einer Familienhochzeit nach England anzutreten. Und als sei diese Reise mit ihrem Bruder nicht schon schwierig genug, lernt sie dort auch noch den raubeinigen Pubbesitzer Gerald aus den schottischen Highlands kennen …

Die Autorin

Renée Karthee war viele Jahre Redakteurin beim STERN und ist heute Autorin von Romanen und Drehbüchern. Sie lebt zusammen mit ihrem Mann und ihrem Sohn in Hamburg.

Von Renée Karthee sind in unserem Hause erschienen:

Aller Anhang ist schwer
Die seltsame Reise mit meinem Bruder
Fliegen lernen
Weiberfrühstück

Renée Karthee

Die seltsame Reise mit meinem Bruder

Roman

Ullstein

Besuchen Sie uns im Internet:
www.ullstein-taschenbuch.de

MIX
Papier aus verantwortungsvollen Quellen
FSC® C083411
FSC
www.fsc.org

Originalausgabe im Ullstein Taschenbuch
1. Auflage Juli 2015

Umschlaggestaltung: ZERO Werbeagentur, München
Titelabbildung: © FinePic®, München
Satz: Pinkuin Satz und Datentechnik, Berlin
Gesetzt aus der Apollo MT
Druck und Bindearbeiten: CPI books GmbH, Leck
Printed in Germany
ISBN 978-3-548-28517-7

Für meinen Bruder.
Und unsere Mutter, deren Geduld Bestandteil ihrer Liebe ist.

1. Kapitel

**Spruch des Tages (indisch):
Hänge die heutige Pflicht nicht auf
den morgigen Haken.**

*Gericht des Tages (italienisch):
Ciabatta-Brötchen mit Pesto,
Parmaschinken und Parmesan*

Das Wetter war eine geladene Waffe. Es würde sich heute noch in etwas Gigantischem entladen. Ich erwartete Blitz und Donner und Regen; womit ich nicht rechnete, war ein krachender Schlag mitten hinein in mein Leben. Am Abend dieses Tages würde nichts mehr so sein, wie es mal war. Hätte ich das vorher geahnt, dann hätte ich auf der Stelle sämtliche Kontakte zur Außenwelt gekappt und ein anderes Leben gebucht, vielleicht als Wärterin des nördlichsten Leuchtturms der Welt. Zumindest für ein paar Wochen, bis der ganze Spuk vorbei war.

Dabei begann an diesem Montag der letzten Juliwoche alles ganz normal. Um fünf Uhr öffnete ich die Augen. Ich brauchte dazu keinen Wecker. Ich klappte die Lider auf – und war wach. Zögerliches Zu-mir-Kommen, Vor-mich-hin-Träumen, Aus-dem-Bett-Räkeln und In-den-Tag-Hineingleiten waren nicht meine Sache, obwohl ich dankbar war für die Sommermonate, in denen es früh hell wurde und die Sonne nicht schlaftrunken auf sich warten ließ. Ich sprang aus dem Bett, lief barfuß in die Küche, in einem weißen Unterhemd und einer etwas zu langen, blau und türkis gestreiften Pyjamahose, die ich einem Exfreund abgeluchst hatte. Den Ex konnte ich entbehren, seiner Schlafanzughose hätte ich nachgetrauert. Ich liebte Herrenpyjamas. Sie gaben einem das Gefühl von Geborgenheit, was man von Männern nicht immer behaupten konnte.

Ich brühte mir einen doppelten Espresso, streute braunen Zucker hinein, machte mich auf den Weg ins Bad, bohrte meine Zehen in den hellblauen Wolkenteppich vor dem Waschbecken, betrachtete mich im Spiegel und fand, dass sich über Nacht nicht viel verändert hatte. Mein Markenzeichen war immer noch da: die kleine Kerbe an der rechten Augenbraue, ein hakenförmiger Kahlschlag, versehentlich beim Zupfen als Vierzehnjährige hineingehauen, nie mehr nachgewachsen. Ansonsten war das meiste ziemlich gut geraten. Ich war schlank und 1,72 Meter groß. Meine Haare waren dunkelbraun, glatt und auf Kinnlänge geschnitten, meine Augen groß und farblich irgendwas zwischen Seetang und Schlamm. Das Beste an mir, so hörte ich oft, war mein Julia-Roberts-Mund, breit und mit einem alles verschlingenden Lachen, das oft aus mir herausplatzte. So stand ich da, im Bad vor dem Spiegel, in der rechten Hand die Tasse und die linke damit beschäftigt, Schlafsand aus den Augen zu reiben.

Ich duschte viel zu heiß, obwohl ich wusste, dass lauwarm bei dieser Hitze besser gewesen wäre. Aber das kümmerte mich nicht. Ich tat selten das, wozu man mir riet. Ich kämmte meine Haare zu einem hoch am Kopf sitzenden Bürzel, der einmal ein Pferdeschwanz werden sollte, wenn er groß war. Dazu würde es vermutlich niemals kommen, da ich an Spliss litt. Noch ein bisschen Wimperntusche, die ich vor dem beschlagenen Spiegel im Blindflug auftragen musste, etwas Deo unter die Achseln, dann verließ ich das dunstfeuchte Bad und machte mich auf den Weg zur Arbeit. Es war kurz nach halb sechs.

Ich hatte es nicht weit. Genau genommen nur sechs Meter, einmal um die Ecke und den langen Flur hinunter in meine Küche. Das erklärte meine legere Aufmachung im Job: schwarze Leggings. Schwarzes Top. Turnschuhe, die mal weiß gewesen waren und auf denen Tomatenkerne, der Saft blauer Trauben, der Essig von eingelegten Roten Beten, Mayonnaisenkleckse und Senfspritzer ihre Spuren hinterlassen hatten wie Farben auf einer Leinwand. Ich war Köchin. Keine gelernte. Ich hatte mir selbst beigebracht, die Zwiebel krallenartig festzuhalten wie mit einer Zuckerwürfelzange. Ich hatte raus, wie man ein Wiener Schnitzel perfekt briet, damit sich die Panade hübsch kräuselte wie Sandwellen am Strand, und ich hatte gern die Nase voll vom Duft der Kräuter, von Koriander, Thymian, Rosmarin, Salbei, Basilikum und Minze.

Mein Job waren belegte Brote, die ich von montags bis freitags um die Mittagszeit mit einem Food Truck zu hungrigen Menschen brachte. Ich liebte die nie endenden Kombinationsmöglichkeiten, den Geruch von luftgetrocknetem Schinken und Ziegenkäse, knackige Radieschen zwischen den Zähnen, die nussige Cremigkeit von Avocado auf der Zunge. In aller Bescheidenheit: Meine Schnitten waren Kunst am Brot. Sie kamen als englische Sandwiches und amerikanische Bagels daher, als italienische Tramezzini und Panini, als dänisches Smørrebrød und französische Croques. Sie hatten ein aufregendes

Innenleben aus Roastbeef und Räucherlachs, aus Gorgonzola und Büffelmozzarella, sie wurden liebevoll mit Mayonnaise, Feigensenf und Pesto bestrichen und mit Kapuzinerkresse, Kapern und Kirschtomaten gekrönt. Das Geheimnis eines schmackhaften Sandwiches war simpel. Es musste gesund und lecker sein, musste satt machen, kross und weich zugleich sein und ein gutes Bauchgefühl hinterlassen. Man sollte es problemlos, sprich kleckerfrei, essen können, damit keine Chilisauce auf den Schluppenkragen der Bluse und kein Senf auf den Schlips tropfte. Der Trick dabei: Die Scheiben behutsam und beherzt zugleich zusammendrücken. Und das gelang nur mit Zutaten, die sich gegenseitig so zugetan waren, dass sie perfekt aneinanderhafteten.

Ich stellte mir die Zutaten für die erste meiner täglich wechselnden fünf Sandwich-Kreationen zusammen und summte vor mich hin. Um diese Zeit war noch alles ruhig. Noch hatte ich keine Ahnung davon, dass dieser Tag dem glatten Gang der Dinge Sand ins Getriebe streuen würde. Ganz entspannt zupfte ich die Stiele von den Rucolablättern, als die Tür geräuschvoll mit dem Fuß aufgestoßen wurde. Ich hätte allmählich daran gewöhnt sein sollen, es geschah jeden Morgen. Und doch kam mein Herz jedes Mal ins Stolpern, und aus meinem Mund zischte es: »Musst du mich so erschrecken!«

Mein Mitarbeiter stand in der Küche. Ashok Mukerjee. Ashok, »der Sorglose«. Er war Inder, Student der Elektrotechnik, siebenundzwanzig und damit acht Jahre jünger als ich, ein langer dünner Mann mit olivfarbener Haut und gescheitelten lackschwarzen Haaren, der sich jedes Mal, wenn er einen Hund sah, in einem Anfall von Panik in die Rabatten warf und ein drolliges Deutsch sprach.

Meine Mutter hatte ihn mal am Telefon gefragt, ob er bitte die heiße Kartoffel aus dem Mund nehmen könne.

Vermutlich würde ich in Ashok noch immer bloß einen netten Nachbarn sehen, wenn Essen nicht meine Passion gewesen wäre.

Vor einigen Monaten, Ashok war gerade eingezogen, stand ich vor seiner Tür in unserem Acht-Parteien-Haus und atmete sein Abendessen ein. Es duftete wunderbar, nach frischem Koriander, Erdnussöl, schwarzem Pfeffer und Kreuzkümmel. Ich klingelte unter dem Vorwand, mich ihm als seine neue Nachbarin von nebenan vorzustellen. Meine Nasenflügel blähten sich in freudiger Erwartung, was ihm wohl nicht entgangen war, denn er bat mich herein, und da ich sehr ungeniert fragte, was auf dem Herd so verlockend vor sich hin simmerte, lud er mich ein, zum Abendessen zu bleiben. Er servierte mir Fischcurry mit Lachs und Gewürzreis, dazu Pappadums, frittierte Linsenmehlfladen, die er – ähnlich wie die Franzosen ihr Baguette – zu allem aß. Zum Schluss gab es einen Chai-Tee, der nach Weihnachten roch. Nach Kardamom, Nelken, Sternanis, Ingwer und Zimt. Der Tee war stark, samtig durch Milch, süß durch Honig. Es war der Beginn einer kulinarischen Freundschaft, getränkt mit Chai, gewürzt mit Bockshornklee und Ashoks indischen Weisheiten (»Mangel an Arbeit bringt tausend Krankheiten«), die mich fortan durch den Tag navigierten. Er verwöhnte mich mit selbstgemachtem Eis aus Pistazien und Safran, das »Kulfi« hieß, und mit frisch angerührtem Joghurt, der sich »Shrikhand« nannte und aufs Herrlichste mit knackigen Mandeln und saftiger Mango harmonierte. Und so gewöhnte ich mir an, beim Nachhausekommen zu schnuppern, welcher Geruch heute wieder in der Luft lag, welche Essensdüfte aus Ashoks Wohnung zu mir herübergeweht kamen. Ich gab Zimtblüte, Kreuzkümmel und Fenchelsamen, die in seiner Pfanne rösteten, eindeutig den Vorzug vor den Kohlrouladen von Frau Dönges aus dem zweiten Stock, eine Ansicht, die nicht alle Mieter teilten.

Manchmal konnte ich es mir nicht verkneifen, ihn zu umarmen, was vor allem darauf zurückzuführen war, dass ich gern an ihm schnüffelte. Seine Klamotten rochen ständig nach dem Frittierfett der Pappadums (ebenfalls ein Vergnügen, dem gewiss nicht jeder etwas abgewinnen konnte). Er aber war ein schüchterner junger Mann, der bei jeder Berührung zusammenzuckte und – wenn überhaupt – einen Handschlag zuließ. Auf dieser Ebene verkehrten Ashok und ich miteinander, und so war es nur normal, dass ich ihm vor ein paar Monaten das Angebot machte, neben seinem Studium für mich zu arbeiten. Es fiel ihm nicht schwer, seinen Job als Pizzabote aufzugeben, und seitdem war er bei »Pausenbrot« angestellt, so der Name meines Trucks, mit dem ich auch das Catering für Partys übernahm.

Ashok begann um halb sechs seinen Dienst damit, dass er die Kisten mit frisch gebackenen Brötchen und noch ofenwarmem, duftendem Brot hochholte, die der Bäcker jeden Tag zur gleichen Zeit anlieferte. Wir arbeiteten schweigend, er an dem mit weißblauen Kacheln ummantelten Küchenblock unter der großen roten Industrieleuchte, wo er Ciabattahälften mit Pesto bestrich, ich ihm gegenüber an der Anrichte mit der robusten Kiefernholzplatte, unter einer Metallleiste, an der Siebe, Schöpfkellen und Bratpfannen hingen.

Heute knallte die Sonne schon früh durch die Fenster meiner Altbauwohnung im dritten Stock im Hamburger Norden. Ich blies mit vorgeschobener Unterlippe einen

Schwall Luft aus und wischte mir mit dem Handrücken über die Stirn. Mittlerweile war es acht, wie meine quietschend bunte Uhr an der Küchenwand gegenüber verkündete. Sie war ein bisschen Siebziger und ziemlich psychedelisch, und obwohl sie eine Kuckucksuhr war, hatte sie keinen Vogel. Sie war weiß mit einem schwarzen Dach aus Holz, und aus einer kleinen Klappe unter dem Giebel schnellte jede Stunde eine rote Stones-Zunge, begleitet von Mick Jaggers nacktem Schrei aus den ersten Takten von »Sympathy for the Devil«. Die Uhr war eines meiner Lieblingsstücke und gehörte zu meinem Leben wie übertrieben heiße Duschen und Nächte mit zu wenig Schlaf.

Mein Blick blieb in der Wohnung gegenüber hängen, wo eine junge Frau mit einem gelben Handtuch um den Kopf gerade in einen Apfel biss. Ich mochte es zuzusehen, wie die Welt um mich herum zum Leben erwachte, während es in meiner Küche nach Kaffee roch.

»Hast du deine Mutter zurückgerufen?«, fragte mich Ashok nach einer Weile. Ich hatte ihm den Rücken zugedreht und ließ mein Messer durch die dünne Haut fleischiger Ochsenherztomaten gleiten, bis ich eine Scheibe zwischen meinen Fingerspitzen hielt, die ich mikroskopisch genau untersuchte. Ich musterte sie wie einen seltenen Fund aus dem Weltall, der auf die Erde gestürzt war und all meine Aufmerksamkeit verdiente.

»Sieht wirklich aus wie ein Organ.«

»Du hast sie also nicht zurückgerufen.« Klang nach einer Feststellung.

»Ich bin hier die Chefin und muss keine Fragen beantworten. Erst recht keine privaten.«

»Deine Mutter hat gestern angerufen, und du rufst sie nicht zurück?«, bohrte er weiter, als hätte er meinen Einwand nicht gehört.

»Sieht wohl so aus.«

»Die eigene Mutter ist größer als der Himmel«, sagte Ashok.

Die Worte schwebten einen Moment lang mächtig im Raum.

Ich starrte ihn wütend an und ließ die Tomatenscheibe auf das Schneidebrett plumpsen. »Hör bitte auf mit deinen Weisheiten! Bei uns ist das nicht wie bei euch. Wir haben hier nicht so dieses Familiending. Jeder lebt sein Leben.« In meinen Augen blitzte es, meine Stimme klang rau und erregt. »Kapiert?«

Ashok schwieg.

»Bei uns schlafen nicht mehrere Generationen in einem Zimmer«, schob ich hinterher.

»Ich hatte ein eigenes Zimmer gemeinsam mit meinem Bruder.«

»Wir vererben keine alten Familienrezepte und binden uns den Turban auf gleiche Art.«

»Trage ich einen Turban? Ich bin kein Sikh.«

»Leg doch nicht jedes Wort auf die Goldwaage«, stöhnte ich. »Was ich sagen will: Hier läuft es anders. Die Frauen haben ihren Job und kochen nicht mittags daheim Hafersüppchen für die Großeltern. Es ist kompliziert.«

»Es ist langweilig, auf einer geraden Straße zu fahren«, sagte er.

Ich schnitt eine Grimasse, nahm eine Scheibe Parmaschinken, rollte sie zusammen und steckte sie mir in den Mund. »Ich mag gerade Straßen. Lass uns weitermachen!«

Wir mussten uns sputen, wenn wir pünktlich um viertel nach elf am Osterbek-Ufer sein wollten, unserem Stellplatz für heute, den wir wie alle Food-Truck-Besitzer täglich über Facebook und eine App bekanntgaben. Ich trieb Ashok zur Eile. »Wir sollten wirklich nicht so viel reden«, sagte ich. Und so arbeiteten wir schweigend weiter, bestrichen Baguettehälften mit Knoblauchmayonnaise und Honigsenf, kochten Eier, schnitten Avocados in Halbmonde, zupften Koriander von den Stielen, hobelten Parmesan in Späne, wickelten unsere Sandwiches in Folie, stapelten sie in große Styroporbehälter und fuhren drei Stunden später los.

Andere hatten einen Dackel, ich hatte meine Schweinsnase. Einen alten Citroën-Kleintransporter, für den die Franzosen den Kosenamen »Nez de cochon« erfunden hatten. Ich war dabei geblieben. Entdeckt hatte ich den Wagen bei einem Spaziergang in einem Schrebergarten im Hamburger Stadtteil Langenhorn, wo er damals ein Dasein als Geräteschuppen fristete. Ich hatte mich in ihn verliebt: in sein jalousienartiges Faltenkleid, die Schiebetür und die einteilige Frontscheibe, in das dreigeteilte Heck mit einer Klappe zum Öffnen oben und zwei Türen darunter, und in dieses platt gedrückte Boxergesicht. Ich hatte die Schrebergärtner überreden können, mir den Transporter für wenig Geld zu überlassen, und die Bank, mir fünfzigtausend Euro zu leihen, um ihn zu einem fahrenden Imbiss auszubauen. Die einst betonbunkergraue Schweinsnase trug mittlerweile ein fröhliches Zitronenfaltergelb und hatte es klaglos hingenommen, dass ihr an der Beifahrerseite eine nach oben hin zu öffnende, überdachte Verkaufsluke verpasst worden war.

Ich steuerte den Parkplatz vor dem Bürozentrum in Barmbek an. Ashok hatte zwar einen Führerschein, war aber ein miserabler Fahrer. Bei unserer Sandwich-Auswahl heute konnte jeder andere einpacken: Ciabatta-Brötchen mit Pesto, Parmaschinken und Parmesan, Tramezzini mit

Räucherlachs und Wasabi-Creme, Bagel mit Frischkäse und Avocado, Baguette mit Kochschinken, Käse und Ei, mexikanische Pitabrote mit Paprikasalami, Tomatensalsa und Chilimayonnaise. Wir hatten an alle gedacht, an die Fleischesser, die Fischfans und die Vegetarier, an die Kunden, die es gern schlicht hatten, und solche, die es scharf und exotisch liebten. Nur an eines nicht: dass wir Konkurrenz kriegen könnten.

Als wir ankamen, stand bereits ein großer feuerwehrroter Wagen mit dem Aufdruck »Yummy Food« auf meinem Platz. Genau zwischen den zwei Büroblöcken, wo ein schmaler Streifen blauer Himmel zu sehen war und der Kanal, auf den die Sonne Lichtsplitter warf und der irgendwo in der Alster mündete.

Es war ein perfekter Tag. Alle Bänke und die Stufen hinunter zum Wasser waren besetzt mit Menschen, die das Faulsein und ihr Sandwich genossen. Das war okay. Was nicht okay war: Sie hatten es nicht von mir. Ein verführerischer Geruch stieg von ihren Brötchen auf; Duftschwaden rührten im Himmel.

»Das darf doch nicht wahr sein!«, rief ich, setzte mir wütend die Schiffchenmütze auf den Kopf, die in Farbe und Form einem Baguette nachempfunden war, und marschierte zu dem Wagen, den ich hier noch nie gesehen hatte und an dem gerade ein Mann seine Bestellung aufgab. »Mach mal ein XL fertig! Pulled Pork …«

»Welches Topping?«

»Karamellisierte Zwiebeln.«

»Was für eine Sauce möchtest …?«

»Ihr steht auf meinem Platz«, fiel ich dem Verkäufer ins Wort und ließ meine Sonnenbrille an einem Bügel wie einen Propeller kreiseln, ungehalten, verstimmt, verschwitzt.

»Der Typ vom Bürozentrum hat gemeint, wir sollen uns hinstellen, wo was frei ist. Hier war was frei.«

»Weil ihr zu früh seid. Der Verkauf beginnt erst um viertel nach elf.«

»Wir fangen um elf an.«

»Streber. Es ist mein Platz. Ich stehe seit einem Jahr montags und freitags hier.«

»Dann musst du demnächst früher aufstehen. Wir sind die Neuen. Wir kommen jetzt öfter.« Er grinste und wandte sich wieder an seinen Kunden. »Wenn du es richtig scharf haben willst, nimm die Chipotlesauce aus geräucherten Jalapeños.«

»Du willst mich umbringen, Mann.« Er lachte und hob den Daumen. »Okay, ich riskiere es. Das nenne ich mal richtig gutes Essen auf Rädern. War auch an der Zeit.«

Vor Wut stiegen mir Tränen in die Augen, und ich setzte hastig meine Sonnenbrille auf. Die Hitze zwischen den Betonbauten war unerträglich. Mit der Hand fuhr ich mir durchs Haar, wobei mein Käppi vom Kopf rutschte, durch die Luft segelte und auf der Erde landete. Ich hatte Mühe, es aufzuheben, denn um mich herum erhoben sich ungefähr sechzig Beine, die zu dreißig hungrigen drängelnden Menschen gehörten, während ich an *meinem* Wagen beim Wiederaufrichten nur ein überschaubares halbes Dutzend erblickte. Ich ging zurück. Was sollte ich machen?

»Idioten«, sagte ich zu Ashok und nahm mir eine kalte Cola.

»Vor der Krankheit kommt der Schnupfen«, sagte mein Mitarbeiter, der gerade ein Lachs-Tramezzino über den Tresen schob.

»Warum reden wir im Hochsommer über Grippe?«

»Weil aus etwas Harmlosem schnell etwas Gefährliches werden kann. Man muss aufpassen.«

»So funktioniert also das Leben deiner Meinung nach? Bloß keinen Ärger. Kompromisse. Kompromisse. Arsch zusammenkneifen und Mund halten.«

»Es ist wie beim Yoga«, sagte er und reichte einer jungen Frau ein Schinken-Käse-Baguette. »Wer sich nicht geschmeidig hält, kommt aus der Übung.«

»Ohne mich.«

»Manchmal muss man lernen, sich zu verbiegen. Sonst verlernt man das Verzeihen.«

Ich ballte die Fäuste. »Ich denke nicht daran zu verzeihen, wenn mir Leute mein Business kaputtmachen. *Ich* habe bei meinem letzten New-York-Besuch entdeckt, wie absolut genial es ist, wenn sich die Menschen ihre Mittagsmahlzeit anstatt in Kantinen und Restaurants aus bunt bemalten Lastern holen.«

»Andere werden auch davon gehört haben«, wandte Ashok vorsichtig ein. »Das spricht sich nun mal herum, wenn es in einer Stadt wie New York dreitausend von den Dingern gibt. Sagtest du nicht, mit dir sind allein in Hamburg fünf andere Trucks an den Start gegangen?«

»Das gibt diesen Anfängern aber noch lange nicht das Recht, sich ebenfalls mit Sandwiches hier breitzumachen. Wir haben schon genug Konkurrenz an den anderen Plätzen. Das Osterbek-Ufer war bisher unser Revier.«

»Eine schöne Frau und eine gute Idee hat man nie für sich allein«, sagte Ashok.

»Deshalb sollte man eine Hässliche heiraten und lieber schlechte Ideen haben, oder was?«

»Es ist nur Neugierde«, sagte er mit einem Kopfnicken zu dem roten Wagen. »Außerdem verkaufen sie Schwein. Schwein ist nicht gut. Bald essen sie wieder bei uns. Und morgen stehen wir sowieso in der Papenreye, und der Laden rennt wieder.«

»Läuft«, sagte ich und musste lächeln. »Es heißt: Der Laden *läuft*. Und: Wir sind aus dem *Rennen*. Das trifft es wohl am ehesten.«

Erst später, erst am Abend nach diesen sommerblauen Stunden am Kanal, wurde mir klar, dass Ashok – ohne es zu ahnen – in diesem Moment eine Prognose für meine nächsten Tage entworfen hatte. Ich würde mich mental so verbiegen müssen, dass das linke Bein auf der rechten Schulter dagegen ein Klacks war.

Aber zunächst begriff ich nur eins: Die Leute liebten die Sandwiches meines Konkurrenten, und ich schickte Ashok los, damit er eines zum Kosten organisierte. Man musste seine Feinde kennen. Und sie notfalls zerrupfen wie dieses marinierte Fleisch aus dem Schweinenacken, das so zart war, dass es von der Gabel fiel. Die Barbecuesauce tropfte, das Dressing vom Krautsalat rann am Kinn hinunter, die warmen Fleischstücke schlüpften aus dem Brötchen, die Finger klebten vom Bratensaft … Es war eine Sauerei. Es war eine Lust. Ich saß auf dem Fahrersitz und genoss gerade den letzten Bissen, als mein Handy klingelte, das ich auf dem Gitterregal mit den Serviettenvorräten über der Verkaufsluke immer in Reichweite liegen hatte.

»Gehst du mal ran, bitte?«, nuschelte ich, während ich mit rhythmisch mahlendem Kiefer kaute.

»Frau Schrader«, hörte ich Ashok sagen, und aus seiner Stimme klang der Respekt, den er wohl jeder Frau entgegenbrachte, die eine Mutter war und damit größer als der Himmel. »Guten Tag! Wie geht es Ihnen?«

»Ich rufe zurück«, rief ich ihm zu.

Ich wusste, welche Frage sie als Erstes stellen würde. »Warum meldest du dich nicht?«

Ich würde sagen: »Keine Zeit.«

Sie würde behaupten, dass ich nie Zeit hätte, und hinzufügen: »Das kenne ich von dir nicht anders.«

Ich würde sie nach dem Grund ihres Anrufs fragen, obwohl ich ihn längst kannte.

Sie würde sagen: »Ich will hören, wie es dir geht.«

Ich würde erwidern: »Ich bin mitten bei der Arbeit.«

Sie würde ein wenig kühl klingen, wenn sie mich zurechtwies: »Ich weiß, wie es als berufstätige Frau ist. Auch wenn ich jetzt in Rente bin. Ich kenne beide Seiten.«

Ich würde bohren: »Du willst doch was Bestimmtes!«

Sie würde ihr tiefes Lachen hervorholen, das ihr bei ihrer Raucherei im Brustkorb weh tun musste und mich manchmal an ihrer Stelle zum Räuspern und Husten brachte, und dann würde sie sagen: »Dein Cousin heiratet nur einmal …«

Ich würde auch lachen, so hell und schrill, wie man lachte, wenn man wusste, dass jemand die Augen vor der Wahrheit verschloss: »Wer heiratet denn heutzutage nur einmal? Gerade du müsstest doch wissen, dass auch eine Ehe ein Verfallsdatum haben kann.«

Sie würde seufzen und gestehen, sie habe nie den Glauben an die große Liebe verloren, und dann würde es damit enden, dass sie zugab: »Ich dachte, ich kann dich weichklopfen. Komm mit nach England! Wir sind doch eine Familie.«

Meine Mutter war keine Nervensäge, sie war nur manchmal sentimental. Und verzweifelt, weil sie wusste, dass ich nicht weichzuklopfen war. Denn Familie war das Wort, bei dem mein Herz in Leichenstarre fiel.

Ich würde rasch das Thema wechseln und mir von den Holzperlenketten berichten lassen, die sie gerade wieder gebastelt hatte, um sie auf den Kunstgewerbemärkten der Umgebung zu verkaufen. Sie bevorzugte den afrikanischen Stil, wie sie alles Afrikanische liebte, obwohl sie nie dort gewesen war. Vielleicht kam es daher, dass die afrikanische Familie für meine Mutter das Ideal darstellte. Mehrere Generationen unter dem Dach einer windschiefen Lehmhütte in der Savanne. Ich konnte mir vorstellen, dass sie das gemocht hätte. Auf Luxus hatte sie immer gepfiffen.

Ja, so würde unser Gespräch verlaufen. Genau so.

Doch als ich Ashoks Gesicht sah, kapierte ich, dass es diesmal anders sein würde.

»Was ist los, Mama?«, sagte ich statt einer Begrüßung.

»Reg dich nicht auf«, sagte meine Mutter. Ihre Stimme war so kraftlos, als hätte man ihrem Körper den Stecker rausgezogen und das Kabel achtlos auf dem Boden liegenlassen.

»Warum sollte ich mich aufregen? Beziehungsweise *nicht* aufregen?«

»Ich bin im Krankenhaus.«

»Was?«

»In der Notaufnahme.«

»Wieso?«

»Ich bin gefallen.«

»Wie? Wo? Herrgott, nun lass dir doch nicht alles aus der Nase ziehen!«

»Im Garten.«

Ich versuchte, ruhig zu bleiben und das Zittern meiner Hände zu unterdrücken. Ich atmete einmal tief durch. »Was genau ist passiert?«

»Bin vom Terrassengeländer gekippt, als ich das Laub aus der Regenrinne gefegt habe.«

»Hast du Schmerzen?«

»Ich fühle mich wie von einem Bagger überrollt. Ich habe eine Platzwunde am Hinterkopf. Die haben sie eben genäht. Drei Stiche. Dicke Hämatome hinterm linken Ohr und an der Schulter werden noch kommen, sagt der Arzt. Und ein Rückenwirbel ist gebrochen.«

»Wieso musst du auch mit zweiundsiebzig noch auf einem Geländer herumturnen?« Es gehörte zu meinen unangenehmen Eigenschaften, von denen ich – da bin ich ganz ehrlich – nicht wenige hatte, dass ich immer für alles einen Schuldigen suchte.

»Deine Vorwürfe helfen jetzt auch keinem weiter.«

»Jeder weiß, dass im Haushalt die meisten Unfälle passieren.«

»Wer soll's denn sonst machen? Nils?«

Ihre Worte brannten in meinen Ohren. Sie machten mir schmerzlich bewusst, dass ich sie in den letzten Jahren oft im Stich gelassen hatte. Trotz der fünfhundert Kilometer zwischen uns konnte ich förmlich sehen, wie sich Ratlosigkeit auf ihrem Gesicht ausbreitete.

»Ich habe noch nie etwas von dir verlangt. Das weißt du.«

»Hm.«

Ich wusste, was kommen würde. Es war der Moment, vor dem ich immer Angst gehabt hatte. Mein Leben lang. Wahrscheinlich vom Tag meiner Geburt an oder vielleicht sogar schon im Bauch meiner Mutter. Ich musste mich darauf konzentrieren, meine Gedanken zu sortieren. Krankheiten waren eine Sache, die meiner Mutter nicht zustanden. Sie DURFTEN nicht sein. Sie konnte sich das nicht leisten. Trotz ihrer Zigaretten war sie kerngesund. Mal ein Schnupfen, okay, aber mehr war nicht drin. Sie wusste das, und deshalb würde sie die Sache schnell hinter sich bringen.

Meine Mutter war eine massige Frau voller Energie, die auf Ohrkerzen schwor, auf Schüssler-Salze wie Kalium Phosphoricum Nr. 5, möglichst passend zum Mondkalender angewendet (zunehmender Mond im Schützen), auf Homöopathie und Bachblüten (ich war ein Kind von Globuli und Notfalltropfen, die auch vor der OP unserer inzwischen verstorbenen Katze und beim Umtopfen von Pflanzen zum Einsatz kamen) und auf Kristall-Aura-Hokuspokus (nützlich, wenn man wissen wollte, wie weit jedes der sieben Chakren geöffnet war). Sie rückte Blattläusen mit Brennnesselsud zu Leibe, behandelte Blasenentzündungen mit Petersilienwurzeltee und spülte ihre Haare nach dem Waschen mit Apfelessig. Sie würde so etwas überstehen. Meine Mutter liebte den Wald, glaubte an Gesundbeter und die wundersame Wirkung von Kernseife. Ich hingegen schwor auf die segensreichen Erfindungen der Pharmazie, den Glamour von blauem Nagellack und war der Meinung, dass es keine Landschaft der Welt mit der Schönheit der New Yorker Skyline aufnehmen konnte. Doch jetzt klammerte ich mich an den Glauben an die Selbstheilungskräfte meiner Mutter, egal, welche Kräuterhexe sie dabei unterstützen mochte. Kalium Phosphoricum, Notfalltropfen und Kristallaura würden ihr Bestes geben, das waren sie jemandem, der ein Leben lang auf sie geschworen hatte, schuldig. Dieser Gedanke richtete mich auf.

Doch ihre nächsten Worte machten alles zunichte. »Sie müssen den Rückenwirbel operieren, weil ein Bruchende des Knochens in den Rückenmarkskanal ragt.«

Mehr als ihre Schmerzen beschäftigte mich im Moment die Tatsache, dass mir nun mein Leben um die Ohren fliegen würde, ehe ich bis drei zählen konnte. Es war nichts, worauf ich stolz war. Es war einfach so.

»Sie wollen es minimal-invasiv machen.«

»Wie lange …?« Mir versagte die Stimme, und ich musste mich räuspern. Meine Kehle war wie zugeschnürt.

»Eine Woche im Krankenhaus, sagen sie. Aber da es eine Verletzung an der Lendenwirbelsäule ist, empfehlen sie danach einige Wochen Reha.«

»Einige Wochen«, wiederholte ich tonlos und spürte, wie mir eiskalter Schweiß im Nacken ausbrach.

»Voraussichtlich drei.«

»Drei«, plapperte ich ihr nach. Mein Blick wanderte zum Himmel. Die Coladose in meiner Hand zitterte. Meine Mundwinkel zuckten, und das Blut rauschte mir in den Ohren.

»Du musst dich um Nils kümmern.«

Mein Herz hämmerte. Ich antwortete nicht. In diesem Satz steckten zwei Worte, die ich hasste: *Müssen. Kümmern.* Und eines, bei dem ich Hass und Liebe gleichzeitig spürte.

Nils.

Nils war mein Bruder.

Nachdem wir aufgelegt hatten, drehte ich den Kopf und guckte weg. Hatte ich immer getan. Hatte bestens funktioniert. Meine Lider zuckten. Die Wimpern flatterten. Ich saß auf dem roten Ledersitz der Schweinsnase hinter dem mächtigen schwarzen Lenkrad, eine Hand im Schoß, während die andere auf dem Schaltknüppel ruhte, der auf der Höhe meines Hinterns wie ein riesiger Quirl aus dem Bodenblech wuchs, und legte mein Gesicht gegen die Fensterscheibe. Ein paar Tränen rannen mir die Wangen hinunter, und da mein Kopf gerade Schräglage hatte, sammelten sie sich an meinem linken Ohrläppchen. Ich tat so, als würde ich das Treiben draußen beobachten.

Doch in Wahrheit war ich blind und taub für alles, was um mich herum vorging.

Ich zog an dem schlichten schwarzen Griff des ebenfalls gelb lackierten Handschuhfachs in der Mitte des Armaturenbretts und holte eine Tüte Chips hervor. Das waren *meine* Notfalltropfen. Am besten waren sie, wenn sie Blasen warfen. Ich riss die Packung auf und stopfte einen Chip nach dem anderen in mich hinein. Wie durch Watte hörte ich Ashok mit unseren Kunden reden, sanft und höflich, wie es seine Art war. Dann wurde es still, und er kam zu mir. Ich guckte ihn mit trauriger Miene an.

»Was ist passiert?«

Ich erzählte es ihm.

»Das tut mir leid.«

»Danke.«

Wenigstens kam er mir jetzt nicht mit seinen Poesiealbumsprüchen. Mein Schicksal, das gerade danach trachtete, mir das Leben zu vermiesen, schien ihn sprachlos zu machen. Ich ergriff seine Hand. Er zog sie weg. Er mochte keine Berührungen. Hatte ich in meinem Kummer vergessen.

»Dass so etwas passieren muss«, sagte er.

Ich gab ein Brummen von mir, das an den Motor der Schweinsnase beim Anfahren erinnerte, bevor er ins Schnurren kam.

»Da bricht einem das Herz«, fuhr er fort, steckte die Hand in meine Tüte und biss krachend in einen Chip.

»Es tut gut, Freunde zu haben«, sagte ich. »Jemanden, der mit einem leidet.«

»Hat deine Mutter Freunde?«

»Ein paar. Nicht viele. Sie ist etwas speziell. Sie stehen nicht gerade bei ihr Schlange. Warum fragst du?«

»Du hast doch selbst gesagt, wie wichtig Freunde in der Not sind.«

»Ich sprach von mir.« Ich nahm den letzten Chip und zerknüllte die Tüte. »Jetzt ist mir schlecht.«

»Wieso von dir?«

»Von wem sonst?«

»Wir reden hier von deiner Mutter«, sagte er. »Dir ist doch nichts passiert.«

»War nur mal so eine Idee von freundschaftlichem Mitgefühl«, bellte ich.

»Wann wirst du fahren?«

»Ich kann nicht fahren.«

»Warum nicht?«

»Ich habe ein Business.«

»Der Gesunde hat viele Wünsche«, sagte Ashok. »Der Kranke hat nur einen.«

»Gesund werden.«

»Genau. Und um gesund zu werden, braucht man Menschen, die sich kümmern.«

»Und wer kümmert sich hier um alles? Ich kenne auch eine indische Weisheit.«

»Ach ja?«

»Ach ja! ›Ohne Geld ist man eine Leiche.‹ Soll heißen: Ich bin ruiniert, wenn ich wochenlang schließe. Du weißt doch, was *selbstständig* heißt. *Selbst.* Und *ständig.*«

»Ich.«

»Was, ich?«

»Ich kümmere mich um alles.«

»Du?« Ich lachte laut auf. »Du kannst noch nicht mal richtig Auto fahren. Wenn ein Bus ausschert, schlägst du die Hände vors Gesicht und kreischst wie ein Mädchen beim Anblick einer Spinne.«

»Alle Knoten der Unwissenheit werden durch ein starkes Herz gelockert.«

»Habe bitte nicht für alles eine Lösung, Ashok.«

Er sah mich mit großen Augen an. »Warum nicht? Ich will dir doch nur helfen.«

»Die wirklichen Probleme entstehen meist bei ihrer Lösung.«

»Du wirst jetzt im Haus deiner Mutter gebraucht. Bei deinem Bruder. Ein Haus ohne Hausfrau ist wie …«

»Ich bringe dich um! Und ich verspreche dir, es wird ganz schnell gehen.«

Er lächelte mit weißen Zähnen. »Wir fahren jetzt nach Hause, und du packst. Wir haben noch jede Menge von den Ciabatta-Brötchen übrig. Nimm dir Reiseproviant mit!«

Plötzlich wurde mir klar, dass ich keine Chance hatte gegen das, was kommen würde, weil das Leben immer gewann. Da konnte mein Herzchakra, das vierte von sieben übrigens, noch so blockiert sein. Interessierte keine Sau.

Auf der Heimfahrt sang Katy Perry im Radio von schlafenden Hunden, die man besser nicht wecken sollte. Ich stimmte ihr zu. Bloß nicht rühren an Dingen, die sich erledigt hatten. Und erst recht nicht an solchen, die unerledigt waren. Genau das war bisher mein Credo gewesen. Denn ich machte nicht nur köstliche Sandwiches. Noch besser war ich im Verdrängen. Was ja irgendwie auch eine Sandwich-Taktik war. Man legte den Inhalt nicht offen, sondern versteckte ihn, garnierte ihn, weil ein grünes Salatblatt noch jeden Klops ansehnlich machte, und packte den Deckel drauf. Das ging nun nicht mehr. Das war vorbei.

Rezept für Ciabatta-Brötchen mit Pesto, Parmaschinken und Parmesan

Teilen Sie die Brötchen in zwei Hälften. Die eine Hälfte mit grünem Pesto bestreichen. Kann man natürlich fertig kaufen, so gut wie alles kann man fertig kaufen. Wir leben schließlich im Jahr 2015, da kriegt man sogar Klopapier und Kondome nach Hause geliefert. Beides müssen Sie nicht selbst herstellen, sollten es sogar lieber lassen. Aber im Fall von grünem Pesto gilt nur eins: Selbst gemacht ist die halbe Miete. Wie? Gutes Olivenöl, Basilikum, geriebener Parmesan, geröstete Pinienkerne, etwas Meersalz und gemahlener schwarzer Pfeffer. Mehr braucht es nicht. Alles in einen Mixbecher, den Zauberstab rein – fertig. Die zweite Brötchenhälfte kriegt eine fette Party mit Aioli spendiert (auch hier gilt: selbst machen!). Greifen Sie wieder zu Mixbecher und Zauberstab, geben Sie ein Eigelb, Salz und Pfeffer hinein und unter ständigem Rühren tröpfchenweise 200 Milliliter Olivenöl dazu. Schon haben Sie den Salat! In Form einer samtigen Mayonnaise, die nur noch ein bisschen Zunder braucht. Pressen Sie zwei bis drei Knoblauchzehen aus, ein wenig Senf oder Zitronensaft dazu – erledigt. Die meiste Arbeit haben Sie jetzt hinter sich. Nun belegen Sie die Pesto-Hälfte mit ein paar gewaschenen und gerupften Rucolablättern (Stiele ab! Wer die Stiele am Rucola lässt, isst auch frisch gemähtes Gras), jeweils einer Scheibe Büffelmozzarella und Ochsenherztomate, die Aioli-Seite mit

Parmaschinken und ein paar just gehobelten Parmesanspänen. Darauf etwas Olivenöl, ein feines Rinnsal Balsamico-Sirup, vielleicht noch ein vor Chlorophyll strotzendes Basilikumblatt, gemahlener Pfeffer on top, und dann je nach Typ genießen, schwelgen, dahinschmelzen oder zackig, knackig zermahlen und kauen. Was man zum Verzehr braucht? Ein paar Papierservietten und eine ordentliche Kieferspannbreite, um ungehemmt zuzubeißen. Man könnte auch sagen: eine ziemlich große Klappe.

2. Kapitel

Spruch des Tages (aus Frankreich):
Hartes Brot verlangt scharfe Zähne.

Gericht des Tages (indisch):
Kartoffelsalat à la Ashoks göttlicher
Großmutter Sukhvinder (genannt Ringku)

Der Abend war heiß. Auch wenn es dank Klimaanlage im Zug angenehm kühl war, zeugte der blonde Staubschleier über den Weizenfeldern von hochsommerlicher Hitze. Ich fuhr vorbei an Wiesen und Wäldern, an Weihern, Bächen und Dörfern, Sandkisten und Schaukeln und Fußballplätzen, sah Kornblumen, Margeriten und Klatschmohn, und Teppiche von Sonnenblumen mit ihren großen braunen Herzen, die die Maisfelder bewachten. In den Gärten saßen Menschen in Sommerkleidern und kurzen Hosen beim Abendessen. Rauchschwaden hingen über Holzkohlegrills.

Es war die reinste Idylle.

In Hamburg hatte es am Nachmittag ein Unwetter gegeben. Hinter Kassel war alles trocken, kein Tropfen war gefallen, doch wie eine Gewitterwolke hing nach wie vor die *eine* Frage über meinem Leben.

Was sollte nun werden? Ich schaute aus dem Fenster. Manchmal schloss ich für Momente die Augen und hing meinen Gedanken nach. Ich hatte damit gerechnet, dass es irgendwann so kommen würde. Womit ich nicht gerechnet hatte, war, dass es so schnell ging.

Mein Bruder war in einem heißen Juli zur Welt gekommen, als die Bäume in voller Blüte standen und die Kirschen reif waren. Von einem Ausnahmesommer schrieben die Zeitungen, so erzählte es meine Mutter. Er wurde zwei Monate zu früh geboren. Eine Sturzgeburt, bei der Hilfe und sein erster Schrei auf sich warten ließen. Eine Sonde versorgte ihn die ersten vier Monate. Künstliche Ernährung und auch sonst kein echtes Leben. Er war ein kleiner schmächtiger Junge mit dicker Brille und krummem Rücken, mit schlechten Ohren und Zündholzbeinen, die ihn in seinen ersten Jahren nicht trugen. Das übernahm meine Mutter, die bald alles allein wuppen musste, denn mein Vater verließ die Familie kurz nach meiner Einschulung.

So eilig mein Bruder es auch mit seiner Geburt gehabt hatte, so schnell hat die Welt ihm gezeigt, wie wenig willkommen man war, wenn man nicht vollkommen war. Er hat nie einen Freund gehabt. Hat nie Fußball gespielt, nie auf einem Fahrrad gesessen, nie Comics gelesen, war nie auf einem Kindergeburtstag oder als Spiderman beim Karneval, hat nie ein Hot-Dog-Wettessen mitgemacht, war nie der Ritter auf einer Playmobil-Burg. Er hat nie einen Panzer aus Legosteinen gebaut und nie auf einer Gitarre geklampft, um mit Bob Dylan ein paar Tränen Weltschmerz zu vergießen. Hat nie einen anderen beim Autoscooter auf der Kirmes angerempelt, um ihn auf die kleine Blonde mit den kecken Brüsten und der herzförmigen Oberlippe hinzuweisen. Hat nie ein Mädchen geküsst, nie in einer schummrigen Ecke gefummelt. War nie scharf auf eine gewesen, und nie war eine scharf auf ihn. Hat nie einen Tanzkurs gemacht, nie den Führerschein, ist nie in einer Bar gestrandet oder im Bett eines anderen Menschen gelandet, hat nie in der Kneipe an einem Flipperautomaten gestanden, nie gekotzt nach zu viel Wodka auf einer Party, nie mit Freunden in einer WG Chili con Carne gekocht. Ist nie mit nackten Füßen durch warmen Meeressand gelaufen oder allein durch die nächtlichen Straßen einer großen Stadt. Ist nie Teil von etwas gewesen, sondern immer allein, notorisches Opfer, gehänselt, verspottet, veralbert, verhöhnt von den Jungen, bemitleidet von den Älteren. Einmal nur, hatte meine Mutter einst gesagt, daran erinnerte ich mich genau, einmal nur hätte sie sich gewünscht, dass ihr Sohn mit einer Schramme im Gesicht vom Spielplatz kommt, weil er sich geprügelt hat, wie es andere Kinder tun.

Und so war es sein Schicksal, nur ein Schicksal und kein normales Leben zu haben. Keine Blessuren des Alltags, keine verkrustete Schmutzschicht vom Toben, keinen Dreck, den das Leben einem anklebt, und keine Hurra-Schreie vor Glück. Immer noch das kleine Kind seiner Mutter, meiner Mutter, und mein kleiner Bruder, obwohl er zehn Jahre älter war als ich. Ihr Sorgensohn. Und für mich der Grund, dass ich meinen Gasherd und meine handgeschmiedeten Messer an diesem Spätnachmittag verlassen hatte und mir gerade mein verdammtes Leben abhandenkam. Für immer. Zumindest kam es mir so vor.

Der Sturz meiner Mutter war nur der erste Dominostein, der gekippt war. Bald schon würde die Welle in rasendem Tempo auch alle anderen Klötzchen umwerfen.

Ich setzte mir die Sonnenbrille auf, weil mich der weiße Ball am grell orangefarbenen Abendhimmel blendete.

Am liebsten hätte ich meine Höhle ganz dunkel gemacht und mich darin verkrochen.

Es war zwanzig nach acht. Eine Stunde noch, dann würde ich da sein. Ich hatte nicht mehr viel Zeit, mir etwas einfallen zu lassen.

Streng dich an, flehte ich mein Hirn an! Denke! Plane! Es muss doch eine Lösung geben! Es gab für alles eine Lösung. Man musste nur daran glauben. Ich musste mir nur meine Mutter zum Vorbild nehmen. Der Glaube an ihre Globuli machte diese wirksam. Sonst nichts. Das war das ganze Geheimnis.

Als es kurz vor meiner Ankunft anfing zu dämmern, betrachtete ich mich in der spiegelnden Scheibe des durch die Landschaft brausenden Zuges. Missmutiger Blick zu fahlem Gesicht. Heruntergezogene Mundwinkel zu angespanntem Kiefer. Nicht, dass mir diese Visage gefallen hätte, aber ich hatte ein Recht darauf, fand ich. Als mein Zug nach vier Stunden Fahrt an seinem Zielort einrollte, war ich immer noch so ratlos wie zuvor. Mein kleiner schwarzer Trolley klackerte hinter mir her, während ich über die grauen Zementplatten des Bahnhofsvorplatzes ging. Ich trug noch meine Sachen vom frühen Morgen. Nur das Gummi hatte ich aus meinen Haaren genestelt, um während der Fahrt damit zu spielen, bevor ich es mir über das Handgelenk stülpte. Nun musste ich nur noch unter einer der verglasten Haltestellen auf den Bus warten, der mich die fünfzehn Kilometer in mein Heimatdorf bringen würde.

Der Ort, aus dem ich kam, lag im Hintertaunus, hatte etwas mehr als tausend Einwohner, einen Bäcker, eine Eisdiele, einen Zahnarzt, ein denkmalgeschütztes Heimatmuseum, Kindergarten, Kirche, Neubaugebiet, Sportverein, Gemeindebackhaus. Einige Berühmtheit hatte unser Dorf durch Goethe erlangt, der hier als junger Jurist in einer langen Ballnacht Charlotte Buff kennengelernt hatte, die er als »Lotte«, die unglückliche Liebe des jungen Werther, verewigte. Manchmal kamen Touristen vorbei, um sich in einer der beiden Gastwirtschaften mit Rippchen und Kraut zu stärken und Äppelwoi aus einem »Gerippten« zu trinken, dem typischen Apfelweinglas mit Rautenmuster. Aus den Blumenbeeten grüßten Gartenzwerge.

Ich war lange nicht mehr hier gewesen. Das letzte Mal im Dezember zu einem dieser seltenen Weihnachtsfeste, an dem es anhaltend geschneit hatte. Dazu hatte die Sonne geschienen, und die ganze Gegend hatte gefunkelt wie ein Kostüm auf einer Showbühne in Las Vegas. Die Feiertage waren abgelaufen wie immer. Kartoffelsalat mit Würstchen am Heiligen Abend. Ein paar Geschenke. »Stille Nacht« aus dem Radio. Ein Glas Wein zum Essen. Einen Calvados danach. Grüne Oliven mit weißen Mandel-Augen, im wilden Wechsel mit Vanillekipferl und Pralinen. Am späten Abend die Christmesse in der kleinen Kirche, zu der sich meine Mutter mit meinem Bruder auf den Weg gemacht hatte, während ich zu Hause blieb, weiter Calvados trank und im Fernsehen »Der kleine Lord« ansah. Am nächsten Morgen zum Frühstück zwei Alka Seltzer, dann Streit über irgendwelche Nichtigkeiten, abends Gans mit Knödeln und Kraut und »Das Wunder von Manhattan« im Ersten. Abreise am nächsten Tag und das Versprechen, an Ostern zu hartgekochten Eiern und Frankfurter Grüner Sauce wiederzukommen. Der Frühling war gekommen, der Himmel war wolkenlos gewesen, aber ich hatte es nicht geschafft. Andere Dinge hatten Vorrang gehabt. Freunde, Feste, Fladenbrote.

Es war spät, als ich an diesem Abend ankam; es war drückend und roch nach Gülle. Kein Windhauch ließ die Haare flattern, während ich die letzten Meter die Straße hinunterging. Je näher ich unserem Haus kam, desto langsamer wurde ich. Ab und zu blieb ich stehen und tat so, als würde ich die warme Luft tief in meine Lungen einsaugen. In einem der Häuser, die auf meinem Weg lagen, wurden die Jalousien heruntergelassen. Das ratternde Geräusch wie von einem fallenden Eisengitter hatte mich schon als Kind erschreckt. Rollläden, die sich schlossen, waren wie Leben, das man aussperrte, Welt, die draußen bleiben musste. Es gab keine Laterne. Und doch war die Straße beinahe taghell, beschienen vom Mond, der wie eine zu blass gebackene Semmel rund und bleich am Himmel stand.

Eine Mondsemmel.

Als ich vor unserem Haus mit der Nummer 42 eintraf, atmete ich ein letztes Mal tief durch und sah mich um. Kaum hatte ich den Koffer abgestellt, um in meiner Tasche nach dem Schlüssel in dem roten Lederetui zu suchen, den mir meine Mutter vor Jahren ausgehändigt hatte, wurde die Tür von innen aufgerissen. Mechthild Kaiser aus dem Nachbardorf stand vor mir. Sie war Anfang sechzig und bis zur Schließung der Fußpflege-Praxis vor zwei Jahren die einzige Angestellte meiner Mutter gewesen. Sie tauschte gartenfrisches Gemüse aus eigenem Anbau gegen erntefrischen Klatsch. Letzten September hatte es einer ihrer Riesenzucchini mit fünf Kilogramm Gewicht zu lokaler Berühmtheit in der örtlichen Presse gebracht. Meine Mutter und sie verband eine lockere Freundschaft. Ich kannte sie schon ewig.

»Es wird Zeit, dass du kommst«, sagte sie.

»Guten Abend, Mechthild.«

»Ich habe noch mal nach deinem Bruder gesehen.«

»Das ist nett«, sagte ich.

»Er wird nicht alleine klarkommen. Und wenn deine Mutter nicht mehr ist, was Gott verhüten möge, aber eines Tages wird es ja so weit sein, wie bei uns allen …«, sie schickte einen Seufzer zum Himmel und setzte zu einer dramatischen Wiederholung des eben Gesagten an, »… wie bei uns allen, wird er ganz auf dich angewiesen sein. Komplett.«

»Ich …«, begann ich und wischte mir mit der Hand über die Lippen, weil mein Mund trocken war wie der Weizen auf den Feldern. Ich schluckte und setzte neu an: »Ich werde mir schon was einfallen lassen.«

»Was denn?«, bohrte sie.

»Es wird eine Lösung geben«, sagte ich, meine Gedanken aus dem Zug laut aussprechend. Ich klang optimistischer, als ich mich fühlte. Ich wollte an ihr vorbei ins Haus. Ihr ausweichen. In jeder Hinsicht. »Es gibt immer eine.«

»Man hätte da längst mal drüber nachdenken müssen.«

»Ja.« Ich zuckte mit den Schultern. »Klar. Hätte. Man. Aber wer rechnet schon mit so was?«

»Therese ist über siebzig. Das war abzusehen. Obwohl sie wie immer positiv denkt. Du kennst ja ihren Standardsatz: ›Es gibt Schlimmeres‹.«

»Sie ist ja auch eigentlich in einer guten Verfassung«, sagte ich. »Konnte ja keiner ahnen, dass sie stürzt.«

»Sie hat sich immer zu viel zugemutet, weil sie keine Hilfe hat.«

»So hatte sie wenigstens eine Aufgabe. Viele ältere Menschen haben das nicht, weshalb sie sich gern mit dem Leben anderer befassen, nicht wahr?«

Sie zog ein Spitzmündchen.

»Also danke, dass du dich heute um Nils gekümmert hast«, sagte ich und bemühte mich um einen versöhnlichen Ton. »Schönen Abend noch, Mechthild.«

»Ich habe im Auftrag deiner Mutter bei Herrn Lutz vom Reisebüro angerufen und die Überfahrt mit der Fähre und die Pension in England storniert. Von dem Geld für die Tickets kriegt sie nur fünfundzwanzig Prozent zurück. Wirklich Pech! Die Besitzerin der Pension war da großzügiger.«

»Wann wollten sie denn fahren?«

»Donnerstag. Am Sonntag ist die Hochzeit.«

Ich zog die Stirn kraus und blinzelte zum Himmel. »Am Sonntag?«

Sie zuckte mit den Schultern und leckte sich über ihre feuchten Lippen. »Andere Länder, andere Sitten. Ich habe deiner Mutter ein paar Sachen ins Krankenhaus gebracht, die sie fürs Erste braucht. Auf dem Küchentisch liegt eine Liste, was du ihr morgen mitbringen sollst.«

»Mache ich.«

»Brauchst du Salat? Du wirst doch bestimmt die nächste Zeit für deinen Bruder kochen wollen.«

»Ich werde nicht lange bleiben.«

Sie schwieg und schaute mich erstaunt an. »Muss ja jeder selbst wissen, wie viel ihm seine Familie wert ist.« Ein Leuchten ging über ihr Gesicht. »Jetzt verstehe ich! Du nimmst Nils mit nach Hamburg.«

»Ganz gewiss nicht.«

»Wäre bestimmt das Beste.«

»Völlig unmöglich. Ich arbeite.«

»Deine Mutter sagt, du schmierst Butterbrote.« Schmallippig schnippte sie ein Insekt von ihrer Schulter.

Ich wollte mit ihr nicht darüber reden und verschränkte die Arme vor der Brust, während ich auf ihre starrte, die groß war und unter einem mit Wildtiermuster bedruckten T-Shirt wogte.

»Falls du doch Salat willst, sag Bescheid!«

Auf einmal war ich furchtbar müde. Ich kam mir vor, als wäre ich genauso alt wie unser Haus. Im hellen Mondlicht sah ich, dass die Fassade nicht mehr so weiß war wie früher. Dass manche von den Dachziegeln schief saßen. Dass die Waschbetonplatten zu meinen Füßen eingesackt waren und auf ihnen grüne Moosflechten schimmerten.

Im Haus gegenüber erschien der Kopf des Nachbarn im Fenster zwischen Alpenveilchen und Spitzengardine, bevor auch dort scheppernd ein Rollladen fiel. Mechthild schwang sich auf ihr Rad und fuhr davon, wobei sie sich im Fahren noch einmal zu mir umdrehte und mir zuwinkte. »Denk dran, Nelly! Blut ist dicker als Wasser. Schlaf gut in der Heimat.«

Als ich die Tür hinter mir schloss, umfing mich der typische Geruchsmix dieses Haushalts, von Kaffee, den Gewürzen im Hängeschrank in der Küche, von Zwiebeln, die in Öl angebraten wurden, und dem Duft ausgeblasener Kerzen. Ich konnte noch das Wachs riechen. Ich stellte den Koffer ab, ging den langen Flur hinunter, bog nach rechts ins Wohnzimmer mit den Korktapeten an den Wänden, der niedrigen Holzdecke, dem prall gefüllten Bücherschrank (»Das germanische Götterorakel«, »Stein der Lebensenergie«, »Der innere Seelengarten«) und den Regalen mit Schallplatten und CDs. Argentinische Tangomusik. Roger Whittaker. Udo Jürgens. Keltische Harfenklänge. Cher. Auf dem Glastisch stand ein Aschenbecher aus Ton, den mein Bruder als Zwölfjähriger im Werkunterricht der Sonderschule getöpfert hatte. Ich hätte gewettet, das wäre einer der berühmten drei Gegenstände, den meine Mutter auf eine einsame Insel mitnehmen würde. Er war voll mit Kippen ihrer »American Spirit«, von denen sie sich einbildete, sie wären eine Art Brokkoli zum Rauchen. Die Delle am unteren Rand der Tür aus rötlichem Lärchenholz stammte von mir. Ich hatte sie aus Wut hineingetreten, als meine Mutter meine Freundin Luzy und mich vor zwanzig Jahren vom Hochsitz am Waldrand hinter dem Haus gescheucht hatte. Nach dem Konsum von zwei Litern Tafelwein im Tetrapak hatten wir es nur stolpernd über die Leiter nach unten geschafft.

An der Wand gegenüber einem massigen senffarbenen Sofa aus Cordsamt hingen Fotos. Gerahmt und festgepappt mit beidseitig klebendem Band, damit keine Nägel den Kork beschädigten. Eines der Bilder zeigte meine Mutter, Nils und mich an einem Weihnachtsabend. Damals war mein Vater noch bei uns gewesen, bevor ihm alles zu viel wurde, bevor er abgehauen war in ein Leben ohne Verpflichtungen und ohne behinderten Sohn. Irgendwann hatte er es ohne Alkohol nicht mehr ertragen, das alte nicht und auch nicht das neue, das inzwischen auch vorbei und am Ende nur noch ein Scherbenhaufen aus Schnapsflaschen gewesen war. Meine Mutter hatte uns allein durchgebracht.

Auf dem Foto war ich drei Jahre alt. Alles in Ordnung damals. Familie Mustermann. Mama und zwei Kinder gemeinsam in einem grauen Sessel vor einem Tannenbaum mit Silberkugeln und Lametta, der Papa hinter der Kamera. Meine Mutter war eine schöne Frau gewesen, Typ Gina Lollobrigida. Die Haare noch nicht rot, sondern dunkel, dicke Brauen, dicke Brüste. Sinnliche Lippen, kräftig geschminkt. Auf dem Foto trug sie ein petrolfarbenes Kleid mit einer orangefarbenen Holzperlenkette, die sie schon damals selbst gebastelt hatte. Mein Bruder war dreizehn, sah aber aus wie acht oder neun. Ein hübscher Junge in einem Pullover mit schwarzgelbem Schachbrettmuster und einem schönen Mund. Den hatte er von unserer Mutter, auch wenn seine Unterlippe nicht so voll war wie ihre, was durch das Zusammenpressen der Lippen auf dem Foto noch unterstrichen wurde. Dafür war die obere üppig und geschwungen wie ein auf dem Rücken liegendes B. Mir fiel seine hohe breite Stirn auf, der Seitenscheitel, den er sich immer noch kämmte, die vielen Locken, die er inzwischen nicht mehr hatte. Seine Haare waren damals bedeutend länger gewesen als meine, die kurz und dunkel waren mit ein paar frechen Fransen über der Stirn. Ich steckte in einem Kleid, marineblau mit weißen Punkten, Stehkragen, hatte man damals so, goldene Knöpfe mit winzigen Wappen. Ein Kleid war ungewöhnlich an mir und wohl Weihnachten geschuldet. Ich hatte sonst nur Hosen getragen. Ich war ein Jungs-Mädchen, nicht wirklich kinderzimmertauglich, schon gar nicht salonfähig, spielte lieber Fußball, als Barbie mit Ken zu vermählen und sie ins gemeinsame Puppenhaus mit Kronleuchter ziehen zu lassen. Den rosaroten Plastiktraum hatte ich nie geträumt, eher den vom Zirkus, in dem ich Direktorin und Hochseilartistin in einem war und auf einer grüne Wäscheleine meiner Mutter balancierte, einen halben Meter hoch über einem Bett aus Klee zwischen zwei Bäume am Waldrand gespannt. Während Nils ernst in die Kamera guckte, mit diesem fernen Blick, der verriet, dass er ein ganz eigenes Leben führte, dass hinter dieser breiten Stirn eine eigene Welt lag, war meiner neugierig. Hungrig. Abenteuerlustig. Ich lachte, und meine Schnute war schokoverschmiert. Während mein Bruder die Hand meiner Mutter, die ihn auf dem Schoß hielt, fest umklammerte, turnte ich, neben ihm sitzend, herum und war kurz davor, aus dem Bild zu laufen. Nils der Zahme. Ich die Wilde, die stellvertretend für ihn ein Jungs-Leben führte. Diese Aufnahme war bezeichnend für uns. Nils war bei meiner Mutter geblieben bis heute, ich hatte das Haus mit achtzehn fluchtartig verlassen.

Gerade wollte ich zum Zimmer meines Bruders, das gegenüber dem Schlafraum meiner Mutter in einem kleinen Seitentrakt lag, da sah ich ihn. Eine schemenhafte Gestalt, die im Garten unter dem Goldregen stand, beschienen vom weißen Mond. Es war der letzte Baum unseres Grundstücks direkt am Zaun. Dahinter lagen Felder und Pferdekoppeln, Streuobstwiesen und ein murmelnder Bach mit einer Brücke, bevor linker Hand der Wald begann. Ein Hänsel-und-Gretel-Wald, dicht und düster. Vom Nachbarort hinter sanften grünen Hügeln, in dem Mechthild Kaiser und ein Gourmetrestaurant zu Hause waren, grüßte eine Kirchturmspitze, und am äußersten rechten Bildrand dieser Postkartenidylle warfen die wenigen Autos, die die Landstraße entlangkamen, ihre Lichtkegel direkt in unseren Garten. Im Mai roch es hier nach blühendem Raps und im Herbst nach Kartoffelfeuern und brennendem Laub.

So könnte es wohl aussehen, das Paradies, in dem das Leben noch Zeit hatte. Wenn man es denn suchte. Ich lief die Treppe hinunter, öffnete die Terrassentür und ging über den Rasen zu meinem Bruder. Er hatte die Hose bis zu den Knien hochgekrempelt, trug ein kariertes kurzärmeliges Hemd, wie immer tadellos gebügelt und bis zum obersten Knopf geschlossen, grüne Gartenschuhe aus Gummi und eine Baumschere in der Hand. Völlig in seine Arbeit versunken, beschnitt er die Äste des Goldregens, an dem nur noch die verwelkten Blütentrauben hingen. Als er mich sah, blickte er auf. Sein Gesicht war von der Anstrengung und der abendlichen Wärme gerötet, die braunen Haare klebten ihm am Kopf.

»Hallo, Nils«, sagte ich.

Saft lief aus den Wunden des Baumes. Ich wusste nicht viel von Gartenpflege, aber eines wusste ich: Es war nicht der beste Zeitpunkt, um Goldregen zu beschneiden.

»Nelly!«, sagte er. Er sah mich kurz an und schien sich ehrlich zu freuen, doch seine Augen blickten sofort wieder zu Boden. »Mutti ist im Krankenhaus.«

»Ich weiß«, sagte ich. »Deshalb bin ich ja hier.«

»Ich habe sie noch nicht besucht«, sagte er. »Ich bin ein schlechter Mensch. Ich bin ein schlechter Mensch, weil ich sie noch nicht besucht habe.«

»Kranke brauchen Ruhe«, sagte ich. »Manchmal will man gar keinen Besuch, wenn man sich nicht wohlfühlt.«

»Besuchen wir sie jetzt?«

»Nein, wir besuchen sie heute nicht mehr. Es ist schon nach zehn. Sie schläft. Wir holen morgen ihr Auto aus der Garage und fahren zusammen hin.«

»Bin ich kein schlechter Mensch, wenn ich sie heute nicht besuche?«

»Nein. Dann wäre ich ja auch ein …«, sagte ich und brach ab.

Aber was sonst war man, wenn man sich so dringend zurücksehnte nach dem Leben, das man normalerweise führte, das tanzte, knallte und funkelte? Wenn man überhaupt nicht hier sein wollte, in dieser Fototapete, an der Seite eines kleinen, schmächtigen Mannes mit Gummischuhen und Gartenschere am Ende der Straße, wo die Stille in den Ohren schmerzte und man sich wünschte, wenigstens eine Katze lachen zu hören?

Okay, es reichte! Ich sollte gar nicht erst damit anfangen, meinen Charakter aufzuribbeln wie einen kaputten Pullover. Nein, ich war kein schlechter Mensch. Vermutlich war ich wie die meisten anderen auch. Ein bisschen egoistisch. Etwas zu sehr auf mich konzentriert. Ich arbeitete hart und ließ es gern krachen. Ich machte die Dinge, wie ich sie machen wollte – manches auch verkehrt, was ich mir immer recht rasch verzieh. Ich hatte mein Leben aus eigener Kraft so gestaltet, wie es mir gefiel. Meine Wohnung, meinen Job, meine Freunde, meine Macken. Es stimmte bis ins Detail. Von meinem chinesischen Paravent vorm Schlafzimmerfernster, den bunten Post-its, mit denen ich meine Wände tapezierte, den verrückten USB-Sticks, die ich sammelte, über meine Leidenschaft für amerikanische Serien, Rap-Musik und rote Lippen, wenn ich ausging, bis hin zu der kleinen Tätowierung auf meinem rechten Fußknöchel, einem Anker, den ich meiner Wahlheimat Hamburg schuldig zu sein glaubte. Selbst der kleine Komplex wegen meiner schief geratenen unteren Zahnreihe und die Heißhungerattacken um Mitternacht auf gebratene Nudeln mit Zucker oder Rosenkohl mit Curryketchup fügten sich nahtlos in meine Welt ein. Ich ging mit meinem ganz eigenen Pulsschlag durchs Leben und schätzte es gar nicht, wenn irgendwer mich aus dem Takt brachte. Deshalb galt ich als bindungsunwillig und als jemand, der jegliche Verpflichtung scheute. Ich taugte nicht zum Tandem. Ich war ein Einspänner.

Der schönste Flirt, davon war ich überzeugt, war der mit meiner Unabhängigkeit. Und das verlockendste Land war die Freiheit. Niemand war eine Insel, und doch lebten wir jeder auf unserer eigenen. Auf meiner war ich ziemlich zufrieden. Ich konnte mich immer auf das warme Gefühl in meinem Inneren verlassen, welches mir signalisierte, dass dies mein Leben war, dass ich die Kraft hatte, jeden Tag all die Dinge zu schaffen, die geschafft werden mussten.

»Die Kiefer am Haus muss raus«, riss mich die Stimme meines Bruders aus meinen Gedanken. »Hat der Nachbar gesagt. Wenn der nächste Sturm kommt, kippt sie um und fällt aufs Dach. Dann sind wir tot.«

»So schnell stirbt man nicht.«

Ich wollte ihm den Arm um die Schulter legen und ihn mit mir ins Haus ziehen.

»Lass uns reingehen!«

Er wand sich aus meiner Umarmung.

»Ich muss weiterschneiden. Mechthild hat die Reise abgesagt.«

»Hat sie mir gerade erzählt. Schade, oder?«

»Na ja.«

»Es ist spät.«

»Ich habe noch viel Arbeit.«

»Zeit zum Schlafen«, drängte ich.

»Die Äste sind krank.«

»Lass doch den armen Baum in Ruhe!«

»Die Äste müssen weg.«

Ich ließ ihn und ging achselzuckend ins Haus. Ich hätte mich gerne betrunken an diesem Abend, notfalls in Begleitung von Roger Whittaker, aber meine Mutter hatte einen Weingeschmack, den ich nicht teilte. Kröver Nacktarsch, von der Mosel. Auf lieblich stand ich gar nicht.

Die Nacht auf der Couch war kurz. Ich war es nicht gewohnt, in einer Umgebung zu schlafen, in der das Ticken der Wanduhr und der eigene Atem die einzigen Geräusche waren. Um fünf Uhr war ich hellwach. Warum auch nicht? Es war meine übliche Zeit. Ich wälzte mich noch eine halbe Stunde herum, dachte an Ashok und hatte Angst, er könnte verschlafen haben. Sicherheitshalber beschloss ich, ihn anzurufen, bevor ich die Krankenhaussachen für meine Mutter zusammenpackte. Meine Befürchtungen waren umsonst. Kaum hatte ich seine Handynummer gewählt, meldete er sich, mopsfidel und morgenmunter. Als ich eine zweite Stimme hörte, wurde ich misstrauisch.

»Wer ist das in meiner Küche?«

»Er heißt Amarjit Bhalla Singh.«

Ich atmete tief durch. »Muss man den kennen?«

»Wir nennen ihn Andi.«

»Wie beruhigend, dass er einen Namen hat, den man aussprechen kann. Was hat er gerade von dir gewollt?«

»Dattelpaste.«

»Wozu braucht er Dattelpaste? Anders gefragt: Was macht er in meiner Küche?«

»Er hilft mir.«

»Wobei?«

»Beim besten Kartoffelsalat der Welt. Nach einem Rezept meiner göttlichen Großmutter Sukhvinder. Wir nannten sie Ringku.«

»Du weißt schon, dass wir unser Geld mit Sandwiches verdienen, weswegen wir ja auch ›Pausenbrot‹ heißen und nicht ›Potatoe‹.«

»Nur tote Fische schwimmen mit dem Strom.«

»Was soll das jetzt schon wieder heißen?«

»Man muss Neues wagen.«

»Da muss man aber verdammt aufpassen, dass man nicht untergeht.«

»Man muss nur den Kopf über Wasser halten«, sagte Ashok.

»Und wie sieht dein Kartoffelsalat aus?«

»Sehr dekorativ. Mit Kapuzinerkresseblüten garniert.«

Ich verdrehte die Augen. »Was da reinkommt, will ich wissen.«

»Blumenkohl, Mandelstifte, Tomaten, Koriander, Gewürze wie Garam Masala, Kreuzkümmel und Kurkuma für die Joghurt-Marinade und …«

»Kartoffelsalat mit Dattelpaste, Blumenkohl und Kurkuma?«

»Ein schwach gewürztes Essen ist kein gutes Essen.«

»Sorry, ich will dir wirklich nicht zu nahe treten, Ashok, aber das hört sich an wie Sahne auf Blutwurst.«

»Du bist gereizt. Ruh dich aus! Wie geht es deiner Mutter?«

»Gut«, murmelte ich geistesabwesend. »Glaube ich.«

»Du weißt es nicht?«

»Wann sollte ich denn ins Krankenhaus? Um Mitternacht? Ich fahre nachher zu ihr. Und jetzt höre mir gut zu: Ich werde bald wieder zurück sein.« Drohend fügte ich hinzu: »Sehr bald. *Sehr, sehr* bald. Vielleicht schon morgen Abend. Spätestens übermorgen.«

»Bringst du deinen Bruder mit? Ich freue mich, ihn kennenzulernen. Die Stärke unserer Gesellschaft offenbart sich im Umgang mit den Schwächeren.«

»Natürlich bringe ich ihn nicht mit.«

»Was machst du dann?«

»Herrgott, nun fragt mich doch nicht immer alle, was ich vorhabe! Mir wird schon was einfallen. Vergiss den Salat, und mach ein paar anständige Sandwiches. Dafür wirst du bezahlt. *Das* ist dein Job.«

»Sandwiches machen alle«, konterte er. »Hast du doch gestern gesehen. Die mit ihren Fleischbergen sind auf der Gewinnerseite, und wir haben am Ende des Tages Reste. Unser Nobelpreisträger Amartya Sen hat gesagt …«

»Was heißt ›unser‹? Habt ihr einen eigenen, du und dieser Andi?«

»Der indische«, sagte Ashok, der mit mir sprach wie mit einem Menschen, der immer erst mit einigen Sekunden Verzögerung begriff. »Nobelpreis für Wirtschaft.«

»Es interessiert mich nicht, was der gesagt hat«, rief ich. »Gestern hast du diesem Schweinefleischtypen noch nicht mal drei Tage gegeben.«

»Vertraue mir«, bat er. »Lass mich nur machen.«

Genau *das* hatte ich nicht vor.

Ich musste nach Hause.

»Kartoffelsalat mit Kurkuma«, brummte ich vor mich hin, als ich den Schlafraum meiner Mutter betrat. Es kam mir indiskret vor, nach den Sachen zu suchen, die auf ihrer Liste standen. Ihr Zimmer war ein esoterisches Sammelsurium. Überall hingen Tücher und Seidenschals in den afrikanischen Farben, die sie so liebte. Dazu Teelichter aus Rosenquarz und Heilsteine in getöpferten Schalen. Ich roch das Eukalyptusöl, mit dem sie gegen Heiserkeit und Rheuma vorging, die tibetischen Räucherstäbchen mit der »wundervollen Kraft der Himalaja-Kräuter« und das ranzige Aroma vom Nachtkerzenöl ihrer Pflegecremes. Ich nahm ein Töpfchen davon, zusammen mit ihrem Morgenmantel, Unterwäsche, ihren Birkenstocks und einem Bronzeengel in einem Schmuckkästchen auf blauem Satin, den sie als Glücksbringer fürs Krankenhaus haben wollte. Genau wie ihre Engelkarten, die auf ihrem Nachttisch lagen und ihr jeden Tag den Weg wiesen. Ich deckte die oberste auf und beschloss, sie als Orakel für alles Kommende zu nehmen.

»Du bist viel zu hart mit Dir selbst«, las ich halblaut vor. »Obwohl Du es genießt, hohe Ansprüche an Dich selbst zu stellen, ist es wichtig, dass Du Dich mit den Augen der Liebe betrachtest. Dich selbst niederzumachen führt nur dazu, dass Deine Seele traurig wird.«

Na bitte! Genau so war's! Ich stieß einen tiefen Seufzer der Zufriedenheit aus. Das hatte ich jetzt gebraucht. Brachte doch nichts, sich ständig fertigzumachen, bis das eigene Selbstvertrauen zu Hackfleisch geworden war, nur weil man zu denen gehörte, die den Weltspartag der Gefühle ausgerufen hatten. Emotionen konnte jeder haben. Sentimental war simpel. Hier ging es darum, die richtige Entscheidung zum richtigen Zeitpunkt zu treffen. Weil es niemandem etwas brachte, wenn jetzt das Falsche geschah.

Ich erschrak, als wir am späten Nachmittag endlich zu meiner Mutter durften. Sie wirkte schmaler und zerbrechlicher, als ich sie vom vergangenen Weihnachtsfest in Erinnerung hatte. Damals hatte sie das Leben mit starken Armen untergehakt, jetzt lag sie schwach in den Kissen. So hatte ich sie noch nie erlebt. Sie war gerade frisch operiert aus dem Aufwachraum zurück auf die Station gekommen. In einem Dreibettzimmer hatte sie den Platz in der Mitte. Sie lag, noch im OP-Hemd, auf der Seite; ihr rechter Arm hing gekrümmt wie ein Henkel aus dem Bett. In ihrem linken Handrücken steckte eine Braunüle, von der ein Schlauch zu einem Infusionstropf führte. An ihrem Kopf klebte ein Verband, die Haare hingen ihr als rote Rolle in die Stirn. Feurige Locken waren ihr Markenzeichen. Sie färbte sie mit Henna. Seit Ewigkeiten schon. Als ich den Anflug eines Lächelns auf ihren Lippen sah, wusste ich, dass mein Anblick sie erleichterte. Sie schien zufrieden, uns zusammen zu sehen, Brüderchen und Schwesterchen aus dem Haus am Rande des Hänsel-und-Gretel-Waldes. Ihre Bettnachbarinnen beobachteten jede unserer Bewegungen, horchten auf jedes unserer Worte. Ich konnte es ihnen noch nicht einmal verdenken. Was gab es hier sonst schon zu tun?

»Ich habe die Äste vom Goldregen abgeschnitten«, sagte mein Bruder. »Hast du Schmerzen?«

»Ich kriege was dagegen«, sagte meine Mutter. Ihre Stimme knirschte wie splitterndes Glas. »Das hast du gut gemacht, mein Schatz.«

»Na ja«, sagte mein Bruder, hustete und schien sich zu freuen.

»Wenn er nicht bald damit aufhört, besteht unser Garten nur noch aus nackten Stämmen«, sagte ich.

»Es gibt Schlimmeres. Ist seine Art, sich abzureagieren. Er kommt nicht damit klar, dass ich hier liege.«

»Wie geht es dir? Du hast uns einen Mordsschrecken eingejagt.«

»Kann man wohl sagen. Einen Mordsschrecken«, stimmte mein Bruder zu.

»Ich bin so froh, dass du da bist«, sagte meine Mutter und schenkte mir einen warmen Blick aus ihren grünbraunen Augen, die meinen sehr ähnlich waren.

»Ist doch selbstverständlich«, sagte ich.

»Ich weiß, dass das für dich alles andere als selbstverständlich ist.«

Ich lachte unfroh. »Ihr braucht mich, also bin ich da. Was weiter wird, bereden wir morgen, wenn du dich ein bisschen ausgeruht hast, okay?« Behutsam strich ich ihr über die Wange.

»Was soll denn werden?«, sagte meine Mutter. »Du musst mich vertreten. Irgendwie.«

Ich hätte gerne eine Diskussion darüber begonnen, wie »irgendwie« aussehen sollte. Stattdessen lachte ich gekünstelt und hielt den Mund.

Ich setzte mich auf die freie Seite ihres Bettes, legte die Hand ans Kinn und fixierte einen Punkt an der Zimmerdecke. Sah aus wie ein Fliegenschiss.

»Du bist der einzige Zweig am Baum der Familie, auf den wir im Moment bauen können«, sagte meine Mutter und lächelte matt.

»Bisschen viel Bäume für meinen Geschmack«, seufzte ich.

»Warum wohnt Nelly nicht immer bei uns?«, fragte mein Bruder. »Heute Morgen hat sie für mich Frühstück gemacht. Mit Ei. Das war schön. Aber sie hat mein Deckchen in die Wäsche getan.«

»Muss man so einen …«, ich suchte nach dem richtigen Wort, während ich weiter an die Decke starrte, »… Fliegenschiss im Krankenhaus diskutieren?«

Ich blickte meinen Bruder an. Er saß am Bett meiner Mutter an der Seite mit dem Infusionstropf, den Rücken wie eine Schildkröte zusammengezogen, die Füße unter dem Stuhl verschränkt, die Hände im Schoß gefaltet, den Blick ganz woanders. Traurig. Bucklig. Introvertiert.

»Was war denn los?« Meine Mutter sah mich an.

»Streitet euch nicht«, sagte mein Bruder.

»Wer hat angefangen?«, sagte ich und klemmte die Hände zwischen die Oberschenkel. Meine Stimme klang verstockt.

»Nelly, wie alt bist du?«, warf meine Mutter ein. »Du weißt doch, dass Nils alles so haben muss, wie er es gewohnt ist. Du kannst nicht einfach irgendwas von ihm in die Wäsche stecken.«

»Ich habe es gewaschen, weil ein Fleck drauf war.«

»Warum lässt du ihm nicht seinen Fleck? Er hat sich an ihn gewöhnt. Du kannst nicht alles durcheinanderbringen.«

»Wir reden hier über einen Kaffeefleck in der rechten oberen Ecke eines weißblau gestreiften Frühstückssets. Es kann nicht sein, dass man einem Kaffeefleck nachtrauert.« Ich haute mir mit der flachen Hand vor die Stirn. »Einem Kaffeefleck. Ein Kaffeefleck gehört in die Wäsche. Genau wie ein Olivenölfleck, ein Ketchupfleck, ein Fleckfleck ...« Ich ächzte. Das hier war kein Vergnügen. Ich war froh, als eine junge Krankenschwester den Raum betrat und den beiden Bettnachbarinnen endlich eine Alternative im Unterhaltungsprogramm bot.

»So, Frau Richter«, sagte die Schwester zu der weißhaarigen Dame am Fenster, »dann wollen wir mal Ihre Sachen packen!«

»Sie darf nach Hause?«, fragte meine Mutter.

»Nein«, erwiderte die Schwester, »jetzt geht's in die Kurzzeitpflege, ins ›Haus Maria‹.«

»Kurzzeitpflege«, sagte ich gedehnt. Vor Tagen noch hätte ich mich geweigert, dieses Wort überhaupt in den Mund zu nehmen. Es klang nach Gehhilfe und Schnabeltasse und Anziehhilfen für Stützstrümpfe.

»Wann kommt man denn zur Kurzzeitpflege?«, entfuhr es mir.

»Im Anschluss an einen Krankenhausaufenthalt zum Beispiel«, antwortete die Schwester. »Oder zur Entlastung der Angehörigen. In einer Krisensituation. Wenn die Pflegeperson seelisch oder körperlich überfordert ist.«

»Und wie lange kann man das in Anspruch nehmen?«

»Maximal achtundzwanzig Tage pro Jahr.«

Plötzlich wusste ich es. Diese Krankenschwester hatte der Himmel geschickt. Das war die Tür, die aufging. Sie hatte die ganze Zeit leise im Wind geklappert, und nun hatte sie sich geöffnet. Entlastung. Krisensituation. Überforderung. Nichts charakterisierte meine Lage besser. Gott hatte ein Einsehen mit mir. Er hatte kapiert, dass meine Nerven nicht die besten waren und dass mich Ashoks Kartoffelsalat mit Kurkuma ruinieren würde. Die Engelkarte hatte mir bereits am frühen Morgen eine Absolution erteilt.

Yes!

»Du wirst mich doch nicht ins Heim abschieben«, sagte meine Mutter und versuchte ein Lachen.

»Quatsch!« Dich doch nicht, wollte ich gerade sagen, verkniff es mir aber.

»Weiß ich doch.« Sie tätschelte meine Hand. »Eine Mutter kennt ihre Kinder genau. Du bist aufbrausend und wirkst manchmal knallhart, aber in Wirklichkeit bist du butterweich. Du hast einen komischen Humor, bist ein Nervenbündel, trägst dein Herz auf der Zunge, aber meinst es nie so.«

Ich würgte und schluckte, bis mir die Kehle weh tat, und fast hätte ich geschluchzt.

Aber ich musste tun, was ich tun musste. Alles war besser, als die nächsten Wochen in Nachtstille, Kerzenschein und Nachtkerzenölgeruch zu versinken. Alles.

Wir verabschiedeten uns.

»Du brauchst Ruhe, Mama«, sagte ich.

»Es wird schon wieder«, sagte sie. »Es gibt Schlimmeres.«

Mein Bruder erhob sich und streichelte meiner Mutter über die Feuerlocken, eine Geste, die ich noch nie bei ihm beobachtet hatte. Seine Augen liefen über hinter den lupendicken Brillengläsern. Es war das erste Mal, dass ich ihn weinen sah. Ahnte er, was ich vorhatte? Oder war es Mitleid mit der Frau, die ein Leben lang für ihn stark gewesen und jetzt so schwach war? Was es auch sein mochte, ich beeilte mich, damit wir beide rasch aus dem Zimmer kamen. Ich musste ohnehin Ashok anrufen.

»Tschüs«, sagte ich zu meiner Mutter und murmelte in ihr Haar, dass ich ihr gute Besserung wünschte.

»Was macht ihr beiden heute noch?«, fragte sie.

»Nichts«, sagte ich und brachte kaum noch einen Ton heraus. »Nichts Besonderes.«

Raus. Nur raus hier, ehe ich es mir anders überlegte.

»Und?«, wollte ich ein paar Minuten später von Ashok am Telefon wissen, während mein Bruder und ich aus dem Krankenhaus traten und die Hitze sich wie ein feuchtwarmes Tuch auf unsere Gesichter legte.

»In Hamburg fällt viel Wasser vom Himmel«, sagte Ashok, und ich guckte nach oben.

»Man nennt es Regen«, sagte ich. Ich schaute kurz zur Seite und warf meinem Bruder einen aufmunternden Blick zu. War ja nicht einfach, was jetzt kommen würde. »Ihr Glücklichen! Wir sterben hier vor Hitze. Irre hohe Luftfeuchtigkeit. Wie lief das Geschäft?«

»Mutter Teresa hat gesagt: ›Ich weiß, dass Gott mir nichts geben wird, mit dem ich nicht umgehen kann.‹«

»Heißt was?«

»Wir sind steigerungsfähig. Man muss Geduld haben.«

»Was bedeutet: Du hast noch eimerweise Salat.«

Ashok schwieg, und ich hörte seinen Kiefer knacken, was immer dann vorkam, wenn er ihn zu hart aufeinanderpresste.

»Unsere Kunden mochten ihn also nicht?«

»Einige haben gesagt, er sei interessant.«

»Du weißt, dass das Wort ›interessant‹ in Bezug auf Essen eine Hinrichtung ist. Ein ›interessantes‹ Essen ist kurz vor der Ungenießbarkeit. Interessant ist eine Züchtung aus Spinat und Algen.«

»Das gibt es?«

»Weiß nicht. Klingt aber so, als könnte es das geben. Du glaubst doch an Wiedergeburt, oder? Wenn du mein Geschäft in die Grütze reitest, mein lieber Ashok, dann wirst du in deinem nächsten Leben ein Kompostwurm zwischen Kartoffelabfällen sein.«

»Streitet euch nicht«, sagte mein Bruder und ging mit seinen kurzen Beinen neben mir her Richtung Parkhaus.

»Ich bin froh, dass du das Thema ansprichst«, sagte Ashok. »In meiner Religion lehrt man, dass Leiden im jetzigen Leben im nächsten belohnt wird. Du siehst, ich habe mir über deinen Bruder Gedanken gemacht.«

»Ja, und?«

»Er wird im nächsten Leben für alles entschädigt.«

»In diesem wäre mir lieber, weil es die Dinge für mich vereinfachen würde.«

»Er muss in seinem vergangenen Leben etwas gemacht haben, was den Göttern nicht gefallen hat.«

»Hörst du dich eigentlich manchmal selbst reden? Was soll er gemacht haben? Ich sage dir jetzt, was du machst! Roastbeef mit Koriander-Chili-Pesto. Gorgonzola mit Birne und Walnüssen und Feigensenf. Gegrillte Antipasti aus Paprika, Zucchini und Aubergine mit Basilikum und dem besten Olivenöl der Welt. Diese drei Sandwichsorten gibt es morgen. Wir reduzieren unser Sortiment, bis ich wieder da bin. Drei statt fünf. Aber die sind allererste Sahne. Und so was möchte ich nie mehr über meinen Bruder hören!«

»Du hast dich gestritten«, sagte Nils, und ein leichter Vorwurf in seiner Stimme war nicht zu überhören.

Ich liebte das Leben. Wirklich. Aber irgendwie schien es meine Liebe im Moment nicht zu erwidern.

Das »Haus Maria« war ein schmuckloses Gebäude in verwaschenem Grau, das neben einer ehemaligen Kaserne auf einer Anhöhe über der Stadt lag. Wo früher Truppenübungsplatz und Panzerwaschanlage gewesen waren, gab es heute Wohnhäuser, Restaurants und eine Bowlingbahn.

Ich lächelte meinen Bruder an. »Es ist schön hier. Findest du nicht? Eines der Restaurants ist chinesisch. Das magst du doch.«

»Na ja.«

»Da gehen wir mal hin, wenn ich dich besuche. Vielleicht haben die ein Aquarium und Ente von der heißen Platte.«

Er trat von einem Bein aufs andere.

»Dauert nicht lang. Ist nur, bis Mutti wieder so fit ist wie ein Turnschuh.« Ich blies beim Lachen die Backen auf, was ziemlich bescheuert aussehen musste.

»Wo sind wir hier?«, fragte er.

»Das ist so eine Art Pension. Vollpension. Dreimal am Tag Essen.«

»Mit Mutti hatte ich immer Halbpension, wenn wir mit ›Gimmler‹ verreist sind. Aber ich war noch nie am Meer.«

»Dafür in Österreich. Und in Brüssel«, sagte ich.

Die Tür wurde geöffnet. Eine junge Frau stand vor uns, in Leinen-Bermudas und Polohemd, Bonbonrosa und Cremefarben, Clogs aus weißem Plastik. Die Haare waren von einem künstlich gelben Blond.

»Ich bin Schwester Lisa«, sagte sie und reichte mir die Hand.

»Ein schöner Name«, sagte ich, sehr bestrebt, diese

Frau zu meiner Freundin zu machen. »Schrader«, stellte ich mich vor. »Nelly Schrader.«

Erwartungsvoll blickte sie meinen Bruder an. »Und wen haben wir hier?«

»Das ist mein Bruder Nils. Nils Schrader.«

»Hallo, junger Mann. Wie geht's uns denn heute?«, sagte sie und zog ihre Hand zurück, als er keine Anstalten machte, ihre Begrüßung zu erwidern. Sie wandte sich wieder an mich. »Was führt Sie zu uns? Wollen Sie jemanden besuchen?«

»Ich habe vorhin kurz angerufen, vom Auto aus. Habe mit Ihrer Kollegin gesprochen, einer Frau Möglich.«

»Das ist unsere Heimleiterin. Klara Möglich. Stimmt! Sie hat von Ihnen erzählt. Hereinspaziert! Hereinspaziert! Nur zu.«

Wir gingen hinein. Ein Aufenthaltsraum mit Möbeln aus heller Eiche, furniert. Vorhänge in Blau mit orangefarbenen Zacken, die genau bis zur Fensterbank reichten. Topfpflanzen. Metzgerpalmen mit ihren breiten dunkelgrünen Blättern. Ich kannte sie noch aus der Schusterwerkstatt meines Opas. Robust und anspruchslos, gediehen sogar ohne Licht und Liebe. Bilder mit Stadtansichten an den Wänden. Die Lahnbrücke im Gegenlicht. Der Dom unter einer Mütze von Schnee. Eine Packung mit Diätplätzchen auf einer Anrichte. Daneben eine Schale voller Bananen mit braunen Altersflecken, die bald gegessen werden mussten. Zerfurchte Gesichter, die Mundwinkel wie Satzklammern, links Klammer auf, rechts Klammer zu, die Augen trübe wie bei sterbenden Fischen. Ältere Damen mit Wasserwelle. Alte Männer, die den Geruch von Sauren Nierchen ausströmten. Eine Frau mit wallenden weißen Haaren warf ihren Kopf vor und zurück und krächzte. Schweigen. Nur ein Fernseher machte Geräusche. Mein Bruder nahm ein Radio, das neben dem TV-Gerät stand. Es war so klein wie ein Tennisball und babyblau wie ein besonders schöner Himmel. Er schaltete es ein, hielt es an sein linkes Ohr und wiegte den Kopf zur Musik. Manchmal zuckte seine rechte Schulter im Takt, ein Stromschlag, der sich fortsetzte bis in seine Hand. Es interessierte niemanden. Die anderen im Raum stierten vor sich hin. In ein Buch. Auf ein Brettspiel. Aus dem Fenster. Ins Nichts. Nur eine Frau beobachtete jede meiner Bewegungen. Ihr ständig offener Mund gab ihr den Ausdruck übermächtigen Erstaunens, was aber nur darauf zurückzuführen war, dass ihre Zähne zu weit vorstanden, um die Oberlippe darüberschieben zu können.

Ich kniff die Augen zusammen, weil die späte Nachmittagssonne erbarmungslos war. Es roch nach Kohlrabi.

»Den gab's heute Mittag«, sagte Lisa, als ich sie darauf ansprach. »Mit falschem Hasen.«

»Hackbraten«, sagte ich.

Sie nickte und fuhr fort: »Mit Kartoffelpü.«

Ich hasste es, wenn Leute »Pü« sagten. »Pü« war ähnlich dämlich wie »aggro«.

»Ihr Ansinnen ist eher ungewöhnlich für uns«, sagte Lisa. »Aber wir helfen gern, wenn wir können. Kurzzeitpflege wird selten für so junge Menschen in Anspruch genommen. Wie alt ist Ihr Bruder?«

»Fünfundvierzig.«

Wir blickten beide auf seinen Rücken in dem frisch gebügelten, rotblau karierten Hemd mit den kurzen Ärmeln, auf die dunkelblaue Jeans, deren Beine hochgekrempelt waren, weil meine Mutter es irgendwann aufgegeben hatte, jede neue Hose zum Schneider zu bringen. Auf seine im Nacken gestutzten Haare, die kurz über dem

Hemdkragen endeten und die er akkurat über dem linken Ohr gescheitelt trug.

»Meine Mutter, die sich sonst um ihn kümmert, ist im Krankenhaus, und ich habe berufliche Verpflichtungen«, erklärte ich, während mir Schwester Lisa etwas abseits von den anderen einen Sessel in einer beigefarbenen Sitzgruppe mit Leinenpolstern und Holzlehnen anbot.

»Eine Tasse Kräutertee?«

»Nein danke.«

»Ich kann mich die nächsten Wochen nicht um ihn kümmern«, sagte ich und registrierte den hektischen Klang in meiner Stimme. »Ich lebe in Hamburg. Seit meiner Abreise gestern geht dort alles drunter und drüber.« Ich lachte zu laut und zu hoch. »Mein Mitarbeiter ist so ein Chaot. Ändert plötzlich meine Speisekarte und macht die unmöglichsten Dinge.« Als wäre das alles ein großer Spaß, schüttelte ich den Kopf, lehnte mich im Sessel zurück und faltete meine Arme vor der Brust.

»Sie haben ein Restaurant?«

»In der Art.«

»Ich war mal auf dem Fischmarkt«, sagte sie.

»Sagen Sie bloß! Ich nie.«

»Nicht Ihr Ernst.«

»Ist was für Touristen. Wie die Reeperbahn.«

Am liebsten hätte ich die ganze Zeit mit ihr geredet, nur um den Moment hinauszuzögern, an dem ich Nils hier zurücklassen musste.

»Ich kann ihn nicht mitnehmen. Was soll er auch den ganzen Tag machen? Er würde sich nur langweilen. Ich bringe nachher sein Gepäck«, sagte ich.

»Arbeitet er?«

Ich nickte. »Als Kleinteilemontierer in einer Behindertenwerkstatt.«

»Geht das gut?«

»Ja. Meine Mutter fährt ihn morgens hin und holt ihn nachmittags ab. Sie wollten in den nächsten Tagen nach England, zu einer Hochzeit im Familienkreis. Er hat Urlaub im Moment.«

»Nach London?«

»Canterbury.«

»Kenne ich nicht.«

»Ich auch nicht«, sagte ich.

Ich öffnete meine verschränkten Arme, beugte mich vor, legte die Ellbogen auf meine Knie und das Kinn auf meine gefalteten Hände.

»Es ist schwierig«, sagte ich.

Sie nickte. »Wir kennen uns aus mit schwierigen Fällen. Auch wenn wir hier mehr mit Senioren als mit Behinderten zu tun haben.«

Plötzlich drang der tadelnde Ton einer Frauenstimme zu mir. »Frau Schulte, wo haben Sie denn jetzt schon wieder Ihren Rollator gelassen? Sie sind doch viel zu wacklig auf den Beinen. Hier muss man seine Ohren und Augen überall haben.« Kurz darauf näherte sich uns eine Frau in mittleren Jahren mit dunklem, krausem Haar, einem grobknochigen Gesicht und einer hageren Figur. Sie gab mir die Hand und sagte, sie sei Klara Möglich.

»Es geht um Ihren Bruder?«

»Ja. Nils. Nils Schrader. Da vorne steht er.« Immer noch hielt er den kleinen Radioapparat an sein Ohr. »Er liebt Musik.«

»Da muss er natürlich aufpassen, dass er hier niemanden stört.«

»Wird er«, sagte ich. »Er ist gut erzogen.« Ich lachte nervös. »Hört sich an, als würde ich über ein Kind reden.«

»Ist ja auch ein bisschen so, wenn ich Sie am Telefon richtig verstanden habe«, sagte Frau Möglich. »Oder?«

»Vielleicht haben Sie recht.«

»Was hat er?« Die Heimleiterin fixierte meinen Blick, während sie sich auf dem freien Sessel niederließ und mit einer ungeduldigen Bewegung ihre Haare hinter die Ohren klemmte.

»Es wurde nie genau untersucht. Als er geboren wurde, ging alles viel zu schnell. Er bekam nicht genug Luft, und das hat er nie ganz aufgeholt. Er war immer langsamer als andere. Körperlich und vor allem geistig.«

»Wollten Ihre Eltern niemals feststellen lassen, was mit ihm los ist?«

»Meine Mutter war immer der Meinung, dass er Autist ist. Und mein Vater hat das alles irgendwann sowieso nicht mehr ausgehalten.«

»Autismus. Asperger«, sagte Frau Möglich und breitete die Arme aus. »Das klingt immer besser als mental zurückgeblieben. Bei Autist vermutet jeder einen verkappten Molekularphysiker. Ist schon fast eine Modeerscheinung geworden.«

»Es könnte aber durchaus sein«, beharrte ich. »Mein Bruder kann sehr schön malen. Und die kleinste Veränderung lässt sein Leben im Rückwärtsgang laufen. Ist das nicht typisch dafür? Seine Welt gerät aus den Fugen, wenn die Dinge anders sind, als er sie kennt. Er braucht den Kaffeefleck auf dem Tischdeckchen, der immer schon da war. Es erschüttert ihn, wenn man ihm das wegnimmt.«

»Nur weil man behindert ist, hat man nicht immer recht«, sagte sie. »Ist Ihr Bruder entmündigt?«

»Natürlich nicht«, sagte ich empört und rutschte in meinem Sessel hin und her.

»Ist er damit einverstanden, eine Zeitlang zu uns zu ziehen?«

»Ganz gewiss.« Meine Stimme dröhnte in meinen Ohren. »Ich werde es ihm erklären. Es sind quasi Ferien für ihn. Er wird es mögen. Er hat ohnehin gerade Urlaub. Vier Wochen.«

»Wir machen es uns hier auch immer sehr nett«, schaltete sich Lisa in das Gespräch ein. »Ganz gemütlich. Gleich gibt es Abendessen. Teechen und Schnittchen. In der Adventszeit kommt der Kinderchor aus der Musikschule. Im Sommer gibt es sonntags Eis. Fürst Pückler. Wie früher. Und manchmal grillen wir Würstchen und spielen Mau-Mau.«

»Wir müssen das Abendbrot servieren«, drängte Klara Möglich. »Ihr Bruder kann schon mitessen. Und dann gucken wir uns sein Zimmer an. Er kriegt ein sehr schönes. Mit Blick auf das ehemalige ›Deutsche Haus‹ und den Wald dahinter. Das war mal ein ganz wundervolles Restaurant. Kennen Sie es noch?«

Ich schüttelte den Kopf.

Sie lachte. »Natürlich nicht. Dazu sind Sie zu jung. Wie viele Jahre trennen Sie und Ihren Bruder?«

»Zehn.«

»Die kleine Schwester also. Manchmal kann man so viel Verantwortung gar nicht tragen, nicht wahr?« Sie schaute Lisa an. »Auf in die Küche! Und nach dem Essen gleich mit dem Putzlappen über die Tische! Du weißt, wie sie alle immer kleckern.«

Als sie mit Platten voller belegter Brote an mir vorbeikamen, lächelten sie mir zu. Hagenbutteneteeschwaden zogen durch den Raum.

Ich sah zu meinem Bruder.

Plötzlich wurde mir bewusst, wie klein er war. Wie

gebeugt sein Rücken. Wie eine winzige Krabbe, die das Leben ausgespuckt hatte.

Die beiden Pflegerinnen stellten das Essen ab und machten sich wieder auf den Weg in die Küche, wobei mir Lisa mit ihren Fingerspitzen zuwinkte. »Wir sind gleich wieder bei Ihnen. Dann machen wir es uns gemütlich.«

Mein Herz dröhnte. Mein Kopf platzte.

Als sie zurückkamen, war ich nicht mehr da. Ich hatte gar nicht nachgedacht, war einfach abgehauen. Konnte es nicht länger ertragen. Ich hatte Tränen in den Augen und ein Lachen im Hals.

Gott, ich würde nachts vor Anspannung mit den Zähnen knirschen, bis sich mein Kieferknochen auflöste.

Ich sah zum Beifahrersitz des alten schwarzen Polos meiner Mutter. Braune Augen in mandelförmigen Höhlen hinter dicken Brillengläsern blickten mich an. Mein Blick fiel auf Hände, von denen sich die eine mit dem Rücken in die andere schmiegte wie Löffel in einer Besteckschublade. Was für knubbelige breite Fingernägel! Fast eckig mit unnatürlich großen Monden.

»Das war nicht schön in dem Haus«, sagte mein Bruder.

»Ich warne dich. Es ist nicht zu erwarten, dass es viel besser wird«, sagte ich. »Nicht mit mir.«

»Du bist so lieb. Ich möchte dir was schenken. Nur eine Kleinigkeit.«

»Ich will nichts«, sagte ich.

Eigentlich wollte ich eine ganze Menge. Vor allem weg hier. Aber dann war mir dieses bescheuerte Herzchakra in die Quere gekommen, und ich ahnte schon, dass es kein Zurück geben würde. An allem war nur Ashoks blödes Gerede über das schlechte Karma meines Bruders schuld.

Und diese Heimleiterin. Ich konnte die Vorstellung einfach nicht ertragen, Nils in diesem Dunstkreis aus Sauren Nierchen, Hagebuttentee und immer gegenwärtigem Putzlappen zurückzulassen. Er würde überleben, klar, wie es auch die Metzgerpalme tat, von deren Blättern man nur ab und zu den Staub zu wischen brauchte. Man überlebte immer. Irgendwie. Am schlimmsten aber waren die belegten Brote gewesen. Teewurst mit einer Deko aus krauser Petersilie. Kein Mensch hatte ein Abendessen aus Teewurst und krauser Petersilie verdient. Noch nicht mal Ashok, auf den ich heute eine Stinkwut hatte.

»Machst du mir jetzt was zu essen, Nelly?«, drang die Stimme meines Bruders an mein Ohr, als wir durch den Sommer nach Hause fuhren. »Ich habe Hunger.«

»Kartoffelsalat.«

»Mag ich nicht.«

»Ist aber ein ganz besonderer. Und ich muss ein Rezept ausprobieren.«

»Bist du jetzt böse, dass ich das gesagt habe? Habe ich dich beleidigt?«

»Natürlich nicht. Man muss einander alles sagen können.«

»Ich hätte lieber so ein Essen wie in der Pension. Wurstbrote.«

Ich haute aufs Lenkrad, dass mein Bruder zusammenzuckte. »Du kannst mich mal. Aber echt.«

»Das war nicht nett.«

»Ich war noch nie nett.«

»Doch. Als du klein warst. Da warst du sehr nett zu mir.«

»Was wäre das Netteste, was ich für dich tun könnte?«, wollte ich von ihm wissen.

»Ans Meer fahren.«

»Was?«

»Zum Meer fahren. Ich weiß nicht, wie es da aussieht. Mutti wollte mit mir zum Meer fahren.«

»*Übers* Meer. Mit der Fähre. Ihr wolltet nach England. Zu Julian.«

»Zur Hochzeit.«

»Genau.«

»Seine Frau ist bunt.«

»Wieso bunt?«

»Sie schminkt sich.«

»Megan schminkt sich wie andere Frauen auch. Wie ich.«

»Du schminkst dich nicht so doll. Du bist nicht bunt. Sie ist bunt. Aber sie ist sehr lieb. Sie haben uns mal besucht. Ich möchte zur Hochzeit von Julian mit der bunten Frau.«

Fassungslos sah ich ihn an.

Er nickte, wobei er die ganze Zeit nach vorne schaute und eine Melodie summte, die er wohl vorhin im Radio gehört hatte.

Das Problem war: Ich verabscheute es zu verreisen. Ich konnte in fremden Betten nicht schlafen. Ich ging nicht gerne in alte Kirchen, und noch weniger gern ließ ich mich vor alten Kirchen fotografieren. Ich hasste Moskitos und andere Viecher, die einen auffraßen, etwas, was für mich nur in umgekehrter Konstellation reizvoll war. Mensch isst Tier. Ich konnte das Gefühl von Sand unter den Füßen nicht ausstehen. Mir reichten die exotischen Trips, zu denen Ashok mich einlud und für die ich meinen Hintern nicht von seiner harten Sofakante wegbewegen, sondern nur einen gutgefüllten und magisch duftenden Teller entgegennehmen musste.

Ausgerechnet England! Lauter Verrückte. Die Frauen

trugen Vogelhäuschen auf ihren Hüten, und Prinz Charles sprach mit seiner Brunnenkresse. Las man immer wieder.

Leute, für die Kochen und Essen ein Genuss waren, zog es nach Italien, nach Südfrankreich, vielleicht noch nach Asien. Aber nicht nach Großbritannien! Meine Kehle zog sich zusammen, wenn ich an Lamm in Pfefferminzsauce und Nierenpastete dachte. Oder an schottische Schafsmägen, mit Innereien gefüllt.

Ich schüttelte mich und merkte, wie meine Wangen glühten. Bis heute kapiere ich nicht, was mich geritten hat. Wem ich was beweisen wollte. Wahrscheinlich mir. Ob ich vielleicht vorhatte, der Mensch des Jahres zu werden, so wie es auch den Singvogel, die Kartoffel und die Arzneipflanze des Jahres gab.

Das Lenkrad sauste mir durch die Finger, als ich eine scharfe Kurve nahm und den folgenschweren Satz sagte: »Also gut, wir fahren nach England.«

War immer noch besser, als dem Goldregen beim Sterben zuzusehen, die Gülle auf den Feldern zu riechen, mir Mechthilds Vorhaltungen anzuhören, den Kopf des Nachbarn zwischen Alpenveilchen und Spitzengardine zu erblicken und zu versuchen, Kaffeeflecken auszumerzen, die ohnehin nicht mehr rausgehen würden.

Alles war besser als das.

»Das kann ich nicht annehmen«, sagte mein Bruder. »Das tust du nur wegen mir.«

»Meinetwegen.«

»Was?«

»Man sagt nicht ›wegen mir‹. Man sagt ›meinetwegen‹.«

»Na ja.«

»Nichts na ja.«

»Ist doch egal.«

»Ist nicht egal. Und was wäre so schlimm daran, wenn ich es deinetwegen täte? Du hast es dir doch gewünscht.«

»Das geht nicht.«

»Was geht nicht?«, sagte ich.

»Das kann ich nie wiedergutmachen.«

»Ach, Quatsch! Hör auf!«

»Mutti sagt, du magst England nicht. Wir fahren nicht, oder?«

»Doch. Wir fahren. Freitag.«

»Na ja.«

Er machte ein Schmatzgeräusch mit dem Mund. Er glaubte mir kein Wort.

Rezept für indischen Kartoffelsalat à la Ashoks göttlicher Großmutter Sukhvinder (genannt Ringku)

Da wir schon beim Thema Großbritannien sind: Erinnern Sie sich noch an Ihren ersten Whiskey? Grauenhaft, oder? Genauso verhält es sich mit diesem Salat. Man kann es sich nicht vorstellen, man riecht daran, man kann es sich immer noch nicht vorstellen, und plötzlich hängt man am Haken. Nehmen Sie Linda (Kartoffel des Jahres 2007) oder Bamberger Hörnchen (Kartoffel des Jahres 2008, nachträglich beiden einen herzlichen Glückwunsch, auch wenn es schon eine ganze Weile her ist), 1,2 Kilogramm davon, kochen Sie sie in der Schale, und pellen Sie sie anschließend. Dann ab mit den Blumenkohlröschen ins sprudelnde Salzwasser, eher kurz als lang, sie müssen knackig bleiben. Tomaten waschen, Kerne auskratzen, in Würfel schneiden. Kerne aufheben, ergeben eine gute Tomatensauce. Einen 200-Gramm-Becher griechischen Joghurt mit ein bis zwei Esslöffeln Olivenöl verrühren, drei fein gehackte Knoblauchzehen dazugeben, dann alles mit Schmackes würzen:

- zwei Teelöffel Kreuzkümmel
- zwei Teelöffel Dattelpaste
- ein Teelöffel gemahlener Koriander
- ein Teelöffel Kurkuma
- zwei Teelöffel Garam Masala
- ein Teelöffel Salz

– ein Teelöffel Limettensaft
– frische Korianderblättchen
– Mandelstifte

Vermischen und mit Kapuzinerkresseblüten garnieren.

3. Kapitel

Zitat des Tages:
Zum Reisen gehört Geduld, Mut und gute Laune und dass man sich durch kleine nichtige Zufälle nicht niederschlagen lasse.
(Adolph Knigge, 1752–96, Schriftsteller)

Gericht des Tages (hessisch):
Handkäs mit Musik

Ich habe mich noch nie für jemanden interessiert, und jeder hat das akzeptiert. So ist Nelly halt, hieß es. So war ich halt. Wer sich schon als Kind in jede Pfütze geworfen hat, ist nicht scharf auf ein weißes Engelskleid mit Flügeln. Aber nun, nun begann für mich eine Zeit des ungewohnten Zueinanderhaltens. Durchhaltens. Aushaltens. Mein Bruder und ich hatten nichts gemeinsam. Außer unseren Genen. Nils trug nie T-Shirts, schaltete bei Fußball um, hörte Andrea Berg und schaute Volksmusiksendungen im Fernsehen. Ich hätte nie ein Kleidungsstück angezogen, das man bügeln musste, war ein Fan von Borussia Dortmund und Eminem und liebte Krimis, weil ich der Meinung war, dass die meisten Menschen etwas Dunkles, Böses hatten und nur das Talent, es gut zu verstecken.

Er war klein, ich groß. Er hatte winzige Hände und Füße, ich trug Schuhgröße 41. Er war blind ohne seine

Brille. Ich hatte noch nicht mal eine rosarote, die ich ab und zu hätte aufsetzen können. Er liebte Schafe, mein Lieblingstier hieß Wiener Schnitzel. Er war ein Morgenmuffel. Ich sprudelte schon vor Sonnenaufgang munterer als zwei Alka Seltzer im Glas (die ich hin und wieder brauchte). Ich war bekannt dafür, mich gegen Dinge *aufzubäumen*, die ohnehin nicht zu ändern waren. Bei meinem Bruder langte es höchstens mal zu einem *Bäumchen*.

Leicht auszumalen, dass ich nach wenigen Tagen ganz grau sein würde.

Am nächsten Morgen machte ich mich auf zu meiner Mutter, um ihr von unseren Reiseplänen zu berichten. Vor den Fenstern ihres Krankenzimmers blendender Sonnenschein, dahinter Backofenhitze. Trotzdem wirkte meine Mutter erholter als gestern, auch wenn ich im grellen Licht feststellen musste, dass sie etwas nachlässiger geworden zu sein schien, denn ihre Haare waren nicht so perfekt gefärbt wie sonst. Am Ansatz klebten ein paar graue Fäden wie Spinnenbeine in roter Wolle.

Sie rieb sich die Hände, als sie von meinem Vorhaben hörte, und nahm schließlich meine in ihre. »Du machst Nils damit eine große Freude. Er hat es sich so gewünscht.«

»Was wolltest du deinem Neffen zur Hochzeit schenken?«, erkundigte ich mich.

»Die lange Anreise, die Fahrt- und Hotelkosten sind Geschenk genug, wenn du mich fragst. Ich bin eine arme Rentnerin.«

»Also nichts?«

»Nichts.«

»Hört man gerne. Schenke ich auch nichts.«

»Ihr schenkt gewissermaßen euch. Wie lange werdet ihr bleiben?«

Ich ruckelte mit den Schultern. »Mal gucken! Wir fahren übermorgen. Einen Tag hin, einen zurück, zwei Tage dort. Vier, denke ich. Montagabend sind wir wieder da. Länger kann ich nicht.«

»Lohnt ja kaum«, schmollte sie.

»Ich kann mein Geschäft nicht …«

»Ja, ja, ich weiß«, winkte sie ab.

»Ist schon echt das maximale Opfer.«

Sie tätschelte meine Hand. »Ist mir klar. Eine Sache solltest du noch wissen.«

»Nämlich?«

»Das Packen wird anstrengend werden. Und du wirst noch Hemden bügeln müssen für deinen Bruder.«

»Ich kann nicht bügeln. So gut solltest du mich eigentlich kennen. Kann er keine T-Shirts anziehen?«

»Trägt er nicht.«

»Dann kommen die Hemden halt knautschig mit.«

Erschrocken blickte sie mich an. »Das kannst du ihm nicht antun!«

»Doch, kann ich. Weil *ich* mir die Bügelei nicht antue.«

»Jetzt mach nicht so ein Drama.«

»Ich wundere mich nur, wieso man als 72-Jährige seinem 45-jährigen Sohn noch die Samtpantöffelchen vors Bett stellt.«

»Du bist manchmal so harsch, Nelly. Er ist mein Kind. Eigentlich habe ich es doch gut. Andere ziehen ihre Kinder groß, die gehen aus dem Haus, und das war's dann. Ich aber habe meinen Sohn für immer.«

»Klingt ein bisschen egoistisch.«

Sie lachte, wie man lacht, wenn man sich ertappt fühlt, und hielt mit einem Schmerzensschrei inne. »Ich sollte wohl vorsichtiger sein. Bist du etwa eifersüchtig? Worauf denn? Das Leben meint es doch bestens mit dir. Du bist klug und hübsch, erfolgreich und eigenständig. Sei froh, dass dir das Schicksal nicht so hart mitgespielt hat wie deinem Bruder.«

Die beiden Bettnachbarinnen links und rechts hefteten ihre Augen auf uns wie Fernsehzuschauer, die sich auf einen Dialog konzentrieren.

»Wir wollen jetzt nicht vertiefen, dass du ihm alles durchgehen lässt.«

»Es ist seine Krankheit.«

»Ist gut, Mama. Lass uns zur Abwechslung mal über dich sprechen. Wann musst du in die Reha?«

»Gleich, wenn ich hier raus bin. In fünf Tagen, schätze ich.«

»Kommst du alleine klar?«

»Aber sicher. Die bringen mich von hier aus mit dem Krankentransport direkt dorthin. Du müsstest mir nur vor eurer Abreise noch den großen Koffer packen. Mit den Sachen rechts in meinem Kleiderschrank. Die trage ich am liebsten.«

»Mache ich.«

»Denk auch an Turnschuhe und Trainingsanzug.«

»Okay. Und was ist mit Nils' Koffer? Du sagtest was von schwierig.«

»Anstrengend, sagte ich. Er wird sich schwer damit tun zu entscheiden, ob er sieben kurzärmelige Hemden und fünf langärmelige oder fünf kurzärmelige und sieben langärmelige braucht oder ein langärmeliges und elf kurzärmelige oder …«

Ich sog Luft in die Lungen, presste die Hände zusammen und guckte verzweifelt an die Decke. »Wofür braucht er so viele Hemden? Will er auswandern?«

»Nimm Rücksicht, Nelly! Habe ein Einsehen!«

Rücksicht.

Einsicht.

Nachsicht.

Meine Güte, was denn noch?

»Dein Bruder reagiert auf gewisse Dinge irrational. Das ist seine …«

Ich jaulte auf. »… Krankheit. Ich hab's begriffen.«

»Wenn er Watte sieht, wird er verrückt. Niemals Watte.«

»Niemals Watte«, wiederholte ich und schüttelte den Kopf.

»Keine Fusseln«, setzte meine Mutter ihre Aufzählung fort. »Wegen seiner Panik vor Fusseln muss ich jeden Tag mindestens zweimal saugen.«

Ich stützte mein Kinn in die Hand, schaute sie ungläubig an und schwieg.

Meine Mutter lächelte wie über eine selige Erinnerung. »Mutzeln haben wir diese Flusen früher genannt. Du hattest als Kind eine Aversion gegen Knöpfe.«

»Als Kind«, betonte ich.

»Auch noch als junges Mädchen. Weißt du nicht mehr, meine alte Zigarrenkiste, in der ich sie gesammelt habe?«

»Besonders eklig waren die kleinen mit den vier Löchern.«

»Du hast immer gesagt, du würdest niemals einen Mann heiraten, der Hemden trägt. Und immer, wenn du einen Knopf berührt hast, musstest du dir sofort die Hände waschen.«

Ich zog die Nase hoch. »Irgendwann muss man seine Macken im Griff haben.«

»Keine Gardinen mit Troddeln und keine Lampen mit

Bordüren«, fuhr meine Mutter fort. »Keine Fäden oder Fransen.«

»Was für Fransen?«

»Teppichfransen.«

»Und welche Fäden?«

»Die sich gelöst haben am Saum. Er mag auch keine Weihnachtsmannbärte.«

»Ich denke nicht, dass wir im Juli in England auf Weihnachtsmänner treffen werden. Ist nicht direkt die Zeit.«

Die beiden Bettnachbarinnen kicherten. Ich sah mit strengem Blick nach links und nach rechts, und sie verstummten.

»Nils mag gar keine Vollbärte«, klärte mich meine Mutter auf. »Schnauzer sind okay. Er mag auch keine verfilzten langen Haare.«

»Was ist mit meinen Zehenzwischenraumflusen?«

»Das ist nicht komisch, Nelly! Am schlimmsten findet er die Fusseln auf den Badezimmerteppichen, die sich im Lauf der Zeit bilden. Die oben auf der Flauschwolle hocken wie haarige Pusteblumendinger.«

»Seit wann hat er das denn?«

»Schon immer. Du hast es nur nie zur Kenntnis genommen. Es tut mir leid, das sagen zu müssen, mein Schatz, aber manchmal mangelt es dir an Empathie. Oder du warst früher toleranter.«

Ihre Bemerkung fuhr mir wie ein heftiger Stich in die Glieder. Meine Stimme, mit der ich sonst in Marktfrauenlautstärke mit den Kunden redete, um die Abzugshauben der anderen Wagen zu übertönen, schrumpfte. Ich rang mir ein Lächeln ab, als hätte sie einen netten Witz gemacht. »Klar, liegt wohl an mir. Liegt wohl immer an mir. Ich werde also das Hotelzimmer auf Fusseln und Flusen untersuchen, am besten reise ich gleich mit Staubsauger, werde sämtliche Bordüren und Troddeln und Quasten herunterreißen, mich mit einer Schere auf alle werfen, die heraushängende Fäden an den Säumen oder Wollfusseln auf ihren Pulloverärmeln haben, und ich werde Julian darum bitten, keine Männer mit Bärten und keine Frauen mit verfilzten Haaren zu seiner Vermählung einzuladen. Es sei denn, sie sind dazu bereit, sie zu einem Schnauzer zu stutzen und es mal mit einem Kurzhaarschnitt zu versuchen. Hin und wieder mal eine Typänderung ist ja auch nicht verkehrt.« Ich schnippte mit den Fingern. »Gar kein Problem.«

»Von wem hast du nur diese Neigung zum Sarkasmus, Kind?«

Ich zuckte die Achseln. »Wie viele kommen eigentlich zur Hochzeit?«

»Einhundertvierzig.«

»Dann kann er wohl die Hälfte der Gäste knicken. Ich bin überzeugt, ein Großteil der englischen Männer trägt einen Landschaftsgarten im Gesicht, und in einer Gegend, wo es so viele Schafe gibt, steht man wahrscheinlich auf verfilzte Haare.«

Mit der geballten Hand klopfte ich einen kleinen Trommelwirbel gegen meine Stirn. »Das packe ich nicht.«

»Nils macht das doch nicht mit Absicht. Und wenn du ihm was versprichst, musst du es halten. Gebrochene Versprechen sind für ihn unerträglich.«

Ich wollte gerade aufstöhnen. Ich fühlte mich elend. Was für ein Alptraum!

Aber sie kam mir zuvor.

»Hast du Schmerzen?«, fragte ich.

Sie nickte.

»Wir sollten das hier jetzt lieber lassen«, sagte ich. »Es führt zu nichts. Und du musst dich schonen.«

»Ich bitte dich nur, ein wenig Rücksicht auf ihn zu nehmen. Alles, was er nicht kennt, ist wie eine Linie, die er überschreiten muss. Für andere ist sie unsichtbar, für ihn oft unüberwindbar. Wenn du dich dem nicht gewachsen fühlst, bleibt lieber gleich hier. Du scheinst England ohnehin nicht besonders zu mögen.«

»Wie sollte ich? Ich war ja noch nie da.«

»Das merkt man.«

»Du auch nicht.«

»Doch. Mit deinem Vater. 1966. Da war ich dreiundzwanzig.« Ihre Augen bekamen einen sehnsüchtigen Schimmer. »Swinging London. Carnaby Street. Die Musik der Beatles. Twiggy. Die Miniröcke von Mary Quant und diese dicken schwarzen Balken auf den Lidern, die mit einem Schwänzchen endeten. Es war so sexy.«

Das Wort klang ungewohnt aus ihrem Mund.

»Sexy?«, sagte ich und lachte.

»Ja. Ich war auch mal jung.«

»Du hattest auch mal ein Leben.«

»Und jetzt nicht mehr? Oder was willst du damit sagen? Nur weil man entdeckt hat, dass es nicht immer das Land des Lächelns ist, hat man kein Leben mehr?«

»Nun reg dich doch nicht so auf!« Ich strich über die gestärkte Bettdecke, weil ich es nicht über mich brachte, ihre Hand zu berühren. »Wir wissen doch beide, es ist nicht einfach mit Leuten wie ihm.«

»Was soll das denn heißen? Leuten wie ihm?«, fauchte sie. »Was ist er denn für ein *Leut*? Das klingt, als würde er zu der Kategorie gehören, die man am besten in Heimen oder Hinterzimmern wegsperrt. Tut mir leid! Damit kann ich nicht dienen. Ich wollte immer, dass es deinem Bruder gutgeht. Dass er es trotzdem schön hat in seinem Leben.«

»Wer denn nicht? Wir wollen alle, dass es ihm gutgeht. Aber man muss nicht für alle Befindlichkeiten Verständnis haben. Was wäre zum Beispiel, wenn ich seinen Fussel-Spleen einfach ignoriere? Er wird nicht daran sterben, oder?«

»Er wird würgen«, sagte meine Mutter und zögerte einen Moment, »und manchmal muss er sich übergeben.«

»Dann kann man Julian wirklich nur raten, alle Bärtigen und Verfilzten auszuladen, wenn er seine Hochzeit einigermaßen genießen will.« Ich machte den Mund auf, dann wieder zu und öffnete ihn erneut, um zu sagen, was sie hören wollte. Gebrochener Rückenwirbel toppt gesunden Menschenverstand.

»Okay! Ich werde ihn behandeln wie ein rohes Ei. Bei mir ist er in guten Händen.«

»Ich weiß, dass er bei dir in den besten Händen ist.«

»In guten, habe ich gesagt. Die besten sind deine.«

Sie lächelte geschmeichelt. »Ich verlasse mich auf dich, meine Große.«

Ich schob die Unterlippe zwischen die Zähne und nagte darauf herum, bevor ich mich über meine Mutter beugte, um mich zu verabschieden. Schon als Kind hatte ich es gehasst, wenn sie mich »meine Große« nannte. Es fing ungefähr mit acht an. Mein Bruder wurde volljährig, aber ich war die Große. Es hatte bedeutet, niemals Kind sein zu dürfen. Mit ihm Lesen und Schreiben üben zu müssen, denn das fiel mir bereits als Schulanfängerin leichter als ihm. Ihn manchmal mitzunehmen auf eine Party, als ich volljährig war und er auf die dreißig zuging. Meine Mutter war der Meinung gewesen, er müsse unter Menschen. Sie waren um ihn herumgeflutscht wie bunte schillernde Fische, während er in seiner gewohnten Haltung auf dem Stuhl saß, stoisch die Füße in den orthopädischen Schuhen über Kreuz, die Hände im Schoß. Sie ignorierten ihn, oder wenn sie nett waren, lächelten sie ihn an. Für ihn machte das keinen Unterschied. Denn wo immer er auch war, er war woanders. Er sprach nicht, er tanzte nicht, er hielt seinen Kopf schief und lauschte der Musik, die er in der Regel nicht mochte, wenn die Texte auf Englisch waren. Er war der Pate der Außenseiter und Sonderlinge. Und ich wäre gerne mal die Kleine gewesen, nur mal so. Die von ihrem großen Bruder beschützt und von ihm aus dem Brombeergestrüpp gezogen wird, nachdem sie mit dem neuen Fahrrad hineingeplumpst ist. Die glücklich gewesen wäre, wenn er mit Urkraft ein paar dieser Vollidioten aus der Schule verprügelt hätte, die uns Mädchen auf der Busfahrt nach Hause so gern triezten. Wenn ich mir meinen Bruder hätte träumen können, ihn backen wie ein Lebkuchenmännchen, nach eigenem Rezept, mit Zutaten nach meinem Geschmack und den allerschönsten Zuckergussverzierungen, wäre er ein großer, kräftiger Mann mit ansteckendem Lachen gewesen, mit dunklem, leicht gewelltem Haar und unübersehbaren Geheimratsecken, nicht unähnlich dem amerikanischen Schauspieler Vince Vaughn. Ein Mann, der mit seiner Familie in einem schönen Haus lebt, das Holz für den Kamin selbst schlägt, der manchmal fremdflirtet und die besten Drinks im ganzen Lande mixt, der es liebt, am Grill zu stehen und riesige marmorierte Steaks mit kleinem Fettauge zu braten, die ich verputzen und für gut befinden würde. Arzt wäre prima gewesen oder Architekt, Pilot oder von mir aus auch Polizist. Auf jeden Fall einer, der sich ein großes Stück von der Lebenstorte hätte abschneiden können.

Meine Mutter schien zu ahnen, was in mir vorging, denn sie hob ihre rechte Hand und strich mir übers Haar. Auf der Oberseite ihrer linken steckte immer noch die Braunüle. Ich konnte spüren, wie ihre Hand zitterte. Sie wurde alt. Ihre Kräfte ließen nach. Sie brauchte neue. Sie brauchte meine.

Als ich mich verabschiedet hatte und wieder draußen in der Sommerhitze stand, atmete ich tief durch.

Ich hatte meiner Mutter nicht zu viel versprochen. Ich würde meinen Bruder behandeln wie ein rohes Ei. Aber wie eines, das aufgeschlagen werden musste. Und damit meinte ich nicht nur seine Flusen-Flausen.

Den nächsten Abend verbrachten wir mit den Dingen, die man vor einer Reise zu tun pflegt. Wir packten Nils' Koffer. Gemeinsames Kofferpacken fördert die Toleranz, das gilt es festzuhalten. Wer auch noch dem vierundzwanzigsten Paar marineblauer Socken für eine viertägige Reise und dem dritten Blutstillstift im Falle von Verletzungen nach der Nassrasur mit mildtätigem Verständnis begegnet, der ist auf dem besten Wege, bald brav und diensteifrig sein Schweigegelübde im Kloster zu leisten. Wobei der Weg der Erleuchtung schon dadurch geebnet sein dürfte, dass mir in dieser Nacht immer wieder die passenden Helferlein begegneten, als mein Bruder Massen von Engeln und Miniatur-Buddhas aus seinem halb verglasten Vitrinenschrank holte, um die drei Einlegeböden von Staub zu befreien, den es nicht gab. Figuren aus Bergkristall, Bernstein und Bronze, aus Achat, Türkis und Tigerauge, Marmor und Messing, aus Holz und Ton und Gips. Es war kurz nach Mitternacht. Ich wollte ins Bett, konnte Nils aber nicht mit dem halbgepackten Koffer im Stich lassen, der uns mit seinen Reißverschlusszähnen im geöffneten Maul angähnte und in dem bisher wenig Brauchbares war, abgesehen von den zwei Dutzend dunkelblauer Socken und den Blutstillstiften. Das war als Outfit für eine Hochzeit eindeutig zu wenig. Mir fielen die Augen zu. Es würde Stunden dauern, bis mein Bruder alles ausgeräumt und geputzt hatte.

Ich stopfte Seelachssalat aus dem Becher in mich hinein und Erdnussflips aus der Tüte, spülte mit Eierlikör und Ingwer-Holunderblüten-Tee nach und guckte einen ziemlich bescheuerten Film im Fernsehen, in dem Jennifer Lopez schwanger war und ihr Boston Terrier behindert. Vor Wut schossen mir Tränen in die Augen. Dann zwang ich mich zu lachen. Behinderter Hund. Konnte nicht wenigstens der Köter normal sein? Als der Film gegen zwei Uhr nachts zu Ende war, beschloss ich, meinem Bruder zu helfen und die Miniaturen zurückzustellen, um die Sache voranzutreiben.

»Ich kann nicht verstehen, wieso man das nachts machen muss«, schimpfte ich. »Wenn du meine Meinung hören willst, ich glaube auch, dass die Frauen an der Grenze zum Wahnsinn stehen, die kurz vor einer Reise ihre Fenster putzen. Die wissen doch noch nicht mal, ob sie jemals zurückkommen.«

»Vorm Urlaub muss man saubermachen«, beharrte Nils.

»Sagt wer? Mutti?«

»Mechthild.«

»Das ist die Schlimmste.« Ich gähnte laut, nahm einen Engel in die Hand und packte ihn in den Schrank. »Die Allerschlimmste.«

Der Schrei, den mein Bruder ausstieß, trieb irgendwo zwischen Entsetzen und Panik auf den Wellen seiner Verzweiflung.

»Okay, okay, du willst meine Meinung nicht hören. Ich hab's begriffen. Oder hast du Angst, dass wir nicht zurückkommen?«

»Fass sie nicht an!«, brüllte mein Bruder.

»Was denn?«

»Du darfst die Engel und Buddhas nicht anfassen!«

»Aber warum denn nicht? Sie sind doch nicht ...«, unterbrach ich mich, blickte den Engel in meiner Hand an und seufzte, »doch ... sie sind aus Glas. Aber meinst du, ich bin zu blöd, so einen Scheißengel ...?«

»Das hat der liebe Gott gehört.«

»Der schläft schon längst. Warum kann ich dir nicht helfen?«

»Weil nur ich sie anfassen darf.«

»Wir stellen sie jetzt einfach zurück, und anschließend gucken wir, welche deiner hundert Hemden wir mitnehmen, und dann gehen wir vielleicht mal irgendwann schlafen, weil wir morgen ganz früh rausmüssen, und ich richtig schlechte Laune kriege, wenn ich nicht ...«

»Vierundneunzig«, sagte mein Bruder.

»Vierundneunzig Hemden. Nicht schlecht.«

»Vierundneunzig Engel.«

»Vierundneunzig Engel? Wow!«

»Dreißig oben. Sechsundvierzig in der Mitte. Achtzehn unten.«

»Geduld verlieren heißt Würde verlieren«, hörte ich plötzlich Ashoks Stimme in meinem Kopf.

»Fick dich, du indischer Mistkerl!«, murmelte ich. Laut sagte ich: »Macht Sinn, wenn man genau weiß, wie viele man hat.«

»Siebenundsiebzig Buddhas«, fuhr mein Bruder fort.

»Siebenundsiebzig? Du lieber Himmel!«

»Dreiundzwanzig oben neben den Engeln. Dreizehn in der Mitte. Einundvierzig unten.«

»Alle Achtung! Gegen dich ist Sheldon Cooper ja ein richtig lockerer Vogel.«

Mein Bruder reagierte nicht.

»Ist ein Typ aus einer amerikanischen Fernsehserie«, klärte ich ihn auf.

»Die sind nichts«, sagte mein Bruder und machte eine Handbewegung, als würde er nach einer Fliege schlagen.

»Wer ist nichts?«

»Amerikanische Serien.«

»Was guckst du denn außer Florian Silbereisen?«, wollte ich wissen, setzte mich auf das mit braunem Nesselstoff bezogene Polster seines Schaukelstuhls und wiegte mich vor und zurück.

»Der ist gut«, sagte mein Bruder und schürzte die Lippen. »Und Andy Borg auch. Und Reisemagazine. Die sind schön. Morgen kommt eines über Zugfahren in der Schweiz. Vom Engadin zum Matterhorn.«

»Gegen Reisemagazine lässt sich nichts sagen«, stellte ich fest und wippte.

»›Dahoam is Dahoam‹«, sagte mein Bruder.

»Du meinst, zu Hause ist es am schönsten?«

»Das ist eine bayerische Serie. Die mag ich. Da geht es um ein Dorf, und sie machen Stammtisch beim ›Brunnerwirt‹.«

»Nie gehört. Nie gesehen.«

Mein Bruder sah mich mit einem Ausdruck grenzenlosen Erstaunens an. »Du kennst nicht ›Dahoam is Dahoam‹?«

»Nö.«

»Aber ›Die Fallers‹.«

»Nö.«

»Die, die auf einem Bauernhof im Schwarzwald wohnen.«

»Nö. Das sind alles keine Menschen, deren Leben ich sehen möchte. Ich möchte nicht sehen, wie sie mit Adventsgesteck gemütlich in ihrer Wohnküche sitzen.«

»Aber du möchtest ›Schloss Einstein‹ sehen.«

Wenn mein Bruder einen Punkt entdeckt hatte, an dem er merkte, dass ich mich fühlte, als würde mit einem Eisschaber an meinen Nerven herumgekratzt, kriegte er etwas Diabolisches. Er grinste, während sich seine Augen zu Schlitzen verengten, und seine Stimme wurde eine Oktave höher.

»›Schloss Einstein‹«, wiederholte er fordernd.

»Muss man das gesehen haben?«

»Du kennst es nicht?«

»Ich sage ja: Muss man?«

»Läuft im KiKA.«

»Du guckst Kinderkanal?«

Ich war kurz davor, ein paar ungehobelte Bemerkungen zu machen.

Er zuckte mit den Schultern. »Ist doch nicht so schlimm. Findest du es schlimm?«

»Jeder hat so seine Marotten. Manche essen nur gleich lange Pommes oder haben Angst, dass ihnen nachts jemand ein Bein abhackt, oder müssen alle Puppen aus dem Zimmer räumen, bevor sie schlafen, weil sie sich beobachtet fühlen. Oder sie setzen fette Haufen in ihren Garten, damit Einbrecher denken, sie hätten einen großen Hund.«

Er kniff die Augen zusammen, bis sie hinter den dicken Brillengläsern einen Faltenkranz warfen, und presste die Lippen fest zusammen. »Iiii! Das ist eklig.«

»Es gibt so verschrobene Typen. Ist nun mal so«, sagte ich.

»Woher weißt du das?«

»Aus dem Internet. Da kann man auf eine Seite gehen mit Spleens von Leuten.«

»Du hast keine, oder?«

Ich schaukelte sacht in meinem Stuhl, bevor ich ihn

mit einer Vollbremsung stoppte und matt lächelte. »So wirklich nicht. Lass mal nachdenken! Okay, ich hab's! Ich mag's nicht so, wenn meine Wäsche zusammen mit der von anderen Leuten in der Maschine ist. Finde ich ziemlich widerlich.«

Nils stieß ein lautes Lachen aus, das in einem kehligen Glucksen verendete. »Ach Gott, ach Gottchen! Das ist ja albern.«

Er konnte nicht aufhören zu kichern.

»Ist es wohl. Kann's aber auch nicht ändern«, sagte ich, während wir damit begannen, zwölf Hemden rauszusuchen, die perfekt zusammengefaltet als Stapel im Schrank lagen. Alle mit sieben Knöpfen an der Leiste, bis oben zum Kragen geschlossen, einen Ersatzknopf an der Innennaht, einen jeweils an jeder Manschette. Da er nur ein dunkelblaues Jackett, eine graue Bügelfaltenhose und eine weinrote Krawatte »für gut« besaß, wie das bei uns hieß, war das Hochzeits-Outfit kein Problem. Vervollständigt wurde es durch schwarze Birkenstock-Clogs, die mit einem Riemen über der Ferse als fester Schuh durchgingen. Eine Hochzeit war für sie eindeutig eine Nummer zu groß, aber da ich bei meiner überstürzten Abreise aus Hamburg gar nichts eingepackt hatte, was auch nur annähernd elegant gewesen wäre, musste ich meine Klappe halten und darauf hoffen, dass ich in Canterbury auf die Schnelle etwas finden würde.

»Wir müssen früh raus«, verkündete ich, bevor ich um kurz vor drei endlich ins Bett ging.

»Wann?«

»Ich will um sieben Uhr los. Wir werden gut fünf Stunden mit dem Auto brauchen, bis wir in Frankreich an der Fähre sind. Ich möchte die um 14 Uhr kriegen.«

»Mein Wecker klingelt um 5:40 Uhr.«

»Das ist etwas zu früh. Es reicht, wenn du um sechs aufstehst. Mit einer Stunde für Duschen und Frühstücken wirst du doch wohl hinkommen.«

»Ich stehe immer um 5:40 Uhr auf.«

»Wenn du arbeiten musst. Aber du hast Urlaub.«

»Der Wecker geht auch, wenn ich Urlaub habe. Dann wache ich auf und schlafe wieder ein. Morgen bleibe ich wach.«

»Das wollen wir hoffen. Gute Nacht!«

Ich beobachtete meinen Bruder, der einen Engel aus Amethyst in die Hand nahm und daran schnupperte.

»Er riecht nach Veilchen«, sagte er.

»Das ist, weil der Stein violett ist. Deshalb denkst du das.«

»Engel riechen immer nach Veilchen.«

»Und Buddhas?«, fragte ich und war selbst erstaunt, dass meine Stimme auf einmal klang, als habe sie sich einen warmen Pullover angezogen. »Wie riechen die?«

»Buddhas wohnen im Birkenblatt. Und so riechen sie auch«, sagte er. »Sie riechen grün. Wie Blätter nach Regen.«

»Das hast du schön gesagt. Ich dachte immer, sie riechen wie süßlich duftende Räucherstäbchen, nach Lotusblüte, Patchouli oder Sandelholz.«

»Tun sie nicht«, sagte mein Bruder.

In Gedanken versunken verließ ich sein Zimmer, und als ich mich an der Tür noch einmal zu ihm umdrehte, sah ich ihn am Fenster stehen, in die Nacht hinausblicken und den Kopf mehrmals ruckartig hin- und herwerfen, als würde irgendetwas in seinem Inneren wie ein Taktgeber Impulse in einer bestimmten Frequenz vorgeben, die ich nicht verstand. Dazu zappelte er mit den Händen, die wie Fischschwänze auf dem Trockenen durch die Luft peitschten, und stieß undefinierbare Töne aus, dumpf und durchdringend, fast hypnotisch, wie Bassklänge aus einem Horn.

Als wir am nächsten Morgen im Auto saßen, war *ich* ein Fall für die Reha. Nils war um 5:44 Uhr wach geworden, was für ihn einer kosmischen Katastrophe gleichkam.

»Manchmal wache ich etwas früher auf. Um 5:37 Uhr oder um 5:38 Uhr oder um 5:39 Uhr. Aber nie später. Nie später als 5:40 Uhr. Wieso habe ich den Wecker nicht gehört?«

»Du hast ihn doch gehört. Nur vier Minuten später.«

»Ich wollte ihn aber um 5:40 Uhr hören. Warum habe ich ihn nicht gehört?«

In seinen Worten war ein ungestümer Ausdruck der Verzweiflung. Ein Überschwang an Selbstvorwürfen und Unverständnis.

»Das kann schon mal vorkommen. So was passiert eben, wenn man die halbe Nacht Buddhas und Engel abstaubt.«

»Du verstehst das nicht. Man darf nicht verschlafen.«

»Jetzt beruhige dich! Es ist nicht schlimm. Kapiert? Es ist normal. Es ist menschlich. Es ist fucking scheißegal.«

»Ich darf nie wieder um 5:44 Uhr wach werden. Nie wieder!«

»Wirst du auch nicht. Im Moment ist eben alles ein bisschen durcheinander. Herrgott, nun sei doch nicht immer so ein Korinthenkacker! Wärest du ein ›Knoppers‹-Fan, würdest du nie eines vor halb zehn essen.«

»Was meinst du, Nelly?«

»Schon gut.«

Wir hatten erst fünf Kilometer hinter uns gebracht, als mein Handy klingelte. Ich fuhr rechts ran und stellte das Radio leiser, das Nils eingeschaltet hatte. Man spielte einen Schlager. Er war enttäuscht. Schlechtes Timing, um die Musik runterzudrehen.

Es war Ashok.

»Guten Morgen!«, sagte er gut gelaunt und äußerte seine Verwunderung darüber, dass ich mich noch nicht gemeldet hatte.

»Ich habe dir doch gestern von meinen Reiseplänen erzählt«, brummte ich.

»Isst du noch deutsche Stullen oder schon französische Croissants?«

»Wir sind noch mitten in Hessen. Ich esse also symbolisch gesehen ›Handkäs mit Musik‹.«

»Welche Köstlichkeit verbirgt sich dahinter?«

»Sauermilchkäse mit Marinade und Zwiebeln.«

»Warum Musik?«

»Weil die Zwiebeln gewisse Töne im Verdauungstrakt verursachen.«

»Aiyyaa! Oyveh.«

»Hörte sich gerade nach Jauchzen an.«

»Nimm es als Vergnügen, und es ist ein Vergnügen. Nimm es als Qual, und es ist eine Qual.«

»Das Wort ›Stullen‹ aus dem Mund eines Inders klingt übrigens irgendwie … pervers.«

»Ich habe viel von dir gelernt.«

»Welche Stullen planst du denn heute für meinen Truck?«, fragte ich, »nachdem du hoffentlich eingesehen hast, dass der Kartoffelsalat ein Desaster war?«

»So schlecht sind 87,50 Euro Umsatz nun auch nicht«, maulte er.

»Verglichen mit den mindestens dreihundert, die wir sonst machen … Wie viel habt ihr pro Portion verlangt?«

»3,50 Euro.«

»Haben also genau fünfundzwanzig Leute bei uns gegessen. Macht rund acht die Stunde.« Meine Wut brannte wie ein scharfes Gewürz auf meiner Zunge. »Beeindruckend.«

»Die letzten beiden Tage lief es auch nicht besser«, grollte er. »Und da haben wir nicht experimentiert, sondern hatten ganz normale Sandwiches.«

»Es ist zu heiß«, versuchte ich, ihm und mir etwas vorzumachen. »Die Leute haben keinen Hunger. An solchen Tagen gehen nur Salate, Eis und Wassermelone. Was plant ihr für heute?«

Ashok begann zu reden, doch ich war nicht bei der Sache, denn ich beobachtete Nils, der an seiner braunen Umhängetasche nestelte. Der Schulterriemen lag quer über seinem Oberkörper, während er die Tasche auf dem Schoß hielt. Er knipste das goldene Schnappschloss auf und holte etwas hervor. Es war ein alter Bekannter. Er hieß Olli und war eine Puppe. Meine Mutter hatte sie Nils geschenkt, als er zehn war. Im Jahr meiner Geburt. Olli war ein Ausbund an Hässlichkeit. Schlenkerbeine, Huckleberry-Finn-Hut, moosgrüne Hose mit Flicken, schwarzweiß karierte Weste, rote Haare, Sommersprossen auf knolliger Kartoffelnase. Ich verspürte den unwiderstehlichen Drang, ihn aus dem Fenster zu werfen. Nils winkte mit der Puppe in der Hand entgegenkommenden Autos zu und hängte sie schließlich an den Innenspiegel unseres Wagens. »Wer hätte gedacht, dass wir noch mal nach England kommen, Olli?«, sagte er und gluckste, das 5:44-Uhr-Debakel schien überwunden.

»Das passiert der Frau«, knurrte ich vor mich hin, »die immer gesagt hat, Duftbäumchen am Spiegel sind was für Spießer.«

»Was hast du gesagt?«, fragte Ashok.

»Dass ich mir gerade so leidtue, dass ich mein Elend musikalisch untermalen würde, wenn ich eine Geige hätte. Aber ich musste mir ja diese Reise antun. Hätten genauso gut mit dem Hintern zu Hause bleiben können.«

»Man kriegt vom Schicksal immer nur das, was man tragen kann. Wie findest du unser Sandwich-Sortiment für heute?«

»Äh … gut.«

»Das freut mich. Und du verzeihst uns den einen indischen Ausrutscher?«

»Entschuldige … ich bin gerade ein bisschen … mir baumelt so ein Ding vor der Nase. Was war das noch mal?«

»Tandoori-Chicken mit Mango-Chutney, Minze und Currymayonnaise.«

»Ich liebe indische Küche, wie du weißt. Aber sie passt einfach nicht zu unserem Truck. Sie passt nicht zu einem Wagen, der ›Pausenbrot‹ heißt.«

»Das ist ganz harmlos, was ich dir eben vorgeschlagen habe. Es ist nicht Dum Ka Keema, nicht Aloo Cholay Bhaji und nicht Sooji Baisan Ka Halwa …«

»Schon gut, Ashok! Akzeptiert. Welches Brot?«

»Getoastete Weißbrotscheiben.«

»Nicht akzeptiert. Entweder sind sie steinhart oder labbrig. Baguette.«

»Aye, aye, Sir! Baguette.«

»Dann sind wir uns ja einig.« Gerade wollte ich mein Handy ausschalten, da fiel mir etwas ein. »Oder halt! Fahr kurz zum Steindamm, und kaufe beim indischen Bäcker dieses Fladenbrot. Passt besser.«

»Naan? Gute Idee.«

Damit schaltete ich mein Handy aus, legte es in die Ablage unter dem Armaturenbrett, schaute auf den hin-

und hertanzenden Olli und beschloss in einem Anfall von Großmut, mein Schicksal zu tragen.

Reisen ist immer gut, sagte ich mir. Das enge Herz wird weit, der Geist gebärdet sich nicht mehr so piefig, das Gift, das unser Leben verätzt, wird ausgeschieden und rauscht nicht mehr durch unsere Adern. Ich lächelte mir im Spiegel zu und fand, dass mir dieses Lächeln gut zu Gesicht stand.

Kaum war ich auf der Autobahn, schnellte Nils aus seinem Sitz hoch. »Wir haben doch Fahrkarten für die Fähre?«

»Haben wir nicht«, sagte ich und schenkte ihm ein mildes Lächeln.

»Wir können nicht ohne Fahrkarten auf die Fähre. Dann werden wir verhaftet.«

»Wir kaufen sie. Ganz normal. Am Schalter.«

»Und wenn's keine mehr gibt?«

»Gibt immer welche.«

»Und wenn die Fähre voll ist?«

»So viele werden schon nicht nach England fahren. England ist jetzt nicht …«, einen Moment lang ließ ich das Lenkrad los, zog die Schultern zum Kopf und drehte die Handflächen zur Decke, »… das Top-Reiseziel des Jahres. Es ist nicht gerade Mallorca.«

»Herr Lutz vom Reisebüro hat gesagt, man soll die Fahrkarten vorher haben.«

»Mechthild hat bei Herrn Lutz alles storniert, weil ja niemand damit rechnen konnte, dass ich vom wilden Affen gebissen werde und mir tatsächlich diese Reise antue …«

»Dann sagen wir zu Herrn Lutz, wir nehmen sie jetzt doch. Es sind unsere.«

»Nein, wir haben die Fahrt mit dem Schiff abgeblasen. Sie gehören uns nicht mehr.«

»Aber Mutti hat sie bezahlt.«

»Sie kriegt einen Teil des Geldes zurück. Nicht viel, aber einen Teil.«

»Verstehe ich nicht«, sagte Nils in dieser typischen Art, in der er immer sprach, wenn er aufgeregt war. Seine Stimme schraubte sich in die Höhe, bevor sie abzukippen drohte.

»Ich regele das schon«, sagte ich und tätschelte sein Knie, das in einer Hochwasserjeans steckte, zu der er wie immer ein bis zum Kragen geschlossenes Hemd trug, blau-weißrote Streifen, kurze Ärmel und dunkelblaue Socken in den braunen Rindslederhalbschuhen mit schwarzer Schnürung und derber Sohle.

»Überlass das mir! Wir nehmen in Dünkirchen die Fähre, und alles wird laufen wie am Schnürchen.«

»Dünkirchen?«

»Das ist eine Hafenstadt in Frankreich.«

»Da geht keine Fähre.«

»Ich habe es im Internet recherchiert.« Zeit, meine Sonnenbrille aufzusetzen. Das stechende Licht, das durch die Windschutzscheibe fiel, zwickte mir in den Augen. Der Himmel war blau wie eine Neonreklame. Eine Farbe, die sich in meinen Sneakers wiederholte, wo sich noch Orange und Zitronengelb dazugesellten. Ich verfluchte meine Standardkleidung, schwarze Leggings, dunkles T-Shirt, denn im Auto staute sich jetzt die Hitze, obwohl es erst kurz nach acht war.

»Klimaanlage wäre gut«, stöhnte ich und pustete Luft aus, um die Schweißtropfen auf meiner Oberlippe zu fönen.

»Herr Lutz hat gesagt, man kommt nur von Calais nach England.«

»Das hat er bestimmt nicht gesagt. Man kommt sowohl

von Calais nach Dover als auch von Dünkirchen hin. Ich habe mich nun mal für Dünkirchen entschieden, weil es der kürzere Weg ist.« Über den Rand meiner Sonnenbrille blickte ich ihn einen Moment an, bevor ich mich wieder darauf konzentrierte, im Konvoi der anderen Autos über die Spur zu rasen.

»Herr Lutz hat nie was von Dünkirchen gesagt.«

»Vielleicht weil Mutti ihn nur auf Calais angesprochen hat? Calais ist wahrscheinlich den meisten eher ein Begriff.«

Ruhig bleiben, nahm ich mir vor.

Ruhig.

Ruhig.

»Wir kommen nicht nach England, wenn wir nicht von Calais fahren. Die Fähre fährt von Calais. Das hat Herr Lutz gesagt.«

Erneut schaute ich einen Wimpernschlag lang zu ihm hinüber. Er guckte stur geradeaus, während er mit tränenerstickter Stimme flüsterte: »Wir werden nie nach England kommen, Olli.«

Ich zwang mich zur Besonnenheit, während sich die Sonnenstrahlen auf dem Asphalt brachen, mein Bruder Olli vom Spiegel nahm und ihn fest mit seiner Rechten umschloss. Weiterfahren, sagte ich mir. Ausatmen. Das Tiefenentspannungschakra aktivieren. Aus der Faust eine Hand machen.

»Geduld verlieren heißt Würde verlieren.«

Wir hatten das Kreuz Olpe-Süd erreicht, und ich folgte der A4 Richtung Köln-Gummersbach, als ich glaubte, es sei vorbei, und mein Bruder habe sich beruhigt. Doch manchmal haut die Realität der Hoffnung aufs Maul. Und das sollte schneller kommen, als ich dachte.

»Du bist böse auf mich«, fing Nils wieder an. »Du bist böse, weil ich das mit der Fähre gesagt habe.«

»Du siehst doch«, maßregelte ich ihn, »dass ich mich auf den Verkehr konzentrieren muss.«

»Du bist böse auf mich.«

»Ich bin nicht böse.«

Er wandte mir sein Gesicht zu. Seine Augen schwammen hinter der Brille. Meine auch. Nur konnte er das nicht sehen. Dann drehten sich seine mit einer trägen Drehung schräg nach oben und starrten an die Autodecke. »Du bist böse. Ich habe mich schlecht benommen. Wegen der Fähre.«

»Ich bin nicht böse. Ich muss mich konzentrieren. Kapierst du das? Kon-zen-trie-ren!!!!!! Herrgottsakra! Ich kehre um, wenn das so weitergeht.«

»Ich habe mich schlecht benommen«, sagte Nils, die Hände mit Olli artig im Schoß vor dem Bauch gefaltet, die Augen weiterhin nach oben gerichtet, die Füße in den Schuhen mit den griffigen Laufsohlen vor dem Sitz gekreuzt. »Ich hätte das nicht sagen dürfen mit der Fähre. Jetzt bist du beleidigt, weil Herr Lutz besser Bescheid weiß als du.«

Meine Hand wurde wieder zur Faust. Die Faust schlug aufs Lenkrad. Unter meinen Brüsten sammelte sich Schweiß.

»Ich scheiß auf diese fucking Fähre. Hast du verstanden? Und wenn du nicht gleich aufhörst, baue ich einen Unfall. Dann sind wir tot. Geht das in deinen Kopf rein?«

»Ich will nicht sterben. Ich will nicht, dass Mutti traurig ist.«

»Dann halt den Rand!«

»Ich muss mal.«

Ich trat aufs Gaspedal, drehte die Musik voll auf und

wünschte mir sehnlichst, dass sie meine Gedanken übertönte. Ich konnte förmlich fühlen, wie sich ein zentnerschwerer Stein auf mein Herz legte und mir die Luft abschnitt. Eines Tages, wenn meine Mutter nicht mehr da war, würde ich für immer in den Krallen des Schicksals gefangen sein, würde mich bis an mein Lebensende um diesen Mann kümmern müssen, der mein Bruder war und mit dem ich weniger gemeinsam hatte als mit einem Alien, würde nie mehr frei sein von Fesseln und Zwängen, einer Schlenkerpuppe und Schlagern, Angst vor Mutzeln und anderen Macken. Ich hatte ihn am Hals. An der Hacke. An der Backe.

Rezept für Handkäs mit Musik

Tschaka! Noch nicht seit dreißig Jahren in Äppelwoi-Kneipen in Frankfurt-Sachsenhausen daheim, und trotzdem wollen Sie sich an dieses Rezept wagen? Alle Achtung! Hessischen Handkäse (wird hergestellt aus Sauermilchquark, Salz und Natron) mit einer Marinade aus Pflanzenöl (Sonnenblumen oder Raps) und Weißweinessig begießen, in der eine Stunde lang Würfelchen oder Scheiben von zwei bis drei Zwiebeln gebadet haben und die zusätzlich mit Salz und schwarzem Pfeffer aus der Mühle gewürzt wurde. Kenner geben noch einen Schuss Apfelwein ans Essig-Öl-Gemisch und zum krönenden Abschluss Kümmel, damit die Musik später nicht allzu laut spielt. Dazu schmeckt gebuttertes Bauernbrot, so frisch, dass die Kruste kracht. Getränk? Na, was wohl? Äppelwoi.

4. Kapitel

Zitat des Tages:
Keiner kann nichts, und keiner kann alles.
(Karl Simrock, deutscher Dichter)

Gericht des Tages
(englisch mit verschütteten italienischen Wurzeln):
vor Scham errötende Fleischbällchen
mit Blick aufs offene Meer

Der Himmel war wolkenlos, die Sonne sprühte Funken auf dem Wasser. Wir saßen im Aufenthaltsraum der Fähre auf einer langen Bank. Das gleißende Licht warf einen silbrigen Schimmer auf das Kunstleder, was dem Blau einen coolen Metalliclook verpasste. Vor uns waren mehrere runde Glastische fest im Boden verankert; hinter uns duftete es vom Tresen nach Croissants und Kaffee. Wir hatten vor einer halben Stunde vom französischen Festland abgelegt. Durch die Panoramafenster blickten wir auf glitzerndes Meer und die Kreidefelsen an der englischen Küste. Sie leuchteten so hell in der Sonne, als hätte ein Verpackungskünstler sie mit weißem Stoff umhüllt. Nils saß neben mir, die Umhängetasche auf dem Schoß, aus einem Spalt zwischen Lasche und der Naht an der schmalen Seite lugte Ollis Kopf. Ich war erleichtert darüber, dass Nils dezent mit ihm umging und ihn nicht auf den Glastisch vor uns setzte, mitten zwischen die Prospekte der Fährlinie. Ich war schnell peinlich berührt, das war immer schon so gewesen. Erst der pralle Hintern einer Mitreisenden in einer pinkfarbenen Leggings brachte mich dazu, etwas zu entspannen. Wir waren alle nicht perfekt. Wir hatten alle einen Knacks, manchmal sogar einen Knall, lagen oft falsch und griffen gern mal daneben. Jeder hatte seine Baustellen, irgendwo gab es bei jedem einen Montagefehler, und das mustergültige Modell begegnete einem nie. Dafür sorgten schon so überflüssiges Zubehör wie Weisheitszähne, Mandeln und Blinddarm und ärgerliche Fehlkonstruktionen wie die direkte Umwandlung von bestens gelaunter Entenbrust in mürrisches körpereigenes Fett. Ich selbst gehörte auf keinen Fall in die Kategorie der auch nur annähernd Rundum-Gelungenen, wenn man mal das recht ansehnliche Äußere wegließ und sich mit den Charakterdefiziten beschäftigte. ›Geht doch, Nelly‹, sagte ich leise zu mir, ›wird auch Zeit, dass du dich lockermachst. Du kannst nichts für deinen Bruder, und er kann nichts dafür, dass er ist, wie er ist.‹

»Ich habe mir das Meer viel größer vorgestellt«, sagte er in diesem Moment.

Ich deutete auf die Kreidefelsen am Ufer. »Da drüben ist schon England. Siehst du? Von Dünkirchen bis Dover sind es nur fünfundsiebzig Kilometer.«

»Und von Calais?«

»Etwas über vierzig.« Ich hatte es gerade in einer der Broschüren gelesen und prahlte jetzt mit meinem Wissen, wohl *wissend,* dass Geographie für mich vor allem dann Sinn machte, wenn sie in Verbindung mit Lebensmitteln daherkam. Der Hinweis, dass die Butter aus der Bretagne stammte und das Meersalz aus Mallorca, war Erdkunde, wie sie mir schmeckte.

»Wir fahren über den Ärmelkanal«, dozierte ich weiter und strich über meinen nackten Unterarm, einen imaginären Ärmel andeutend. »Der verbindet die Nordsee mit dem Atlantischen Ozean und Großbritannien mit dem europäischen Festland.«

Ich flog übers Wasser, das Rauschen der See klang in meinen Ohren wie die gleichförmige Musik eines schläfrigen Orchesters. Um uns herum tanzten weiße Schaumkronen auf dem Meer. Am Horizont breitete sich das Licht immer weiter aus, bis es die Augen vor lauter Helligkeit kaum noch aushielten und ich zur Sonnenbrille greifen musste. Ich war ganz zufrieden. Gerade fühlte sich mein Leben ziemlich gut an. Einen kleinen Tusch darauf, dass ich überhaupt hier saß. Ich schaute den Wellen zu. Es waren kleine Wellen an diesem sommerwarmen Tag, die aussahen, als würden sie Nachlaufen spielen, sich necken. Die eine jagte die andere, ohne sie jemals zu kriegen.

Hinter den dunklen Gläsern meiner Brille fielen mir die Augen zu, und es dauerte nicht lange, da war ich eingeschlafen.

Noch bevor ich die Lider wieder aufschlug, wusste ich, dass etwas anders war. Ich spürte es. Dann fuhr ich hoch und sah es. Der Platz neben mir war leer. Mein Bruder war verschwunden. Ich erinnerte mich an den Spruch einer Freundin, die erzählt hatte, wie beruhigend es sei, mit Kindern zu fliegen, weil sie im Flugzeug nicht verlorengehen konnten. Das ließ sich über Schiffe leider nicht sagen. Man konnte draußen an Deck herumlaufen. Man konnte über Bord gehen. Man konnte … Mein Herz klopfte, und meine Augen brannten. Einen Moment lang blieb ich reglos sitzen, dann sprang ich auf und rannte los. Nils war weder hier, im Aufenthaltsraum mit der

Snackbar, der ich bei meinem Mittagsschlummer den Rücken zugekehrt hatte, noch im Bordrestaurant, wo es nach Fish & Chips roch. Er war auch nicht in der Cafeteria, die ausschließlich den Fernfahrern vorbehalten war und in der es – so bildete ich mir bei meinem panischen Hindurchlaufen ein – eindeutig das bessere Essen gab. (In welcher Zwickmühle ein Friseur auch immer stecken mochte, er würde trotzdem zuallererst auf die Haare der Anwesenden achten. Das war bei Leuten, die ihr Geld mit Essen verdienten, nicht anders. Die rochen gutes Frittenfett zehn Meilen gegen den Wind.) Bei meiner Suche ließ ich kaum einen Zentimeter dieses Schiffes aus, nicht die Kinderecke, nicht den »Sea Shop«, nicht den Raum mit den Videospielen. Blieben nur noch die Parkdecks. Ich bog gerade um die Ecke und wollte zu der weißlackierten Eisenstiege, die nach unten führte, da entdeckte ich einen weiteren Laden, den ich bisher übersehen hatte.

Es war der Duty-free-Shop. Ich ging hinein.

Er platzte fast aus den Nähten. Vor allem die Regale mit den Parfümflakons waren umlagert. Versunken standen dort die Passagiere, die Nase ins Handgelenk vergraben. Es war ein einziges Besprühen, Schnüffeln, Einnebeln, Inhalieren und Komplimentemachen. Vor meinen Augen schnupperte ein Mann am blonden Haar seiner Frau und gab ihr einen zärtlichen Klaps auf den Po; sie kicherte wie ein Mädchen auf einer Gänseblumenwiese. Manche sprühten in die Luft und spazierten mitten hinein in die Duftwolke. Einige beobachteten das Treiben und standen dort mit angehaltenem Atem und großen Augen, als warteten sie auf ein Wunder.

Der ganze Laden war erfüllt von Parfüms, sie waberten durch den Raum, betörend, süß, warm, cremig, sinnlich, opulent, orientalisch.

Und zwischen Glätteisen, Ginflaschen und Guerlain sah ich ihn. Meinen Bruder. Er bewegte sich so sicher und ruhig, als wäre er hier mitten auf dem Meer zu Hause. Nicht so steifbeinig wie sonst, sondern eher stolz dazuzugehören. Er sprühte sich einen Duft auf seinen nackten, nur spärlich behaarten Unterarm, hielt ihn sich unter die Nase und sagte: »Pflaume, Mandarine, Pfirsich …« Seine Stimme katapultierte sich hoch hinauf bis zu den Neonröhren unter der Decke, die auf den Gesichtern der Umstehenden einen ungesunden, beinahe seekranken Farbton hinterließen. Irgendwann fiel sie wieder nach unten und wurde ganz tief.

Er entdeckte mich, und etwas wie ein Lächeln zog über sein Gesicht, bei dem sich zwei winzige Falten in seine Mundwinkel gruben. »… und Litschi. Die mag Mutti doch so gerne.«

Alle wandten sich mir zu. Meine Oberlippe zuckte nervös.

»Er kann Düfte lesen«, sagte jemand.

Ich beobachtete die Leute um mich herum aus den Augenwinkeln.

Es war, als gingen ihm die Gerüche direkt ins Herz.

Nils griff zu einem anderen Flakon und sprühte. »Veilchen, Grapefruit, Erdbeere.«

Neue Flasche. Druck auf den Zerstäuber.

»Klee. Orange. Rose.«

Ein anderes Parfüm. Spritzer auf den Arm, auf dem inzwischen ein ganzes Feuerwerk an Düften explodiert sein musste.

»Fresie, Pfingstrose, Maiglöckchen.«

Immer mehr Menschen umringten Nils, neue kamen hinzu, anderen tuschelten miteinander.

Er konnte nicht nur die einzelnen Duftkomponenten

herausfiltern, er hatte auch Bilder dazu im Kopf. Ich wusste nicht, woher er das hatte, aber seine Worte klangen so schön, als kämen sie von ganz woanders. Während er den Duft einatmete, sagte er: »Riecht wie Johannisbeergelee auf warmem Toast mit Butter.« »Wie weiche Wolle in einem Bett aus Schnee.« Einmal verzog er die Nase. »Wie Zuckerwatte auf der Kirmes.« Draußen kräuselten sich die Wellen, und drinnen roch es nach Keksen im Backofen, Schokolade, Kokosnuss, Melone, Aprikose, Brombeere, Honig, nach Lakritz und grünen Blättern, nach Zitrone und Orange, Leder und Vanille, Karamell, Marzipan und ein bisschen nach Meer.

Mittlerweile konnte ich zwischen all den Düften, die in meine Nase strömten, nicht mehr unterscheiden. Sie erschlugen mich fast. All die parfümierten Handgelenke und Halsbeugen, die Teststreifen, mit denen die Passagiere eifrig wedelten, die Schwaden über den Köpfen. Es war ein einziges großes Duftdurcheinander, das anscheinend nur von Nils' Nase in seine Bestandteile zerlegt werden konnte. Mehr noch, er wusste, welches Parfüm wem stand. Wie ein Typberater, der einen vor Zitronengelb warnte und zu Burgunder riet.

Zu einer jungen Frau in schwarzem Bleistiftrock und mit roter Bluse sagte er: »Ananas, Hyazinthe, Pfeffer, Iris, Jasmin. Es riecht gut an Ihnen. Ja, das tut es. Das Richtige für eine so elegante Dame.«

Ich wollte mir wirklich nichts darauf einbilden. Tat ich aber. Es war mein Bruder. Es war sein Talent. Ich war stolz auf ihn.

Ich war so überrascht, dass die Härte, die ich ihm gegenüber manchmal an den Tag legte, plötzlich aufriss wie eine Wolkendecke, wenn die Sonne kommt.

Die Frau mit dem Ananas-Parfüm lud ihn zum Dessert

nach dem Mittagessen ein, bevor sie ging. Dann schwebte sie davon auf ihrer fruchtigen Wolke, und mir fiel auf, wie schön sie war mit den langen honigblonden Haaren und einer atemberaubenden Figur.

Seine Stimme wurde vor Aufregung ganz hell. »Die nette Dame hat mir Nachtisch versprochen.«

»Das ist sehr lieb von ihr. Aber das schaffen wir nicht mehr.« Der Gedanke an die Küste, die immer näher rückte, trieb mich zur Eile. Ich lächelte die Leute um uns herum an und zog meinen Bruder mit mir fort. »Wenn wir uns sputen, schaffen wir gerade noch ein Hauptgericht. Dauert nicht mehr lange, dann sind wir da.«

»Ich kriege aber noch einen Nachtisch!«

Ich musste ihn ablenken.

»Wann warst du denn auf der Kirmes?«

»Mit dir und Mutti. Auf dem Ochsenfest. Bevor du nach Hamburg bist. Du hast Zuckerwatte gegessen. Und Mutti gebrannte Mandeln. Sie hat gesagt, die wären gut, weil sie nicht so süß sind.«

»Das ist ja ewig her. Mindestens fünfzehn Jahre.«

»1997.«

»Was du dir alles merkst!«

»Ich hatte Schweinebraten mit Klößen.«

»Wieso haust du plötzlich ab, wenn ich schlafe? Und landest hier in diesem Laden? Du kannst nicht einfach so abhauen! Ich habe mir Sorgen gemacht.«

»Ich wollte dir was kaufen.«

»Das musst du nicht.«

Er verzog keine Miene. »Mhm.«

»Hast du gehört?«

Langes Schweigen.

»Ein Geschenk.«

»Ob du gehört hast?«

»Ja.«

»Spar dein Geld.«

»Mhm.«

»Gut, dass du's nicht gemacht hast.«

Er atmete durch gespitzte Lippen, als würde er über eine Sache nachdenken. Dann zog er etwas aus seiner braunen Umhängetasche, deren Trageriemen immer noch quer über seinem Oberkörper hing. Seine Augen flogen nervös hin und her, während er mir eine Schachtel überreichte. Es war Parfüm.

»Das hast du für mich gekauft?«

Er nickte.

Ich räusperte mich. »Das hättest du nicht tun dürfen!«

»Ist nur eine Kleinigkeit.«

Ich betrachtete die Verpackung.

»Nur eine Kleinigkeit«, sagte ich entrüstet und schüttelte den Kopf.

»Nur eine Kleinigkeit.«

»Das ist es nicht. Es ist eine teure Firma. Eine sehr teure. Ich freue mich, aber es ist mir unangenehm.«

»Es riecht nach Apfelstrudel, Zimt und Vanillesauce«, sagte mein Bruder.

»Du hast in dem Laden also Parfüms getestet und laut vor dich hin gesprochen, und dann kamen immer mehr Leute … Jetzt verstehe ich.«

»Ach, das ist doch nicht so wichtig.«

»Aber es ist ungewöhnlich.«

»Es passt zu dir, weil du doch so gern kochst.«

»Das ist wirklich ein tolles Geschenk.« Ich sprühte mir etwas auf den Handrücken und hielt ihn mir unter die Nase. »Riecht richtig lecker.«

Er lachte, wobei er die Oberlippe nach innen bog, so

dass sie das Zahnfleisch bis zum Rand der Zähne verdeckte.

»Jetzt siehst du aus wie ein Hase«, sagte ich.

Er zuckte mehrmals mit seiner kurzen Nase, und wir lachten beide.

»Riecht wie Nachtisch«, sagte mein Bruder. »Kriege ich jetzt meinen?«

Ich hätte es wissen müssen. Meine Mutter hatte mich gewarnt. Versprochen ist versprochen.

Im Selbstbedienungsrestaurant war kaum noch etwas los. Die meisten Passagiere rüsteten zum Aufbruch, an der Theke wurden bereits die silbernen Behälter mit Essen abgeräumt und in die Küche getragen. Es gab nur noch Tagessuppe, Obstsalat und »Pasta & Meatballs«. Mein Bruder wollte die Nudeln, und ich ließ mir zwei Portionen geben. Meine schaffte ich nur zur Hälfte. Die Penne schwammen in einem roten Meer aus fader Tomatensauce, das angekündigte frische Basilikum war untergetaucht, Schwein und Rind hatten als gummiartige Hackbällchen ein würdeloses Ende gefunden.

»Schmeckt's dir nicht?«, fragte Nils.

»Man kann es besser machen«, sagte ich.

»Mir schmeckt es. Gut gekocht.«

»Das freut mich.« Ich blickte auf meine Armbanduhr. »Wir sollten langsam zum Auto.«

»Ich kriege noch meinen Nachtisch!«

»Du siehst doch, dass die Dame mit dem Ananas-Parfüm nicht hier ist.«

»Dann suchen wir sie.«

»Ich klappere doch nicht das ganze Schiff ab, damit du einen Obstsalat bekommst.«

»Ich möchte keinen Obstsalat.«

»Was anderes gibt es sowieso nicht mehr. Und Obstsalat könnte ich dir rasch holen. Siehst du, auf dem Tresen stehen noch ein paar Schälchen.«

»Obstsalat ist kein Nachtisch.«

»Warum denn nicht?«

»Ein Nachtisch, für den man nur was pflücken muss, ist kein Nachtisch. Pudding ist Nachtisch. Oder Eis. Oder Kuchen.«

»Wenn du noch Hunger hast, iss meine Nudeln auf.«

»Nudeln sind kein Nachtisch.«

»Lass uns in der Snackbar ein Eis holen!« Ich klatschte in die Hände und sprang vom Sitz hoch. »Wenn das kein genialer Einfall ist! Sie liegt direkt auf dem Weg zum Autodeck.«

»Dann hat mir aber die nette Dame den Nachtisch nicht spendiert, sondern du.«

»Das ist doch egal.«

»Aber sie hat es mir versprochen.«

Aus purer Verzweiflung schlug ich die Hände vor den Kopf. »Manchmal vergessen Menschen so etwas. Oder es kommt was dazwischen. Vielleicht ist sie ins Wasser gefallen, oder man hat ihr das Portemonnaie geklaut …«

Mein Bruder erbleichte. Ich hatte es kaum ausgesprochen, da wusste ich, dass ich einen Riesenfehler gemacht hatte. War ich noch bei klarem Verstand?

»Ist sie tot?« Seine Stimme klang erschrocken.

»Natürlich ist sie nicht tot.«

»Aber wenn sie doch ins Wasser gefallen ist! Wenn sie nicht schwimmen kann!«

»Das war lustig gemeint.«

»Das ist nicht lustig.«

Mit gezwungenem Lächeln sah ich ihn an. »Okay, ist nicht lustig.«

»Und wenn man sie beklaut hat, müssen wir ihr Geld geben, weil sie dann nichts mehr hat.«

»Man hat sie nicht beklaut. Ich habe es nur so dahingesagt.«

Mein Seufzen klang wie scharfes Ausatmen.

»Ich würde ihr Geld schenken, wenn sie keines mehr hat. Dann kann sie mir den Nachtisch kaufen.«

»Du wirst ganz viel Nachtisch in England kriegen«, versuchte ich, ihn zu trösten. »Crumble zum Beispiel. Das sind warme Früchte mit Streuseln und Vanillesauce. Oder Trifle. Da schichtet man Obst, Creme, Sahne und Biskuitteig übereinander. Das schmeckt beides wahnsinnig gut.« Ich rieb mir mit der flachen rechten Hand den Bauch, als hätte ich es mit einem Irren zu tun. Aber mein Bruder war nicht irre. Er blickte nicht wild um sich, er sabberte nicht, und er plapperte auch nicht wirres Zeug. Er war nur … ein Rätsel. Ein Mysterium. Ein Puzzle, dessen Teile nicht zusammenpassten. Kein Mensch von der Stange. Er sah die Dinge anders als andere. Er lebte nach seinen eigenen Regeln. Er nahm Gerüche stärker wahr, er sammelte Engel statt Briefmarken und Bierdeckel, und er legte einen kindlichen Maßstab an Recht und Unrecht an. Das alles war akzeptiert. Doch dass die Dinge immer so zu passieren hatten, wie er sie in seinem Kopf unter Denkmalschutz gestellt hatte, das zerbröselte mir die Nerven. Und es gab immer wieder eine neue Kostprobe. Wir kletterten schon die Eisenstiegen hinunter zum Parkdeck, da sagte Nils: »Ich muss Mutti eine Karte schreiben.«

»Aber doch nicht jetzt!«

»Ich muss ihr eine Karte vom Schiff schicken.«

»Man schreibt heute keine Karten mehr. Karten sind so was von altmodisch.«

Ich kannte diese Karten. Mein Bruder hatte sie mir

von den Reisen mit unserer Mutter geschickt. Es waren nicht viele Reisen gewesen, aber viele Karten. Sie waren in ungelenker Abc-Schützen-Schrift geschrieben, die Buchstaben durcheinandergepurzelt wie Bauklötzchen nach einem Crash im Kindergarten. Ich hätte sie aus Hunderttausenden herausfischen können, auch ohne meine Adresse zu lesen. Sie hatten nie eine Anrede, sie waren immer mit dem vollen Namen unterzeichnet (»Warum schreibst du immer Nils Schrader?«, hatte ich ihn mal gefragt. »Was glaubst du, wie viele Nils ich kenne?«), er hatte auch im Inland nie auf den Zusatz ›Deutschland‹ unter Hamburg verzichtet, wobei das D aussah wie eine 8 mit einem frechen, in die Höhe gereckten Zeigefinger auf dem Kopf, er hatte immer Ansichtskarten geschickt, die einen Ort mit mindestens einer Handvoll Miniaturfotos aus vielen Perspektiven zeigten (»So schön ist es in Bad Pyrmont«: Palmengarten, Helenenquelle, Kurpark, Erdbeertempel, Borkenhäuschen, Denkmal Königin Luise), und es hatte immer zwei zentrale Themen gegeben: das Essen und das Wetter.

»Mutti freut sich über Karten. Sie hängt sie an die Kühlschranktür. Sie reist dann mit, sagt sie immer. In Gedanken.«

»Auf einem Schiff gibt's keine Karten.«

»Stimmt nicht. Stimmt nicht«, rief er in Ätschbätsch-Singsang. »Da, wo es die Teilchen und den Kaffee gibt, haben sie welche.«

»Du willst jetzt damit nicht andeuten, dass wir noch mal zurückmüssen?«

»Nein«, wiegelte Nils ab und spielte direkt vor seiner Nase Scheibenwischer mit den Händen. »Bloß keine Umstände.«

»Gut so«, sagte ich und war stolz darauf, wie er sich

mit den Dingen arrangierte, die er im Augenblick nicht ändern konnte.

Na bitte, dachte ich, geht doch.

Alles eine Frage konsequenten Auftretens. Wie bei einem Kind.

»Mutti hat noch keine Karte von einem Schiff am Kühlschrank. Bloß keine Umstände.«

Ich hätte es mir denken können.

Jeder Wunsch eine Wunde, die wieder aufbrach, noch bevor sich Schorf darübergelegt hatte.

Ich machte auf dem Absatz kehrt, und wir trabten die Stiege hoch, während ich leise vor mich hin fluchte.

Eine Viertelstunde später rollten wir im Gänsemarsch von der Fähre, begleitet vom Kreischen der Möwen. Ich kurbelte mein Fenster herunter und bat Nils, das Gleiche zu tun, denn der Wagen hatte sich in der endlosen Schlange unter Deck mit Hitze aufgeladen. Leichter Wind streifte mein Ohr. Die Sonne in Dover war angenehm, sie setzte einen nicht außer Kraft wie die bei uns in den letzten Tagen. Der Himmel wölbte sich weit und tiefblau über uns, nur unterbrochen von ein paar weißen Wolkenfetzen.

Es roch nach dem frischen Gras der Wiesen auf den zum Meer hin schroff abfallenden Kreidefelsen. Nach Seetang und Salzwasser und dem Diesel-Öl-Gemisch der Schiffe.

Nils stellte sich taub.

»Hast du nicht gehört? Ich habe dich gebeten, das Fenster zu öffnen.«

Er fuhr auf seinem Sitz zu mir herum. Seine dichtbewimperten Augen hinter den dicken Brillengläsern funkelten. »Das geht nicht«, zischte er. Er wirkte sehr erregt. »Im Fernsehen haben sie gesagt, dass die Diebe durch das offene Fenster greifen und den Urlaubern das Geld wegnehmen.« Er klopfte auf seine immer noch am Oberkörper hängende Tasche, die er sich vor den Bauch gepackt hatte.

»Du bist vielleicht ein Angsthase.«

In kindisch-linkischer Reue schob er die Unterlippe über die obere. Ich hätte ihm gern sein Misstrauen ausgeredet, was mir nicht gelingen würde, denn auch das gehörte zu den denkmalgeschützten Dingen in seinem Gehirn. Außerdem hatte ich genug anderes zu tun. Ich musste mich daran gewöhnen, auf der falschen Seite Auto zu fahren. Die ganze Zeit über wurde ich das Gefühl nicht los, dass die Welt auf dem Kopf stand. Und das galt nicht nur für Abbiegen und Kreisverkehr. Ich erlebte das gespiegelte Gegenteil von allem, was ich kannte. Dass mir immer wieder die Mittellinie aus dem Blickfeld rutschte, war ein weiteres Indiz dafür. Längst war ich Passagier auf einer ganz unglaublichen Reise, die mich weiterführen würde, viel weiter als nur bis hierher, in die Grafschaft Kent im Südosten, die sie den Garten Englands nannten.

Vor lauter Anspannung keuchte ich entweder vor mich hin oder hielt die Luft an. Erst gegen Ende unserer rund dreißigminütigen Fahrt wurde ich lockerer. Ich rechnete es meinem Bruder hoch an, dass er meine Nervosität zu spüren schien und schwieg, es sei denn, er juchzte über den Anblick von Schafen. Da es eine nicht zu fassende Anzahl von Schafen gab, juchzte Nils eigentlich ständig, aber immerhin war das Thema »Nachtisch« vom Tisch. Ich rechnete es *mir* hoch an, dass ich Toleranz und Geduld zu meinen Beifahrern ernannt und außerdem den Außenspiegel des Autos davor bewahrt hatte, Bekanntschaft mit einer britischen Mauer zu machen. Und ich rechnete es dem lieben Gott hoch an, dass er so etwas Großartiges geschaffen hatte wie dieses Fleckchen Erde.

Alles war so still und grün.

Die Hügel. Die Wiesen.

So schöne gab es vermutlich noch nicht einmal im Garten Eden. Und auch, wenn man sie nicht direkt von der Straße aus sah, so kriegte man doch eine Ahnung von all den Burgen und Schlössern mit ihren Gespenstern, die sich hier hinter hohen Hecken in prächtigen Parks versteckt hielten. Mein Bruder hatte recht mit seinem Juchzen. Ich war entzückt von den Häusern, die ich erblickte, inmitten von Gärten voller Rosen und Rhododendron. Rote Backsteinbauten mit Giebeln und eingeschossige Cottages aus Naturstein, mit Dächern aus Reet oder Schindeln aus Granit. An kalten Tagen würden sich aus den Kaminen zuckerweiße Rauchwölkchen in den Himmel schlängeln. So stellte ich es mir vor, und diese Vorstellung gefiel mir. Sie gefiel mir sogar sehr. Genau wie die, jetzt in einem dieser Cottages zu sitzen und Tee zu trinken, Toast mit Orangenmarmelade oder Ingwerkekse zu essen und über kuriose Wetten zu diskutieren. Meine Seele begann, sich für England zu erwärmen, schon auf den ersten Metern. Sie konnte gar nicht anders beim Anblick dieser Häuser und der alten Bäume, in deren Ästen Schaukeln hingen, beim Tuten der Schiffe in unserem Rücken und beim Einatmen dieser Luft, in die sich noch ein wenig das Meer mischte und die einen sauberen Geruch über die Straße wehte.

Viele Grüße vom Schiff. Das Wetter ist sehr schön.
Das Essen ist sehr gut. Ich hatte Nudeln.
Grüße von Nils Schrader

Rezept für Hackbällchen in Tomatensauce

Wir wissen nicht, wie die auf dem Schiff es machen. Wollen wir auch nicht. *Wir* machen es so: Vermischen Sie ein Pfund Rinderhack mit 200 Gramm frisch geriebenem Parmesan, einem Bund feingehäckselter glatter Petersilie, einer Handvoll Semmelbrösel, einem Ei, und lassen Sie Salz schneien und schwarzen Pfeffer aus der Mühle rieseln. Mit den Händen vermengen, bis sich die Masse geschmeidig verbunden hat. Kneten macht Spaß. Eine große, tiefe Pfanne mit zwei Esslöffeln Olivenöl auf mittlerer Hitze erwärmen, derweil mit zwei Teelöffeln aus der Hackmasse walnussgroße Bällchen formen (der eine Löffel löst den anderen ab). Sie können sich dabei fühlen wie ein Pariser Patissier oder ein Eisdielenbesitzer am Gardasee. Die Klöpse in dem heißen Fett braten, fünf bis sechs Minuten reichen für den Anfang, sie dürfen nur leicht gebräunt sein wie der Teint nach einem kurzen Sonnenbad im Seewind.
Eine große Zwiebel und drei Knoblauchzehen schälen, fein hacken und zu dem Fleisch in die Pfanne geben. Nachdem es die Bällchen zur ansehnlichen Bräune einer routinierten Kreuzfahrerin gebracht haben, zwei Dosen gehackte Tomaten hinzugeben und drei Lorbeerblätter (die leider etwas unterschätzten ledrigen Blätter wurden nicht nur römischen Feldherren aufs siegreiche Haupt gestülpt, sie vollbringen in Sachen Aroma auch Ruhmestaten in der Küche). Erneut mit Salz und Pfeffer

würzen – und mit einer Prise Zucker. Ein beherzter Schuss Rotwein macht die Tomaten glücklich. Unter einem Deckel ungefähr acht Minuten friedlich vor sich hin blubbern lassen, dann ohne Deckel noch einmal fünf bis zehn Minuten in die Verlängerung gehen, damit das Hackfleisch gut durchzieht und die Sauce schön dick wird. Hin und wieder vorsichtig umrühren! Nachwürzen! Pasta kochen! Lorbeerblätter aus der Sauce fischen, die heißen Nudeln mit den kleinen Klopsen vermischen und in einer Schüssel servieren. Parmesan drüber! Zum Schluss ein Petersiliengewitter niedergehen lassen! Wie jedes Kinderessen, und Hackbällchen mit Nudeln sind definitiv ein Kinderessen (ignorieren wir jetzt mal den Wein! Und das Petersiliengewitter!), macht dieses Gericht glücklich. Seelenmassage aus der Küche. Echte Gefühlsauce eben.

5. Kapitel

Zitat des Tages (schottisch):
Ein Glas ist fabelhaft, zwei sind zu viel,
drei sind zu wenig.

Gericht des Tages (englisch):
Spitfire Ale Sausages with Bubble & Squeak Mashed Potatoes and Caramelised Onion Gravy

Laura Frost war eine Lady. Das erkannte man nicht nur an ihrem malvenfarbenen Twinset, an der zweireihigen Perlenkette, an ihren perfekt manikürten, muschelrosa lackierten Fingernägeln und an ihrer bombenfest sitzenden Frisur, einem kinnlangen Bob in einer Farbe, die an Cayennepfeffer erinnerte, ein dezentes Orange mit einem erdig-dunklen Unterton. An ihr vertrugen sich sogar das blassviolette Oberteil und die Teufelspfefferfarbe der Haare, was an sich schon ein geschmacklicher Drahtseilakt war. Was sie wirklich zu einer Dame machte – und Frauen wie mich in ihrer Gegenwart zu verschwitzten Gören degradierte –, war ihre Art, sich über nichts zu wundern.

Es war später Nachmittag, als wir an der Tür ihrer Bed & Breakfast-Pension in Canterbury klingelten, einem Fachwerkbau mit weißen Sprossenfenstern auf einem Sockel aus braunem Ziegelstein. Ich hatte den Wagen bräsig in die Einfahrt gestellt, davon ausgehend, dass wir ohnehin keinen Erfolg haben und in weniger als fünf Minuten wieder auf der Straße stehen würden. Schließlich handelte es sich um die Unterkunft, die von meiner Mutter gebucht – und nach ihrem Unfall storniert worden war. Wieso sollten nach wie vor zwei Einzelzimmer frei sein, zur Hauptreisezeit und noch dazu in einer Stadt, in die sich fast sicher jeder auf den ersten Blick verlieben würde? Eine Stadt wie ein Historienfilm, in Sonne getaucht. So viel war mir bereits klargeworden, als wir auf dem Weg in die St. Augustines Road einmal durchgefahren waren. Nachdem Laura Frost die Tür geöffnet hatte, stand ich einen Moment vor ihr, roch ihr teures Parfüm, fragte mich, wie alt sie sein mochte, und spähte in den Flur. Zu ihren Füßen lag ein schmaler dunkelroter Orientteppich auf diagonal verlegten Holzdielen, die Wände waren in Currygelb gestrichen, ein blauer Läufer schützte die weißen Treppenstufen vor Schmutz, und rechter Hand reihten sich Terrakottatöpfe mit buschigem Farn entlang der Fußleiste. Dazu kamen eine endlose Fotogalerie an der Wand und ein Regal mit Souvenirs aus aller Welt: Matrjoschka-Puppen und buntbemalte Hähne, wie ich sie aus portugiesischen Restaurants kannte, eine Sammlung von Eulen und Eichhörnchen und kleine Teddys, verkleidet als Palastwachen mit Bärenfellmütze oder Torwächter des Londoner Towers. Aus einem der Zimmer drang leise Jazzmusik. Es war ein Ambiente, in dem man sich wohlfühlen konnte, mal abgesehen vom Schnickschnack im Regal. Es würde mir immer ein Rätsel sein, wie Menschen Eulen und Eichhörnchen und Teddys mit Bärenfellmützen sammeln konnten (oder Buddhas und Engel, fügte ich in Gedanken hinzu). Wie aufs Stichwort stand plötzlich mein Bruder hinter mir.

»Setz dich noch mal ins Auto«, forderte ich ihn auf. »Ich muss hier erst was regeln.«

»Ich habe die Frau mit dem Ananas-Parfüm gesehen«, brach es aus ihm heraus. »Die mir den Nachtisch versprochen hat.«

»Jetzt phantasierst du aber.«

»Oben am Fenster.«

Ich wedelte mit der Hand, um ihn zum Schweigen zu bringen. Olli glotzte immer noch aus dem Guckloch in seiner Tasche. Mein Handy klingelte, und während ich Mrs Frosts schwarze Samtschuhe mit den halbhohen Absätzen bewunderte, die perfekt zu ihrem graphitgrauen schmalen Rock passten, meldete sich Ashok.

»Hast du was dagegen, wenn ich die restlichen Sandwiches den Obdachlosen unter der Brücke an der Helgoländer Allee bringe?«

»Was? Spinnst du? Ich habe nichts gegen Penner, aber …«

»Ein böses Wort«, stöhnte Ashok auf. »Es wäre eine gute Tat. Der besten Dinge Bestes ist das Brot.«

»Amen. Wie wäre es mit Verkaufen gewesen?«

»Ich habe es versucht. Nur die mit Tandoori-Chicken waren ein Erfolg.«

»Weil du dich wahrscheinlich in deinem Nationalstolz nur für die in die Bresche geworfen hast. Kann das sein? Hör zu! Tu, was du für richtig hältst.«

»Gut. Und sonst so?«

»Und sonst so? Ich reise in Begleitung einer potthässlichen Puppe und mache gerade Jagd auf eine Frau mit Ananas-Parfüm. Noch Fragen? Nein, keine Fragen mehr! Ich kann jetzt nicht. Ich bin auf der Suche nach einer Unterkunft. Ich will die Zimmer zurückkriegen, die wir storniert haben. Vor mir steht gerade eine Art Cate Blanchett in Rot mit schätzungsweise zwei Jahrzehnten mehr auf dem Buckel, und der muss ich jetzt verklickern, dass sie zwei Leute aufnehmen soll, von denen einer einen an der Waffel hat, während das Leben der anderen gerade zur Hälfte ruiniert wird von ihrem indischen Mitarbeiter. Den Rest des Ruins erledige ich dann schon selber, vielen Dank.«

Ich legte auf und kramte mein Schulenglisch aus der Schublade *(Sorry, we have changed our minds …)*, doch ehe ich auch nur einen halbwegs intelligenten Satz herausbrachte, rief meine Mutter an, um mich daran zu erinnern, dass Nils seine Teufelskralle-Kapseln gegen Rückenschmerzen regelmäßig zu nehmen hatte, zweimal täglich eine, rannte mein Bruder auf das Kinkerlitzchenregal zu, wobei Olli aus der Tasche plumpste und auf dem Orientläufer vor den Samtschuhen landete – wirklich wunderhübsch, diese Schmucksteine auf der Lasche –, kam der Ananasduft die Treppe hinunter und drückte sich lächelnd an mir vorbei zur Tür hinaus, »Oh, hallo! Waren Sie nicht auch auf dem Schiff?« (ich dankte den Eulen und Eichhörnchen, die Nils ablenkten), und schaute mich Laura Frost mit einer Miene an, für die sie nicht einen ihrer Gesichtsmuskeln bewegen musste. Ich war froh, als sie endlich etwas sagte.

»Ich habe übrigens fünfundzwanzig Jahre mehr auf dem Buckel als Cate Blanchett. Ich bin Anfang siebzig. Treten Sie doch ein, my dearest!«

»Oh!«

Ihr Teint im Ton von vornehmem Alabaster. Meiner in flammendes Rot getaucht. »Sie sprechen Deutsch?«

»Mein Vater kam aus Braunschweig.«

»Uih.«

»Ich danke Ihnen für den Vergleich mit dieser wunderbaren Schauspielerin. Sie steht jetzt schon auf einer Stufe mit Hollywood-Göttinnen wie Lauren Bacall, Grace Kelly und Audrey Hepburn. Finden Sie nicht?«

»Unbedingt.« Ich war verlegen, schaffte es aber, meinen Drang, mich zu räuspern, zu unterdrücken. »Ich bewundere sie. Verehre sie geradezu.«

Sie faltete die Hände vor der Brust. »Da haben wir etwas gemeinsam.«

Half nichts. In meiner Kehle steckte ein Kloß, und der musste weggeräuspert werden.

»Sie haben sich entschieden, die zwei Einzelzimmer nun doch zu nehmen, die Sie gecancelt haben, wenn ich das richtig verstehe.« Sie trat einen Schritt zurück, forderte mich mit einer Handbewegung auf, ihr zu folgen, und schloss hinter mir die Tür.

»So ist es.«

Ich setzte zu einer umständlichen Erklärung an, die ein ebenso realistisches wie bewegendes Sozialdrama aus der deutschen Provinz zum Inhalt hatte. Mutter schwer gestürzt, Bruder schwer behindert, Tochter kurz vor schwerer Verschuldung und schweren Herzens als Retterin in der Not eingesprungen (falsch! Selbstverständlich *gerne* eingesprungen, ohne Rücksicht auf Verluste und das Geschäft). Es wurde ein langer, zu Herzen gehender Vortrag, während mein Bruder mit der kieksenden Kinderstimme, die er manchmal haben konnte, die Schätze von Mrs Frost bewunderte. Ich endete mit einer Entschuldigung für das Chaos, das durch die Stornierung entstanden war. Laura Frost nahm meine Hand in ihre, die angenehm kühl und trocken war wie frisch gepudert.

»Wie sind doch alle nur Menschen, Darling. Natürlich habe ich noch zwei Zimmer für Sie. Und sprechen Sie doch nicht davon, dass Ihr Bruder schwerbehindert ist. Er hat lediglich ein Handicap. Das kann doch recht charmant sein.«

Wie ich schon sagte: Laura Frost war eine Lady. Sie wunderte sich über nichts. Ihr Parfüm roch nach Lavendel, Mandarine, Lilie und Iris. Das teilte mir Nils mit, als wir kurz darauf mit unserem Gepäck hinter ihr die weiße Holztreppe mit dem blauen Läufer hinaufstiegen.

Als der Tag fortgeschritten war, fand ich, ich hätte eine Belohnung verdient. Wir hatten die Stadt kennengelernt, einen Teil davon, hübsche alte Stadt, und nun war es Zeit für einen Pub. Ich wollte ein Bier. Wir landeten in einem in der St. Dunstan's Street, in der Nähe der weltberühmten Kathedrale. Genauso hatte ich mir einen Pub vorgestellt. Dunkles Holz, Wände aus braunem Naturstein, Kamin, eine lange Theke, viele Zapfhähne, ein Flatscreen, auf dem ein Dart-Turnier zu sehen war. Die Leute waren nicht sonderlich interessiert an dem, was auf dem Bildschirm lief. Entweder war es sogar zum Zuschauen zu heiß, oder es war eine Wiederholung. Während die Luft draußen angenehm war, glich das Innere der Kneipe einem Backofen. Der Biergarten war überfüllt an diesem Hochsommerabend, und so blieb ich mit Nils im vorderen Teil des Lokals an einem kleinen runden Tisch, um den vier mit schwarzen Ledersitzen aufgepolsterte Holzhocker standen. Wir trugen immer noch unsere Klamotten von der Reise. Ich vergrub für einen kurzen Test meine Nase unter der Achsel und fand das Ergebnis nicht weiter beunruhigend, dem Rahmen hier durchaus angemessen. Bei der Wärme wären Dusche und Deo ohnehin binnen kürzester Zeit für die Katz gewesen. Die Kneipe warb auf einem Emailleschild damit, seit dem 16. Jahrhundert zu existieren, hier hatten gewiss schon einige Rast gemacht, die schon lange kein Stück Kernseife mehr in der Hand gehabt hatten. Viel mehr störte mich, dass meine Haare strähnig und feucht im Nacken waren. In einem unbeobachteten Moment drückte ich Olli ein Stück tiefer in seine Mulde in Nils' Tasche. Mein Bruder sah sich um. Es gab viel zu gucken – und es passierte nichts. Meine Kehle brannte, doch niemand schien sich dafür zu interessieren. Ich sah keinen Kellner, keine Kellnerin, bis auf eine junge Frau, die den Gästen das Essen aus der Küche brachte. Ich schwitzte stärker und wurde gereizt. So war das nicht gedacht, Leute! So nicht!

Der einzige Mensch, der außer der Kellnerin in diesem Laden zu arbeiten schien, war der Mann hinter dem Tresen. Er zapfte in aller Seelenruhe ein Bier nach dem anderen, helle und dunkle, mit ziemlich jämmerlicher Schaumkrone, und das Zapfen war eher ein Pumpen.

»Wahrscheinlich ist die Brühe auch noch pisswarm«, murmelte ich vor mich hin. »Wundern würde mich das nicht. Wundern würde mich in dieser Spelunke gar nichts.«

»Streite dich nicht«, sagte mein Bruder und guckte mich angstvoll an.

»Ist doch niemand da. Noch nicht mal streiten kann man hier.«

Das Licht der Abendsonne zeigte den Staub auf den Fensterscheiben. Kein erbaulicher Anblick. Ich konzentrierte mich lieber auf den Zapfer. Kantiges Gesicht mit steiler Stirn und markanter Nase, so scharf gezeichnet wie aus Holz geschnitzt. Kühn geschwungene Lippen, dunkle Haare, etwas zerstrubbelt, leicht gewellt. Ewig keinen Friseur mehr gesehen. Unrasiert. Jeans, hellgraues Hemd, die Ärmel bis zu den Ellbogen hochgekrempelt. Typ Testosteron-Hirsch. Ich versuchte, seinen Blick zu erhaschen, um ihn auf uns aufmerksam zu machen, setzte ein schiefes Lächeln auf und strich mir mit der rechten Hand ein paar lose Strähnen aus dem Gesicht, die an meiner Wange klebten. Mussten erst andere Anwesende den Notarzt rufen, aus Angst vor Dehydrierung des ignorierten Gastes, ehe man hier was zu trinken kriegte? Und vielleicht auch etwas zu essen? Wäre ja nicht schlecht. Die Rindfleischpastete in Blätterteig am Nebentisch roch verführerisch. Endlich sah er mich an, demonstrativ, ohne mein Lächeln zu erwidern. Ich deutete auf ein halbvolles Bierglas am Nachbartisch, dann auf eines mit Cola daneben. Die Botschaft war unmissverständlich, oder nicht? Ein Bier. Eine Cola. Doch als er mich immer noch mit diesem Killerblick bedachte, kapitulierte ich. Er hatte ganz offensichtlich überall am Körper Muskeln, aber die zum Lachen fehlten ihm.

Einige Sekunden tat sich nichts, bis ich erneut zu ihm hinguckte und feststellte, dass er meinem Bruder zuzwinkerte. Nils war selig.

»Schön, Nelly«, sagte er. »Schön ist es hier.«

Mein Blick saugte sich immer noch an der Theke fest. »Muss der Kerl seine schlechte Laune so herauskotzen?«

»Na ja.«

»Nix na ja.«

»Streite dich nicht. Mutti hat auch mal gesagt, du streitest dich gern. Mutti hat gesagt, wenn du nicht so viel streiten würdest, wärest du schon längst verheiratet und hättest Kinder.«

»Ein paar Blagen fehlen mir gerade noch zu meinem Glück.«

Ich blitzte meinen Bruder unter halbgeschlossenen Lidern hervor an. »Gut zu wissen, dass man für alle immer nur der Schütze Arsch ist. War ja schon immer so. Du hast eine Zahnklammer gekriegt. Und ich nicht. Wer rennt mit geraden Zähnen durchs Leben? Du. Wer mit schiefen? Ich.«

»Na ja.«

»Sag nicht immer ›na ja‹.«

»Ich finde, du hast schöne Zähne, Nelly.«

»Wüsste ich aber.«

Ein paar Gäste schauten zu uns herüber. Ich hätte meinen Wutausbruch inmitten der in der Abendsonne flirrenden Staubpartikel wohl etwas leiser gestalten sollen. Vermutlich hielt man uns beide für irre. Zwei vollständig Verrückte. Zwei vollständig Verrückte kurz vorm Verdursten, sollte man wohl der Vollständigkeit halber hinzufügen. Ich fing den Blick des Mannes hinter dem Tresen auf, der noch finsterer guckte als zuvor.

»Der kommt sich vor wie der coolste Macker. Außerdem hat er noch nie was gehört vom Dienst am Kunden, Service, Gefälligkeit.«

»Da ist die Frau, die mir den Nachtisch versprochen hat!«

Nils' Stimme überschlug sich fast, während er mit ausgestrecktem Finger zur Tür deutete.

»Die nun auch noch! Außerdem zeigt man nicht mit dem Finger auf Leute.«

Gott, sah die gut aus! Die blonde Mähne hochgesteckt, bronzefarbener ärmelloser Pulli zur weißen Jeans, die dunkle Sonnenbrille ins Haar geschoben. Großer Busen, vermutlich nicht echt. Sie bewegte sich direkt auf den Grummeligen am Zapfhahn zu. Die Männer im Raum blähten die Brustkörbe und schauten ihr mit unterzuckertem Blick nach.

Ich schnaubte durch die Nase. Meine Stimme klang angespannt. »Du erwähnst jetzt nichts von dem verfluchten Nachtisch, verstanden?«

»Ich habe aber Hunger.«

»Und ich Durst.«

Mein Bruder schnupperte der Blonden hinterher. »Sie trägt mein Parfüm.«

»Das ist nicht dein Parfüm.«

»Ich habe es aber für sie gefunden. Und deshalb ...«

Ich fuchtelte mit dem Zeigefinger dicht vor seiner Nase herum. »Was habe ich gesagt?«

Ausgerechnet jetzt ruhten seine Augen auf mir. Anstatt sich auf Miss Ananasduft zu konzentrieren, schaute er mich von der Theke her an, und das in einem Moment, in dem ich meinen Bruder zusammenstauchte wie einen Schuljungen. Pffff, zischte ich unhörbar durch die Zähne. Als hätte man es nötig, vor so einem Kerl gut dazustehen. Gut dastehen musste man nur vor sich selbst und vor den Menschen, die einen für ihr Mittagessen bezahlten.

Ich beobachtete ihn, wie er mit der Blonden redete. Es war offensichtlich, dass sie sich kannten und dass es einen kleinen Disput gab. Sie warf den Kopf in den Nacken und stolzierte davon, während er ihr einen wütenden Satz nachschleuderte. Ihr Ärger schien rasch vergessen, denn sie kam mit einem Glas Weißwein in der Hand auf uns zu und sagte mit einem Lächeln: »Sie sitzen ja immer noch auf dem Trockenen, Sie Ärmste!«

»Tja, man hat uns wohl übersehen.«

»*Sie* haben übersehen, dass hier Selbstbedienung ist. Typisch für englische Pubs.«

»Aber an den anderen Tischen kriegen sie doch alle ihr Essen gebracht.«

»Das Essen ja. Getränke nein. Die müssen Sie sich an der Theke holen. Ist Ihnen das nicht schon längst aufgefallen?«

Ich wischte mir mit dem Handrücken über die Augen

und verschmierte wahrscheinlich den letzten Rest von Wimperntusche, nachdem der letzte Rest von anständigem Benehmen meinem Bruder gegenüber schon längst über die Wupper gegangen war. »War ein langer Tag.«

»Von woher sind Sie angereist?«

»Aus Hessen. Einem kleinen Ort im Lahn-Dill-Kreis.«

»Wie romantisch.«

»Eigentlich komme ich aus Hamburg«, beeilte ich mich zu sagen. Es war mir ein Bedürfnis, klarzustellen, dass mein Leben eigentlich auf einem anderen Kurs unterwegs war und dass ich an diesem Steg nur einen kleinen Zwischenstopp einlegte.

»Was Sie nicht sagen!«, rief sie. »Ich auch.«

»Mutti und ich wollten eigentlich die Reise machen«, schaltete sich Nils ein. »Aber dann ist Mutti vom Terrassengeländer gefallen, als sie die Dachrinne geputzt hat, und jetzt liegt sie im Krankenhaus und hat Schmerzen, und Nelly musste mit, obwohl sie England nicht mag.«

Plötzlich war es um uns herum ganz ruhig geworden. Und während ich mir einige Schrecksekunden lang einbildete, jeder in diesem verdammten Pub in Canterbury spräche Deutsch, dämmerte mir erst allmählich, dass sie alle vermutlich nur von der hektischen Stimme meines Bruders aufgeschreckt worden waren.

»Geht's noch ein bisschen lauter?«, pfiff ich ihn an, während sich die Leute an den anderen Tischen wieder ihren Gesprächen zuwandten.

»Mein Bruder«, sagte ich kopfschüttelnd. »Er versteht manches falsch.« Ich sprach über ihn, fiel mir auf, wie andere über den komischen Vogel in ihrer Nachbarschaft. Mitleid mit einer Prise Überheblichkeit.

Ich schämte mich, aber nicht lange. Zu groß war mein Ärger über seine Angewohnheit, wie ein Kind immer die

Wahrheit herauszuplappern. Warum konnte er nicht mal lügen? Die Welt im Zeichen von Diplomatie und Völkerverständigung anschwindeln? Oder besser noch: nicht zu allem seinen Senf dazugeben?

»Er sieht so normal aus«, sagte die Blonde. »Zuerst merkt man gar nicht, dass etwas mit ihm nicht stimmt. Ist das genetisch?«

Während ich noch nach einer Antwort suchte, klingelte ihr Handy. Sie sagte ein paar Sätze ins Telefon (»Ich kümmere mich um das Thema. Blog und Print. Du weißt doch: Jeder neue Trend interessiert mich!«), dann schlenderte sie, mir noch einmal kurz zulächelnd, mit Handy am Ohr und Weinglas in der Hand nach draußen, wo sich an diesem Sommerabend auf der Straße vor dem Pub weitere Gäste versammelt hatten, denen es im Biergarten zu voll und im Lokal zu stickig war.

Ich erhob mich und ging zur Theke, erleichtert darüber, dass der Zapfer verschwunden war und die junge Frau, die vorhin den Gästen das Essen serviert hatte, nun seinen Job machte. Sie trug ein T-Shirt mit einem Strasskrönchen auf der Brust.

God Save the Queen!

Diese Person war so viel angenehmer als der aufgeblasene Flegel mit seiner barschen Männlichkeit und der behaarten Britenbrust, von der sein ein paar Knöpfe weit offen stehendes Hemd einiges hatte erahnen lassen.

Ich bestellte ein Bier für mich und eine Cola für Nils und ließ mir die Speisekarte aushändigen, denn vor Hunger flatterte mein Magen. Für meinen Bruder orderte ich Fish & Chips, für mich wählte ich »Spitfire Ale Sausages with Bubble & Squeak Mashed Potatoes and Caramelised Onion Gravy«, was auch immer das sein mochte. Ich googelte auf meinem Smartphone. »Spitfire« bedeutete Hitzkopf. »Ale«, das wusste ich, war Bier und »Sausages« waren Würstchen. Es konnte sich also nur um hitzköpfige Würstchen handeln, beschwipst vom Alkohol und feuerspeiend durch Chili. Das passte. Mir war nach Promille, und mir war nach scharf. Dazu gab's Kartoffelbrei mit karamellisierter Zwiebeltunke, aber warum der Blasen warf und quietschte, war vermutlich eines der Geheimnisse englischer Küche, die meiner Meinung nach, zumindest was ich davon gehört hatte, ohnehin eher ein kulinarisches Missverständnis als eine Meisterleistung war.

Ich trank einen großen Schluck von meinem Bier, befahl meinem Bruder, sich keinen Zentimeter von seinem Platz zu rühren, und machte mich auf zur Toilette. In dem kleinen Vorraum voller Plakate, die für Kino und Konzerte in Canterbury warben, nutzte ich die Chance und rief Ashok an.

»Hi«, sagte ich kurz angebunden, denn die Hitze in dem kleinen Raum war unerträglich, zumal auch die Küche von hier abging. Ich hörte es an diesem typischen Brei aus Küchengeräuschen, die durch die Ritzen der hellgrauen Schwingtür mit dem Guckloch nach draußen drangen und die ich nur allzu gut kannte: das Klackern der Messer auf dem Brett, das Hacken des Fleischbeils, das Scheppern beim Hervorholen der Töpfe, das Herunterfallen eines Pfannendeckels, das Zischen heißen Fetts, das Blubbern auf dem Herd und das Gurgeln der Spülmaschine.

»Wo bist du gerade?«, erkundigte sich Ashok.

»Im Pub. Ich habe hier mal in der Speisekarte gestöbert. Ich bin kein Fan der englischen Küche, wie du weißt, aber vielleicht ist die eine oder andere Anregung für uns dabei.«

»Sag!«

»Die schmieren auf all ihre Sandwiches Chutney. Schinkenbraten mit Tomaten-Chutney. Reifer Cheddar, das ist dieser orangefarbene Käse …«

»Ich weiß.«

»… mit Pflaumen-Apfel-Chutney. Klingt gut, finde ich.«

»*Ist* gut«, sagte er. »Chutneys stammen nämlich aus Indien.«

»Hätte ich mir denken können!«

»Die Engländer haben sie in der Kolonialzeit nach Europa gebracht. Glaubst du, die Deutschen mögen Chutneys?«

»Käme auf einen Versuch an.« Ich verdrehte die Augen. »Und dann haben sie hier natürlich auch Pulled Pork bis zum Abwinken. Aber mit diesen Chutneys hätten wir etwas, was die anderen nicht haben. So eine Art Alleinstellungsmerkmal unter den Food Trucks.«

»Hast du eins probiert?«

»Mache ich noch. Jetzt habe ich mir erst mal was anderes bestellt.« Ich kicherte. »Kannst du dir was vorstellen unter ›Bubble & Squeak Mashed Potatoes‹?«

»Nein.«

»Du wirkst so bedrückt. Stimmt was nicht?«

»Nein, nein. Alles okay. Ich bin froh, dass du jetzt diese Richtung vorgibst.«

»Wie meinst du das?«

»Du scheust nicht mehr vor Experimenten zurück.«

Was er damit meinte, sollte mir erst viel später aufgehen.

»Vielleicht«, sagte ich abschließend, »steigen wir einfach um auf ›Bubble & Squeak Mashed Potatoes‹.« Ich lachte. »Quietschen! Ich weiß nur, dass die Gummisohlen meiner Sportschuhe immer auf dem Holzfußboden gequietscht haben, wenn wir in der Schule Basketball hatten.«

Während wir uns verabschiedeten, verstummte ich mit einem Schlag, als ich mich umdrehte und sah, dass hinter meinem Rücken an der Schwingtür zur Küche der Mann von der Bar stand. Wie lange schon, vermochte ich nicht zu sagen.

Er schien kurz davor, wütend zu werden, vielleicht war er es auch schon längst. Seine unordentlichen Brauen waren in die Höhe gezogen.

»Was treiben Sie hier? Betriebsspionage?«

Ich riss meine Augen auf und stieß ein überdrehtes Lachen aus. »Geht's noch?«

»Warum geben Sie die Gerichte auf unserer Karte weiter?«

»So wie man als Tourist auch Fotos macht, wenn man irgendwo hinkommt, wo man noch nie war. Seien Sie doch stolz, dass jemand von Ihrer Karte beeindruckt ist.«

»Das klang mir eher nach professionellem Interesse.«

»Denken Sie, was Sie wollen. Kommt Ihr Vater etwa auch aus Braunschweig?«

Er schaute mich an, wie man Leute anschaut, von deren Gehirn die heiße Jahreszeit bereits große Teile weggeschmolzen hat. Ich versuchte, seine weit auseinanderstehenden blauen Augen zu ignorieren, die funkelten wie die einer launischen Siamkatze und bei deren Anblick das Herz anderer Frauen vielleicht Paso Doble getanzt hätte. Meines tanzte noch nicht mal langsamen Walzer.

»Sie sprechen Deutsch«, erklärte ich.

»Spricht man Ihre Sprache nur in Braunschweig? Ich habe ein paar Semester in Kassel studiert«, sagte er. »Ökologische Landwirtschaft.«

»Wird man da nicht eher Farmer als Zapfer?«

»Sie sind zu neugierig.« Er machte auf dem Absatz seiner speckigen schwarzen Stiefel kehrt. Die klobigen Dinger im Hochsommer waren ein weiteres Indiz dafür, dass er sich gerne als ungehobelten Cowboy inszenierte und Wert legte auf Freiheit und Achselschweiß. Wie eine Kampfansage stieß er die Schwingtür auf und verschwand in der Küche.

»Da nimmt sich aber jemand entsetzlich wichtig«, brummte ich vor mich hin. »Danke schön für das reizende Gespräch, Arschloch!«

Ich war kaum an unseren Platz zurückgekehrt, wo mein Bruder exakt in der Haltung saß, in der ich ihn vor ungefähr fünf Minuten verlassen hatte, da kam er auch schon auf uns zu. Mr. Nice Guy. Mit zwei Tellern in der Hand. Man konnte gegen ihn sagen, was man wollte, vielseitig war er. Bauer. Barmann. Kellner, der das Essen aus der Küche anschleppte.

»Fish & Chips für Sie, Sir«, sagte er ausgesucht freundlich zu meinem Bruder. Hey, der konnte ja lächeln! Und er konnte es genauso schnell wieder ausknipsen. Was er tat, als er meinen Teller vor mich hinstellte. »Die quietschenden Gummisohlen für Sie, Madam.«

»Hätte auch durchaus sein können, dass Fish & Chips für mich ist«, sagte ich spitz.

»Gut gekocht«, warf mein Bruder ein.

»Ich habe Ihr Telefonat mit angehört. Schon vergessen?«

»Wie abgebrüht Sie sind! Belauschen Ihre Gäste.«

»Und Sie? Spionieren die Karte aus.«

»Nun haben Sie sich mal nicht so! Klären Sie mich lieber darüber auf, was ich jetzt esse. Sieht übrigens gar nicht so übel aus.«

Noch nicht mal das konnte ihm ein Lächeln entlocken.

Der würde eine Friedenspfeife auch dann ablehnen, wenn sie ein Erbstück von Sitting Bull wäre.

»Was glauben Sie denn, was es ist?«

»Scharfe Bier-Würstchen«, sagte ich.

Er lachte ein unverschämt dröhnendes Lachen, das seinen miesen Charakter und wundervoll ebenmäßige Zähne zugleich offenlegte und den halben Laden dazu brachte, zu uns herüberzuschauen. Besten Dank auch!

»Sie meinen wegen ›Spitfire‹?«

»Das heißt Hitzkopf. Feuerkopf. So viel Englisch kann ich.«

»Meine Schwester kann gut Englisch. Sie ist sehr klug«, sagte Nils, und er klang so stolz, dass mir fast die Tränen gekommen wären, hätten die Wutblitze in meinen Augen nicht allen Platz für sich allein beansprucht.

»Schwester also. Ich hab's mir fast gedacht. Und wie heißt die Schwester?«

»Nelly«, sagte Nils. »Nelly Schrader. Nelly ist ein schöner Name. Schrader will keine Sau heißen, sagt Nelly immer.«

»Und Hitzkopf ist der zweite, tippe ich mal«, sagte der Barkeeper/Kellner/Ökobauer. »Also der zweite Vorname von Nelly. Nelly ›Hitzkopf‹ Schrader.«

»Sehr witzig.« Mein Ton war schneidend, geschärft durch Müdigkeit und Ungeduld. Warum ging er nicht endlich und ließ uns in Ruhe essen?

»›Spitfire‹«, dozierte er, nachdem er sich als Gerald Buchanan vorgestellt hatte, »ist die Biersorte, in der die Würstchen mariniert wurden. Und ›Bubble & Squeak Mashed Potatoes‹ ist nichts anderes als ein Pfannengericht, das einst aus der Resteverwertung der Arme-Leute-Küche entstand. Ähnlich wie in Deutschland das Bauernfrühstück.«

»Und was soll da blubbern und quietschen?«, fragte ich.

»Das Blubbern kommt vom Brodeln beim Heißmachen und das Quietschen vom Hin- und Herschieben mit dem Pfannenwender. In Ihrem Fall heißt das nichts anderes als knusprig aufgewärmter Kartoffelbrei.« Er hielt die Hand seitlich vom Mund und raunte mir zu: »Das nur, um die Speisekartenspionage komplett zu machen. Guten Hunger.«

»So ein Theater um ein bisschen aufgewärmtes Kartoffelmus«, schimpfte ich leise vor mich hin. »Auf so ein Gericht muss man auch erst mal kommen.« Er war schon ein paar Schritte davongegangen, da kam er noch mal zurück, um sich nach Nils' Namen zu erkundigen und vorwurfsvoll auf sein noch unangetastetes Colaglas zu blicken.

»Sie mögen dieses Bonbonwasser nicht, oder?«

Nils schüttelte den Kopf. »Mutti sagt, es hat viel zu viel Zucker. Und Zucker ist ungesund. Na ja.«

»Ein richtiger Mann«, sagte Gerald Buchanan, der sich offensichtlich genau dafür hielt, »der braucht nach Feierabend einen alten Single Malt Whiskey aus den schottischen Highlands und ein frisches Bier. Ein großes.« Er lief zur Theke und kam kurz darauf mit zwei Gläsern zurück. Whiskey und Bier. Beides stellte er vor meinem Bruder ab. »Cheers! Geht aufs Haus.«

Damit marschierte er davon, um sich selbst ein Bier zu zapfen. Wie eine Furie sprang ich auf und stelzte zum Tresen. »Das ist unverantwortlich«, meckerte ich. »Falls Sie es noch nicht mitgekriegt haben, ignorant, arrogant und egoistisch, wie Sie sind: Mein Bruder ist behindert. Sie wissen doch gar nicht, was der Alkohol in seinem Kopf anrichtet. Wollen *Sie* es auf Ihre Kappe nehmen, wenn was passiert? Ja?«

»Vielleicht sollten Sie sich besser mal fragen, ob mit *Ihrem* Kopf alles stimmt.«

»Unverschämtheit!«

»Ihr Bruder hat es in seinem Leben bestimmt nicht leicht, oder? Hat er nicht mal ein bisschen Spaß verdient?«

»Wenn für Sie Alkohol gleichbedeutend mit Spaß ist, dann haben Sie ein Problem.«

Er deutete mit dem Kopf zu dem Bierglas neben meinem Teller. »Warum trinken Sie dann nicht Ginger Ale?«

Ich schleuderte die Haare zurück, senkte meine Wimpern auf halbmast und schaute ihn aus schmalen Augen zornig an.

»Gönnen Sie sich doch mal was Richtiges«, sagte er. »Etwas, das Sie lockermacht. Ich empfehle Gin Tonic.«

»Ich hasse Wacholder. Und von Tonic kriege ich Sodbrennen.«

Damit stob ich davon.

Mein Bruder nippte am Whiskey, holte tief Luft und sagte mit kratziger Stimme, da ihm gerade der Single Malt Whiskey aus den schottischen Highlands die Kehle aufraute: »Schön! Schön hier, Nelly, findest du nicht? Wenn wir morgen die Kirche angucken …«

»Die Kathedrale von Canterbury …«

»Dann muss ich Mutti eine Karte schicken.«

Rezept für Spitfire Ale Sausages with Bubble & Squeak Mashed Potatoes and Caramelised Onion Gravy

Wie man das zubereitet? Mann, Sie stellen vielleicht Fragen! Manchmal muss man eben tüfteln. Das gilt für russische Mini-U-Boote, für Eisbärskulpturen aus alten Computertasten und für Rezepte. Hier das Ergebnis nach dem Erlebnis: Tunken Sie Bratwurst (grobe, feine, Bratwurstschnecken, Nürnberger Rostbratwürstchen, ganz, wie Sie mögen) Stunden vor dem Braten oder Grillen – am besten über Nacht – in eine Marinade aus dunklem Bier (z. B. Schwarzbier), die Sie mit scharfem Senf, etwas Meerrettich aus dem Glas und einem Teelöffel Honig angereichert haben.

Dann kümmern Sie sich um den karamellisierten Zwiebel-Jus. Zwölf mittelgroße Zwiebeln in Ringe oder Scheiben schneiden und zu einem großen Stück geschmolzener Butter in eine Pfanne geben. Deckel drauf! Zehn Minuten köcheln lassen, bis die Zwiebeln weich sind, Deckel entfernen, ein bis zwei Teelöffel braunen Zucker hinzugeben, dann noch mal 15 bis 20 Minuten in der offenen Pfanne vor sich hin simmern lassen, bis nicht alles Gold ist, was glänzt, aber wenigstens die Zwiebeln.

Nun die Würstchen braten! Wenn sie rundherum eine schöne braune Farbe haben (nach zirka 15 Minuten dürfte es so weit sein), aus der Pfanne nehmen und warm stellen. Die vorbereiteten Zwiebeln in die Würstchenpfanne geben, kurz unter Rühren im Bratfett brutzeln lassen, ein paar frische Thymianblättchen und einen knappen halben Liter Rinderbrühe oder -fond hinzugeben, mit Worcestershiresauce und frisch gemahlenem Pfeffer abschmecken. Den Zwiebeljus über die Würstchen geben und servieren.

Gebratenen Kartoffelbrei kriegt man, indem man Kartoffelbrei brät. Mehr gibt's dazu nicht zu sagen.

Tipp: Butter wäre schön zum Anbraten, oder Butterschmalz. Die Hardcore-Anhänger der weltweiten ›Bubble & Squeak Mashed Potatoes‹-Fangemeinde pimpen das Püree mit gedünstetem Gemüse, bevorzugt in Grün. Was man so dahat und was wegmuss. Rosenkohl, Wirsing und Grünkohl im Winter, frischen Spinat, Mangold, Erbsen im Sommer (tiefgefroren geht auch, ist jetzt eh egal). Das Grüne muss ins Gelbe, so simpel ist das.

Schmeckt leider ziemlich gut. Eigentlich genial. Wenn Ihnen dieses Gericht vor Ihren Freunden peinlich ist, die Sie fragen, was es bei Ihnen am Wochenende Gutes gab, können Sie ja flunkern: »Was wohl? Den von uns allen heißgeliebten Brokkoli mit Seidentofu-Sauce.«

6. Kapitel

Zitat des Tages:
Ein gutgeschnittenes Kleid steht jeder Frau. Punktum! (Coco Chanel, Mode-Ikone)

Gericht des Tages (englisch):
Banana and Cinnamon Porridge

Es war Samstag. Früher Morgen. Die pralle Sonne schien in mein Zimmer. Ich öffnete das Fenster, das zum Garten hinaus lag. Blütenduft und Vogelgezwitscher. Ein kleines Gewächshaus. Buschige Stauden von blau und violett, pink und rosa blühenden Hortensien, Rohrkolben um einen Teich, die sich im Wind wiegten. Aus dem Dickicht der Rosensträucher lugten dralle rote Knospen hervor. Und so ging es immer weiter, wohin ich auch blickte, es wuchs und wucherte.

Mrs Frost hatte der Welt etwas Gutes getan.

Das ließ sich auch über das Innere des Hauses sagen. (Das Kuriositätenkabinett im Eingangsbereich mal ausgenommen. Jeder hat seine Badeentenmomente.) Mein Zimmer war geräumig. Ein großes Bett aus Mahagoni, Wände wie blasses Rouge in Apricot, seidene Kissen mit orientalischen Mustern in den Farben Lila, Orange und Bordeaux, ein Feuerplatz mit zwei zierlichen dunkelroten Sesseln davor, ein Flatscreen an der Wand, Holzdielen auf dem Fußboden, eine Magnolienduftkerze auf dem Kaminsims, Zitronenseife und flauschig weiße Handtücher im Bad. Ich schaltete den Fernseher ein, landete bei einem Food Channel, wo vier Kandidaten darum kämpften, wer die besten Cupcakes zustande brachte, warf den Wasserkocher an, entschied mich gegen Instantkaffee und für Earl Grey. God Save the Queen auch für die gastfreundliche Angewohnheit der Briten, schon auf dem Zimmer von Teebeuteln über Kaffeepulver bis hin zu köstlichen Plätzchen, in diesem Fall mit kandierten Orangenstückchen, alles für ein kleines Frühstück bereitzuhalten. Die Augen noch vom Schlaf verklebt, hatte man schon die ersten Kekskrümel im Mund.

Als ich geduscht hatte, sah ich nach meinem Bruder. Es war kurz vor zehn. Elf Minuten vor zehn, um genau zu sein. Ich holte ihn elf Minuten früher ab als gestern vorm Schlafengehen verabredet. Konnte schon nicht so schlimm sein, dachte ich. Ich war fertig, mir war langweilig, ich hatte Hunger.

Es dauerte lange, bis sich was tat. Ich hatte das Gefühl, schon ewig hier im Flur im ersten Stock zu stehen und zu warten, einen antiken Bücherschrank im Rücken, bevor endlich etwas geschah. Zögerlich wurde geöffnet. Nils' Kopf schob sich durch die Tür. In seinen Augen hinter den Brillengläsern loderte Panik.

»Was ist los?«, fragte ich zur Begrüßung.

»Du bist zu früh.«

»Elf Minuten.« Ich schaute auf meine Armbanduhr. »Stimmt gar nicht. Jetzt sind es nur noch neun.« Mein Blick fiel auf seinen Schlafanzug. »Bist du jetzt erst wach geworden?«

»Um 5:38 Uhr. Um 5:44 Uhr bin ich aufgestanden.«

»Um was zu machen?« Ich trat ein und schloss hinter mir die Tür.

»In den Garten zu gucken. Die Bäume müssen beschnitten werden. Warum sieht das die Frau nicht?« Auch sein Fenster ging nach hinten raus, auf das Glasdach des Gewächshauses. Von hier aus hatte man eine etwas andere Aussicht, und so entdeckte ich Neues. Eine Buchsbaumhecke und einen schmiedeeisernen Bogen, um den sich gelbe Rosen rankten. Von dort aus führte ein schmaler Weg zu einer Terrasse, die von vier großen steinernen Kugeln eingerahmt wurde.

»Manchmal ist Wildwuchs viel schöner«, sagte ich, mich mit rollenden Augen zu meinem Bruder umdrehend, der, die Hände auf dem Rücken verschränkt, mitten im Zimmer stand. »Dann hattest du doch alle Zeit der Welt. Warum bist du noch nicht fertig?«

»Du bist zu früh. Es ist noch nicht zehn.«

»Die paar Minuten machen den Kohl auch nicht fett.«

Na gut! So kamen wir nicht weiter.

Ich hätte jetzt gern jemanden dafür verantwortlich gemacht, dass der Beginn dieses Tages bereits gründlich vergurkt war, und wer würde sich da besser eignen als dieser schreckliche Mensch von gestern Abend, dem die Arroganz wie ein giftiges Stoffwechselprodukt aus allen Poren strömte? Er hatte eine grottenschlechte Gesamtnote verdient, schon weil er Nils mit Whiskey und Bier abgefüllt hatte und wohl das der Grund dafür war, dass mein Bruder nicht pünktlich fertig wurde. Das würde hängenbleiben. Für immer. Ich war nachtragend. War ich nun mal. Aber da der Stinkstiefel, dem ich noch nicht mal den Gefallen tun würde, ihn in meinem Kurzzeitgedächtnis zu positionieren, nicht da war, musste ich wohl oder übel vor meiner eigenen Tür fegen. Was nicht so richtig Spaß machte, weil der Dreck bei anderen viel dreckiger war.

Im Moment, als ich geklopft hatte, das wusste ich wohl, war Nils der Tag entgleist. Mein zu frühes Auftauchen war wie ein Paukenschlag in einem gleichförmigen Klangbild, in dem er allein den Rhythmus vorgab. Als ich ihn ins Bad scheuchen wollte, zitterte er am ganzen Körper, stammelte unter Tränen, Schlucken, Würgen und Schluchzen. Da würde er nicht reingehen. Die Matte hätte Flusen, und die Handtücher zögen Fäden. Und so konnte Nils erst ins Bad, nachdem ich mit meiner Nagelschere sämtliche Fäden gekappt und mit dem Nassrasierer für meine Beine die Flusen vom Vorleger gemäht hatte, bis dieser so perfekt manikürt war wie der Rasen hinter dem Haus.

Niemand hatte gesagt, es würde leicht werden.

Zum Frühstück gab's Klassik. Zwischen neun und sechzehn Uhr Beethoven und Bach, so erläuterte Laura Frost, als sie an unseren Tisch trat, um die Bestellung aufzunehmen, vom Nachmittag bis zur abendlichen Heimkehr der Gäste Jazz.

»Tschaikowsky, Klavierkonzert, Nr. 1 b-Moll«, sagte sie, »darf es Tee oder Kaffee sein, Sweethearts?«

Ich bestellte uns Kaffee, und dazu all die köstlichen Dinge, die dazu neigen, als Fettaugen auf unserem Blut zu schwimmen: Spiegeleier, knuspriger Bacon, gebratene Schweinswürstchen, gebackene weiße Bohnen, Toast mit gesalzener Butter und, um das Gewissen zu besänftigen, eine kleine Gemusebeilage in Form von Champignons und Tomate, sowie Haferbrei mit Banane als kulinarisches Fitnesstraining. Das Esszimmer war eine Mischung aus Blümchenromantik und Landhausstil, der wuchtige Tisch, die Stühle, der Vitrinenschrank waren aus honigbraunem Pinienholz, auf Kissen, Vorhangstoffen, Tassen und Lampenschirmen wuchsen Rosen, die goldgerahmten Stiche an den Wänden zeigten Szenen einer Fuchsjagd, in einem altmodischen Keramikkrug mit Blütendekor stand ein Sommerstrauß aus Löwenmäulchen, Rittersporn, Wicken und Glockenblumen, pralle Pracht in Rosa, Blau und Violett, und im oberen Teil der Vitrine lächelten hinter Glas Mitglieder der englischen Königsfamilie von weißen Tellern hinab auf Karaffen mit Saft und Milch und Schüsseln voller Müsli, Cornflakes und Obstsalat.

Mrs Frost war die perfekte Gastgeberin. Es stimmte alles. Mit Tschaikowsky, dem Geruch gebratener Eier, dem zarten Orangenduft der Wicken und dem von frisch geröstetem Toast glitten wir hinein in den Tag, begleitet von Sonnenstrahlen auf glänzendem Holz, dem Gelächter und Gemurmel und dem Klirren des Bestecks an dem großen Tisch, um den außer uns noch eine vierköpfige französische Familie saß. Unsere Wirtin wusste alles und hatte Tipps für jeden. Sie wusste, wann in der weltberühmten Kathedrale, durch deren Fenster fast überirdisch blau das Licht brechen sollte, der nächste Gottesdienst stattfand, sie konnte einem genau sagen, wo man den höllisch scharfen Senf bekam, der sogar in den Buckingham Palast geliefert wurde und gegen den unser Löwensenf wie ein harmloses Kleckschen Apfelmus rüberkam, und sie kannte die Zugverbindungen nach London aus dem Effeff.

»Darf ich Sie nach Ihren Wochenendplänen aushorchen?«, fragte sie, als sie Kaffee nachschenkte.

»Wir müssen morgen zu einer Hochzeit«, sagte ich.

»Müssen!«, empörte sie sich. »Wie kann man denn zu

einer Hochzeit *müssen* müssen? Sind es nicht Feste wie diese, die einen übers Jahr bringen?«

Ich öffnete den Mund, um zu widersprechen, denn ich hatte mir nie etwas aus Hochzeiten gemacht. All die Reden und Spiele, die Bräuche wie Brautentführung und Babystrampler auf der Wäscheleine im Vorgarten, die dreistöckigen cremefarbenen Cremetorten mit rosa Marzipanrosen und roten Fondantherzen, die man zum Schluss, auf Papptellern und mit Alufolie abgedeckt, nach Hause mitbekam, die Alleinunterhalter auf der Hammondorgel in irgendwelchen Gaststätten und Dorfgemeinschaftshäusern.

Doch dann lachte ich und sagte, wie angenehm und sprühend ich Hochzeiten fände. Was machte es da schon, dass ein paar Gläser Sekt dazu beitragen mussten?

»Sie sind vermutlich zu Gast bei der Vermählung des Deutschen mit der Schottin.«

»Julian Gutberlet«, sagte ich. »Er ist unser Cousin.«

»Ist er nicht Dozent an der University of Kent?«

Ich nickte. »Vergleichende Literaturwissenschaft. Sie kennen ihn?«

»Ich kenne hier jeden. Jede Spinne. Jeden Spinner. Seine Zukünftige, Megan MacAlister, ist ein zauberhaftes Geschöpf. Und Ihr werter Cousin ist ausgesprochen sympathisch. Die beiden werden reizende Kinder haben.«

»Sie ist bunt«, meldete sich mein Bruder zu Wort.

Mrs Frost guckte irritiert.

»Mein Bruder meint, sie schminkt sich etwas zu stark.«

Sie schmunzelte. »Was für eine originelle Beschreibung. Freuen Sie sich auf einen unvergesslichen Tag! Sie heiraten in ›Winters Barns‹.«

»Was ist das?«, wollte ich wissen. »Ein Hotel?«

»Das ist ein Komplex historischer Scheunen, *barn* heißt

Scheune, aus dem Jahre 1690. Entzückend restauriert. Umgeben von Feldern und Wiesen, so weit das Auge reicht. Die schönste Hochzeits-Location, die man sich vorstellen kann. Sie sind nicht …?« Sie schaute vielsagend auf meinen nackten rechten Ringfinger.

»Nelly will nicht heiraten«, kam mir mein Bruder zuvor.

Sie beugte sich etwas zu mir herunter, schob eine Marmeladen-Menage mit Glasschälchen voll Orangenkonfitüre und Zitronenaufstrich in die Nähe meines Tellers und raunte: »So eine hübsche Frau wie Sie.«

»Danke für das Kompliment. Aber ich bin glücklich so, wie es ist«, antwortete ich und war erpicht darauf, schnellstens das Thema zu wechseln. »Wo ist denn diese Scheune?«

»Nur einen Steinwurf vom Stadtzentrum entfernt. Sie sollten trotzdem eine Taxe nehmen. Sie wollen doch gewiss an dem einen oder anderen Gläschen nippen, und der Rückweg zu Fuß auf hohen Absätzen ist zu weit. Sie werden doch hohe Absätze tragen, my dearest?«

»Klar«, entgegnete ich und überlegte, ob meine bunten Sneakers oder die gelben Flipflops mit der Plastikblume am Riemchen die höheren hatten. »Ich werde hohe Schuhe tragen, und ich werde nippen.«

»Nelly kippt den Wein wie Wasser«, petzte Nils.

»Was erzählst du für einen Unsinn?«, sagte ich und kriegte das Kunststück fertig zu lachen, während ich mir eine deftige Schlagzeile für die deutsche Boulevardpresse ausmalte. *Deutsche stößt behinderten Bruder von der Brücke*. Oder, noch doller, da Journalisten die Alliteration lieben … *Deutsche stößt behinderten Bruder von britischer Brücke*. »Gibt's hier einen Fluss?«, wandte ich mich an Mrs Frost.

»Den Stour.«

»Hat Mutti mal gesagt«, schob mein Bruder nach.

Ein paar Sekunden vergingen in Schweigen. Dann lachte Laura Frost vergnügt, während mit einem fröhlichen Plopp ein paar Weißbrotscheiben aus dem Toaster auf der Anrichte in die Höhe hüpften. »Ich beginne den Tag mit einem Sherry, bevor ich mir nachmittags einen Gin Tonic gönne, der nicht umsonst der Lieblingsdrink von Queen Mum war. Gott hab sie selig!« Sie blickte aus dem Fenster in ihren blühenden Garten und schien etwas Köstlichem nachzuschmecken. »Nichts geht über einen Gin Tonic. Er ist sozusagen das Kleine Schwarze unter den Longdrinks. Zum Dinner erfreue ich mich an einem Glas guten Rotwein, bevor ich den Abend mit einem Whiskey beschließe. Es ist so beruhigend, wenn sich die malzige Wärme in den Eingeweiden ausbreitet. Was hat man denn sonst schon vom Leben als Witwe?« Ein wehmütiges Lächeln erschien auf ihrem Gesicht. Sie straffte ihren Körper, bevor sie weitersprach: »Und was geht an einem warmen Sommertag über ein Picknick mit Pimm's? Mit Gurke.«

»Gurke kommt in den Salat«, sagte mein Bruder streng.

»Wann geht es morgen los?«, hakte sie nach.

»Um 14 Uhr ist die Trauung. Im Garten.«

»Wie romantisch.« Sie blinzelte zur Decke. »Liebe kann so schön sein.« Mit beiden Händen rieb sie über ihre zerbrechlich aussehenden Arme in weicher Wolle, als wollte sie sich wärmen. »Solange die Sonne scheint, ist Pimm's Time. Gut, es wird auch Champagner geben. Es gibt immer Champagner bei solchen Anlässen. Aber Pimm's gehört zu England wie ein Hut zu einer Hochzeit. Sie werden doch einen tragen?«

Ich sperrte die Augen auf. »Hut?«

»An welches Modell haben Sie gedacht? Mit breiter Krempe oder eine Pillbox mit Schleier?«

»Nelly trägt keine Hüte«, stellte mein Bruder klar.

Sie zog die Brauen hoch und seufzte pikiert. »Fangen wir doch noch mal ganz von vorn an. Mit welchem Ensemble gedenken Sie morgen Ihre Mitmenschen zu erfreuen?«

»Ensemble?«, fragte ich in einem Ton, als hätte ich das Wort noch nie gehört.

»Kleid und leichter Mantel? Kostüm?«

»Ich wollte mir noch schnell was besorgen.«

»Soso. Schnell. Aus der Lamäng.«

»Man merkt«, sagte ich und hob meinen Zeigefinger, um sie zum Lachen zu bringen, »dass Ihr Vater aus Deutschland kam.«

Aber sie blieb ernst. »Das Wort ist französischen Ursprungs, und wie Sie sicherlich wissen, bedeutet es, etwas aus dem Ärmel schütteln. Und das ist genau das, was Sie vorhaben. Sie wollen Ihren Hochzeitsdress aus dem Ärmel schütteln. Unverzeihlich. So wird das nie was mit einem eigenen Ring.«

»Nelly will nicht heiraten«, klärte mein Bruder sie zum wiederholten Male auf.

»Ich werde schon was finden heute. Beim Stadtbummel«, versuchte ich, sie zu besänftigen. »Wenn wir uns Canterbury angucken.«

Die Lady schnappte nach Luft. »Oh, Darling! Andere Frauen finden die Frage, was sie zu einer Hochzeit anziehen sollen, wichtiger als die Entscheidung zwischen Feuer- oder Erdbestattung.« Sie schien die Contenance zu verlieren bei dieser für sie undenkbaren Gedankenlosigkeit eines unbeschwert in den großen Tag hinein lebenden Hochzeitsmuffels. Kein Wunder, so appetitlich, wie sie selbst bereits zur Frühstückszeit aussah. Von Kopf bis Fuß gehüllt in Schokomoussebraun, ein leichtes Twinset, trotz der Wärme, die schmal geschnittene Baumwollhose mit graphischem Muster in den Nuancen von Vanille und Karamell. Dazu sandfarbene Wildlederslipper, Perlen in den Ohrläppchen und am Hals und der für sie typische Duft, aus dem besonders der von Lavendel herausstach.

»Tut es weh, wenn man verbrannt wird?«, fragte mein Bruder.

Geistesabwesend schüttelte ich den Kopf. Ich hatte weiß Gott andere Probleme.

Ich war ein merkwürdiges Mädchen. Es wurde Zeit, das zuzugeben. Mir fehlte das Romantik-, das Reise- und das Shopping-Gen. Mehr noch, ich hasste Shopping. Und zwar abgrundtief. Ich kam mit Jeans, Leggings, Tops und T-Shirts, ein paar Pullis für den Winter, einem Parka und einer Lederjacke prima durchs Leben. Mir mangelte es an nichts. Dreihundert Euro im Jahr für Klamotten reichten mir dicke. Von mir aus fünfhundert, wenn man die zwei Paar Schuhe noch dazurechnete, die ich mir gönnte, Stiefel im Winter und Chucks für den Sommer. Shoppen war für mich reine Zeitverschwendung. Nie hatte ich das Glück nachvollziehen können, das manche dabei empfanden. Es hatte sich mir nie erschlossen, wie man sich freiwillig den Anblick von Cellulite-Kratern, den eigenen wohlgemerkt, antun und Geschäfte aufsuchen konnte, die einen Kooperationsvertrag mit Sonnenstudios zu haben schienen. Wie sonst war es zu erklären, dass man blass wie Draculas Brut vor gigantischen Spiegeln stand und hilflos mitansehen musste, wie das eigene Selbstbewusstsein zu Staub zerfiel. Und das gern in Begleitung von einem Rudel befreundeter Masochistinnen. Bei Umkleidekabinen hörte für mich der Spaß auf.

Für Mrs Frost schien er gerade zu beginnen. Mit leichter Hand und in flottem Ton entwarf sie mein Hochzeits-Outfit. »Ich würde Ihnen zu einem Cocktail- oder Etuikleid raten. Knielang. Sie wissen ja sicherlich, Weiß ist der Braut vorbehalten, und Knalltöne sind verpönt. Also, denken Sie gar nicht erst an Rot!«

»Schwarz?«

»Sind Sie in Trauer? Schwarz ist bei einer Hochzeit für jeden weiblichen Gast ein No-Go.«

»Schade. Ich liebe Schwarz. Ein schwarzes Kleid mit silbernem Schal …« Ich schnalzte mit der Zunge. »Das könnte ich mir sehr gut vorstellen.«

»Ich mir auch.« Ihr Blick wurde um ein paar Grad kühler. »Wenn Sie morgen Abend die Hauptrolle in einem Bühnenstück übernehmen würden. Am Ende noch aus Leinen! Dann sehen Sie aus wie eine einzige trauernde Knitterfalte. Entschuldigen Sie mich! Ich bin gleich wieder bei Ihnen.«

Kurz darauf kam sie mit zwei vorzüglich duftenden Schälchen Bananen-Zimt-Porridge zurück.

»Gut gekocht«, sagte mein Bruder, nachdem er den ersten Löffel seines Haferbreis probiert hatte.

Sie nickte ihm freundlich zu und fuhr fort, als habe es keine Unterbrechung gegeben: »Ich empfehle Ihnen etwas in Pastellfarben. Flieder. Mint. Hellblau. Pistazie. Apfelgrün. Ein cremiges Erdbeereisrosa. Ein edles helles Grau. Einen Flamingoton. Oder denken Sie doch nur mal, wie charmant sich ein türkisfarbenes schulterfreies Etuikleid mit einem beigen Paschminaschal machen würde. Und dazu einen Fascinator.«

Fas-ci-was?

Ich schob mir mit den Fingern ein Scheibchen krumpligen Schinkenspeck in den Mund und lauschte hingerissen meinem eigenen Kauen, das sich anhörte wie das Gekruschel von Pergament. Das war etwas Reelles. Das konnte man zuordnen. Von einem Fascinator dagegen hatte ich noch nie gehört. Ich kannte nur den Terminator.

»Das ist ein festlicher Kopfschmuck«, erklärte Mrs Frost, ehe ich fragen konnte. »Man steckt ihn mit Kämmen oder Klammern im Haar fest. Glauben Sie mir, Darling! Daran können sich die Hutdesigner so richtig austoben. Da greifen sie zu Spitze und Perlen und Federn, zu Seidenblumen, Stoffbändern und Schleiern. Vielleicht erinnern Sie sich noch an die Fotos von Prinzessin Beatrice, der ältesten Tochter von Prinz Andrew und Sarah Ferguson, bei der Hochzeit von William und seiner hinreißenden Kate im April 2011.«

»Nicht direkt«, sagte ich.

»Nelly mag keine Könige«, sagte meine Bruder.

»Sie hatte einen Fascinator auf dem Kopf«, ließ sich Mrs Frost nicht beirren, »der als schweinepastetenfarbenes Geweih Furore machte.« Sie senkte die Stimme zu einem Flüstern. »Durch die Presse geisterte er gar als Klobrille.«

Sie googelte das Foto auf ihrem Smartphone.

»Genau mein Ding«, sagte ich und grinste meinen Bruder an, der mir mit Olli zuwinkte. Der durfte kurz Luft schnappen, bevor er zurückmusste in seine braune Umhängetasche. War mir noch nicht mal peinlich. Die Franzosen waren gegangen, und wenn sich hier der Adel solche Teile aufs Haupt stülpte, dann sollten sie mal alle den Ball schön flach halten. Dieses Land war voll von Menschen, die einen Spleen hatten. Von Köchen, die Kartoffelmus brieten, von Leuten, die rechts lenkten und links fuhren und ihre Fish & Chips aus Zeitungspapier aßen, und von rothaarigen, porzellanhäutigen Prinzessinnen, die kuriosen Kopfputz trugen, nur weil andere den Bund fürs Leben schlossen. Da war ein fünfundvierzigjähriger Tourist mit Puppe im Handgepäck nun wirklich keine große Sache. Langsam begann ich, England zu mögen. Ich konnte mir auf einmal sogar Pommes mit Malzessig vorstellen.

Als mir Mrs Frost anbot, mich auf meiner Shoppingtour zu begleiten, nahm ich ihr Angebot an. Dreizehn Geschäfte, zweiundfünfzig Kleider und neunundzwanzig Hüte und Fascinators später war ich im Besitz eines Etuikleids samt passendem Bolerojäckchen aus schimmerndem Satin, der die Farbe von Enteneiern hatte. Dazu kamen silberne Riemchensandalen mit hohen Absätzen und eine Handtasche ohne Henkel, die Mrs Frost fachmännisch als Clutch bezeichnet hatte. Man konnte sie notfalls auch als Kellnerbörse verwenden, wenn man einen Nebenjob als Bedienung annehmen musste, wozu es angesichts meines durch die Einkäufe leergeräumten Kontos über kurz oder lang kommen würde. Während einer kurzen Rast hatte ich, zusätzlich zum Gratis-Sekt in den Geschäften, Bekanntschaft mit Pimm's gemacht (auch hier ließ sich sagen: God Save the Queen), und mein ganz persönliches Stück Adel zum Aufsetzen besaß ich inzwischen auch. Einen taubengrauen Fascinator, an dessen Reif eine Stoffrose und Tüllschleifen über meinem Kopf schwebten. Eine Art Teletubbies-Antenne für Erwachsene. Erst hatte ich mit einem Minihut im Farbton einer Tanne geliebäugelt, an dem eine so große Pfauenfeder emporragte, dass ich mit ihr die Wolken hätte kitzeln können. Auch der hätte sich gut gemacht, fand ich, zu dem zart grünlich schimmernden Hellblau meines Kleides. Doch als die Wirkung von Pimm's mit Gurke nachließ, durchfuhren mich zwei Blitze. Der eine brachte Kopfschmerzen, der andere die Vernunft. Ich sollte es wirklich nicht übertreiben. Ich war immer noch Anfängerin.

Am nächsten Tag war das Zimmer voller Sonne, und beim Blick in den Spiegel überraschte mich eine andere. Um es konkret zu sagen: eine um zehn Jahre gealterte Frau. Das war doch nicht ich! Gestern, während mir bei der Anprobe der Sekt durch die Adern pritzelte, hatte ich mich berauschend gefühlt (berauscht auch, durchaus), schlank und schön und geschmeidig. Jetzt im blendenden Licht des Morgens kam ich mir overdressed vor und hegte die Befürchtung, dass mich so ziemlich jeder an diesem Tag für die Brautmutter halten würde. Vielleicht lag es an der englischen Luft, geschwängert vom Wacholder-Aroma des Gins, dass man hier die merkwürdigsten Marotten entwickelte und Geld für Dinge ausgab, die man niemals mehr brauchen würde. Clutch? Klatsche!

»Gut gewählt«, lobte mein Bruder, der die Stunden während meines Einkaufsbummels bei Radiomusik und Blick auf all die Dinge vor seinem Fenster verbracht hatte. »Du siehst aus wie eine richtige Frau.«

Damit war es offiziell. Ich hatte etwas falsch gemacht.

Ich weiß nicht, ob meine Haare den Ehrgeiz hatten, sich farblich dem Gebilde auf meinem Kopf anzugleichen, aber ausgerechnet an diesem Morgen entdeckte ich den ersten Anflug von Grau, als ich mir gerade eine gepflegte Fönwelle verpassen wollte.

Ich hatte nur ein Fädchen entdeckt, aber immerhin. Juli und Sonne und ein blank geschrubbter Himmel und das erste Anzeichen von Winter auf meinem Kopf. Das war nicht fair. Als ich ein Selfie schoss und es an Ashok schickte, verbunden mit der Bitte um Auskunft darüber, wie unser Food-Truck-Angebot am morgigen Montag aussehen würde, kam seine schriftliche Reaktion prompt.

Schöne Tage soll man am Abend loben, schöne Frauen am Morgen.

Das war nett. Mehr noch. Es war charmant. Darauf verstand er sich. Aber auf meine Frage war er nicht eingegangen. Ich unternahm einen neuen Anlauf.

Dein Aussehen, dein Lächeln und deine Komplimente – und schon bin ich verloren. Was gibt's morgen zu essen?

Dein Kleid. Dein Hut. Wie eine Königin, schrieb er zurück.

Ganz klar. Er wich mir aus. Neuer Versuch.

Eine Königin hat das Recht zu wissen, was an ihrem Hof los ist, auch wenn der Hofstaat heute freihat.

Keine Antwort.

Ich musste ihn sprechen und drückte seine Nummer. Erstaunlicherweise war er sofort am Telefon; im Hintergrund klapperten Töpfe.

»Habt ihr schon was von der reizenden Stadt gesehen?«

»Viele Geschäfte. Ein paar Pubs. Und die Kathedrale. Was mich vielmehr interessiert: Seit wann kochst du um diese Uhrzeit?«

Es war zwölf Uhr in England und aufgrund der Zeitverschiebung in Deutschland eine Stunde später.

»Sonntags soll man lunchen«, sagte Ashok.

»Das ist ja was ganz Neues bei dir«, wandte ich ein.

Als ich Mick Jaggers Tarzanschrei aus meiner Kuckucksuhr vernahm, hörte ich die Nachtigall trapsen.

»Warum bist du in *meiner* Küche? Hast du keine eigene?«

»In deiner ist mehr Platz. Und du bist besser ausgerüstet.«

»Wie das duftet«, rief eine Stimme. »Welch wunderbare Würze!«

»Wer ist das?«, fragte ich voller Misstrauen.

»Ich habe dir doch von meinem Assistenten erzählt. Amarjit Bhalla Singh.«

»Du bist mein Assistent, Ashok. Seit wann haben Assistenten Assistenten? Und wieso fangen alle eure Namen mit A an? Ist das der, den ihr Andi nennt?«

»Du hast ein gutes Gedächtnis.«

»Danke für das Kompliment! Das wird langsam zu viel heute. Noch mal: Was treibt ihr sonntags in meiner Küche?«

»Man probiert hier was«, sagte er lahm, »und experimentiert dort.«

»Ihr versucht euch an neuen Sandwich-Rezepten?«

»So kann man es sehen.«

»Warum, Herrgott noch mal, bleibst du nicht bei unseren Standards?«

»Was wäre das Leben ohne Mut zum Risiko? Ein Schiff, das im Hafen liegt, ist sicher. Aber dafür sind Schiffe nicht gebaut.«

»Schon mal was von Schiffbruch gehört?«, schnaubte ich.

»Ein Restrisiko bleibt immer«, sagte Ashok.

»Restrisiko ist das Risiko, das mir den Rest gibt«, sagte ich.

»Mein Akku ist leer«, rief er, und damit war die Verbindung unterbrochen.

Meine Mimik eskalierte. Ich zog eine Vollidiot-Grimasse, während ich hasserfüllt das Telefon anstarrte. Schließlich schluckte ich den Wunsch hinunter, ihn erneut anzurufen. Sein Akku war so wenig leer wie mein Magen nach einem englischen Frühstück. Irgendwas war hier im

Busch, doch ich beschloss, das aufflackernde Warnlämpchen zu ignorieren. Das sollte an diesem Tag, dem Tag der Hochzeit meines Cousins mit der bunten Frau, zu einer Spezialität von mir werden.

Viele Grüße von der Kirche. Sie ist schön.
Das Wetter ist ganz toll und warm.
Das Essen ist sehr gut. Freitag hatte ich Fisch.
Grüße von Nils Schrader

Rezept für Banana and Cinnamon Porridge

Ich bin der Typ, den man nachts um vier für ein Holzfällersteak mit Zwiebeln und Bratkartoffeln wecken kann. Das entspricht in etwa meiner Vorliebe für echte Kerle. Ganze Männer mit Fell auf der Brust und behaarten Armen, mit Oberschenkeln wie Baumstämme, breitem Kiefer, Bartstoppeln und Händen wie Kampfroboter. Gerne tätowiert. Mich stört es übrigens auch nicht, wenn einer über einen leichten Bauchansatz verfügt, weil er zu viel von der Weihnachtsgans gefuttert hat. Besser die Gans als ganz spitze Knochen. Was ich damit sagen will: Eine Frau, die auf Holzfäller steht, in Form von Steaks und Männern, ist nicht mit Müsli und Möhrentorte zufriedenzustellen. Müsli und Möhrentorte sind das Pendant zu karriereorientierten arthritischen Knäblein in zweireihigen Nadelstreifenanzügen. Und doch, Lady Frost sei Dank, gibt es manchmal ein Erweckungserlebnis in Form eines guten und gesunden Frühstücks. Kurz und gut: Ihr Porridge war genial.

Und so hat sie's gemacht:
450 ml Milch (gern auch fettreduziert) bei mittlerer Hitze zum Köcheln bringen. 100 Gramm Haferflocken hinzufügen und mit einem halben Teelöffel Zimt, je nach Geschmack Honig oder Vollrohrzucker (von brauner bis gräulicher Farbe, da unraffiniert, Geschmack geht ins Karamellige) und anderthalb kleingeschnippelten Bananen zum Ko-

chen bringen. Hat's einmal ordentlich geblubbert, die Hitze runterschalten. Den Brei fünf Minuten unter ständigem Rühren ziehen lassen. Zum Schluss ein Stück mit Meersalz verfeinerte Butter zugeben, noch einmal anderthalb Bananen in Scheiben auf dem Brei verteilen, bei Bedarf noch etwas Zimt darüber sprenkeln, und wer's ganz raffiniert mag, lässt es mit knusprig gebräunten Mandelsplittern ordentlich krachen.

7. Kapitel

Zitat des Tages:
Nicht nur England, sondern jeder Engländer ist eine Insel. (Novalis, deutscher Dichter; gilt übrigens auch und erst recht für Schotten.)

Gericht des Tages (international):
Champagner. Außerdem Champagner.
Und falls noch nicht erwähnt: Champagner

Der Himmel hatte die Farbe von Bols Blau, als wir an diesem Sonntagmittag aus dem Fachwerkhaus an der St. Augustines Road traten und durch den Vorgarten auf unser Auto zugingen, vorbei an mehrfarbig blühenden Stiefmütterchen in Gelb, Lila und Kardinalrot und einer Vogeltränke aus Stein, die nichts anderes war als ein Findling mit einer Wassermulde. Ich kniff trotz Sonnenbrille die Augen zusammen, so stechend war das Licht. Ich hatte mich nun doch entschieden, den Wagen zu nehmen, und nur für die Rückfahrt ein Taxi ins Auge gefasst. Meine neuen silbernen High Heels mit den Zwölf-Zentimeter-Absätzen würden mich im Laufe des Tages umbringen, sicherheitshalber legte ich meine Flipflops in den Kofferraum. Man wusste nie, wozu man sie brauchte. Zum Weiterlaufen. Davonlaufen. Konnte alles passieren.

Es stimmte, was Laura Frost gesagt hatte. Bis zu »Winters Barns« waren es nur anderthalb Meilen. Ein paar Minuten. Ein Klacks. Von der St. Augustines Road über die New Dover und die Old Dover Road in die Nackington Road. Mit Efeu und wilden Rosen bewachsene Cottages sowie alte Klinkersteinbauten mit Erkern und Giebeln, geschmückt mit gepflegten Vorgärten, säumten unseren Weg. An jeder Straßenecke lag ein Pub, gemütliche alte Häuser, beinahe mittelalterlich, mit krummen Dächern, windschiefen Vorbauten und handbemalten Emailleschildern, die vor der Tür hingen und die Gäste einluden, auf ein Bier und einen Teller Roastbeef mit Yorkshire Pudding einzutreten. Nils und ich hatten gestern nach meinem Shoppingbummel ein paar besucht, und ich hatte meine Liebe zu ihnen entdeckt. Mit ihren knarrenden Dielen, den Sofas und Teppichen, den Kaminfeuern und dem Krimskrams in den Ecken kamen sie mir vor wie Wohnzimmer.

Und dann war da nur noch das gewellte Grün der Wiesen, die warme Luft, die durch das geöffnete Autofenster hereinstrich und einem das Gesicht streichelte, ein Geruch von Obst, frisch gemähtem Gras und die Gewissheit, dass das Meer nicht weit war, in das ich jetzt gern meine Füße gesteckt hätte. Nichts war ausgedörrt, ausgebleicht, karg oder aschgrau. Es war das pralle Leben, gepaart mit der Trägheit des Hochsommers. Wir hatten die Stadt hinter uns gelassen und »Winters Barns« erreicht. Und wieder einmal musste ich unserer Pensionswirtin zustimmen. Es war eine traumhafte Hochzeits-Location. Hätte nicht gewusst, welche besser sein sollte.

Wenn ich mal …

Hör auf zu spinnen, Nelly, fuhr ich mir in die Parade. Wen solltest du heiraten? Vor allem: wer dich? Du bist betäubt von der Hitze, benommen von all dem Liebreiz um dich herum und solltest gleich damit anfangen, die Schäden an deinem Make-up zu reparieren, denn die Wärme und wundersame Gedanken haben leider unschöne Schweißperlen auf Stirn und Oberlippe hervorgerufen.

Die alten Backsteinscheunen mit ihren rötlich braunen Schindeldächern, die Rasenflächen, die Wälder und Apfelbäume glitzerten im Sonnenlicht, als wir auf den Parkplatz einbogen. Ein Strom gutgekleideter Menschen strebte über den Hof auf das Hauptgebäude zu. Die Damen in Kostümen und Cocktailkleidern, glänzende Stoffe in den Farben von Fruchtsorbets und Milchspeiseeis. Manche, vor allem die jungen, kamen geblümt und in Chiffon, und du meine Güte, was für Hüte! Die Männer trugen entweder dunklen Anzug oder Kilt, wodurch sie sich als Verwandtschaft der schottischen Braut zu erkennen gaben. Ein ganzer Pulk voll, eine karierte Flut. Der Anblick war ungewohnt. Ich sperrte die Augen auf. Es war nicht das erste Mal seit unserer Ankunft auf den Britischen Inseln, dass ich das Gefühl hatte, in einer anderen Welt zu sein.

Es war auf derbe Art exotisch.

Es war Braveheart und Ascot in einem.

Doch was mich im Moment viel mehr aus der Fassung brachte, waren die Kartons mit üppigen Schleifenbändern, die Sträuße, Blumengestecke und Tüten mit Geschenken, die von den ankommenden Gästen hineingetragen wurden.

Das Gespräch mit meiner Mutter im Krankenhaus fiel mir wieder ein.

»Was wolltest du deinem Neffen zur Hochzeit schenken?«

»Die lange Anreise, die Fahrt- und Hotelkosten sind Geschenk genug, wenn du mich fragst. Ich bin eine arme Rentnerin.«

»Also nichts?«

»Nichts.«

»Hört man gerne. Schenke ich auch nichts.«

»Ihr schenkt gewissermaßen euch.«

»Sicher«, murmelte ich im Aussteigen vor mich hin. »Und ich stehe jetzt da wie ein Depp.«

»Was hast du gesagt?«, fragte mein Bruder.

»Dass wir kein Geschenk haben.«

Der Schrei, der aus seinem Mund drang, war so qualvoll, dass ein älterer Mann neben uns stehen blieb.

»Ciamar a tha seibh?«

Verwirrt blickte ich ihn an. »Excuse me?«

Er lachte und verfiel ins Englische. »Das war gälisch. Manche von uns Schotten sprechen es noch. Ich habe Sie gefragt, wie es Ihnen geht. Ihr Begleiter macht einen etwas desolaten Eindruck.«

»Mein Bruder«, sagte ich. »Er regt sich manchmal über Winzigkeiten auf. Wir haben unser Geschenk im Hotel vergessen.«

Da Nils kein Englisch sprach, konnte er wenigstens nicht ausrufen: »Lüge!«

Diese Vorstellung fand ich beruhigend, ich lächelte erleichtert in mich hinein.

»Das hat er mit meiner Frau gemeinsam«, sagte der Schotte, »die geht auch bei jeder Kleinigkeit in die Luft.« Er deutete auf eine Dame in einiger Entfernung, die ungeduldig zu uns herübersah und auf ihn zu warten schien. Weißes Kleid mit roten Mohnblüten, rotes Jäckchen, keck sitzendes schwarzes Hütchen in Form einer Frisbeescheibe auf der linken Kopfhälfte, perlmuttfarben schimmernde Nylons, die imposante Waden betonten. Wie jetzt? Weiß, Schwarz und Rot waren dem weiblichen Hochzeitsgast verboten, aber Weiß *mit* Rot *mit* Schwarz war erlaubt? Oder hatten die Schotten ihren eigenen Dresscode? Eine Art Garderoben-Geheimbund?

»Und damit man das aushält«, sagte der Mann in meine Gedanken hinein und grinste, »hat der liebe Gott den Whiskey erfunden.« Er griff in eine graumelierte Felltasche mit drei Troddeln an der Vorderseite, die unterhalb des Gürtels mit einer Kette vor seiner Leistengegend hing, und zog einen silbernen Flachmann hervor. Bei denen baumelte doch glatt der Glenfiddich vor den Genitalien, dachte ich und unterdrückte ein Kichern.

Nils baute sich ungeniert vor dem großen schweren Mann mit eisgrauem Schopf auf und starrte ihn an. Ich konnte ihm das nicht verdenken. Es gab einiges zu sehen. Ein blaugrün karierter Wickelrock aus schwerer Schurwolle, der bis zu den Kniescheiben reichte, eine Smokingjacke mit passender Weste und Fliege in Schwarz zu einem weißen Hemd, eine Handbreit unter dem Knie umgeschlagene elfenbeinfarbene Strümpfe, an deren Außenseiten karierte Fähnchen steckten, passend zum Muster des Schottenrocks, und schwarze, auf Hochglanz getrimmte Schuhe ohne Lasche, dafür mit Lederbändern, die auf den Wollsocken über das Schienbein hochgebunden waren. Im rechten Strumpf steckte ein Taschenmesser mit einem Türkis am Griff, und am Gürtel pendelte ein goldschwarzes Schwert von gewiss einem halben Meter Länge, das auch gut in die Bronze- oder Eisenzeit gepasst hätte.

Und ich dachte, wir kommen zu ganz normalen Schotten!

Als der Mann meinem Bruder den Flachmann reichte, grätschte ich dazwischen.

»Oh, no!« Ich winkte ab und schob seine Hand zurück. »Thank you, Sir! So kind of you, but ...«

But … but was eigentlich?

Wie sollte ich einem Wildfremden erklären, wieso ich einen Fünfundvierzigjährigen bevormundete wie eine Gouvernante, die auf der Hut sein musste, dass der Bengel keinen Mist baut?

Ich zuckte mit den Schultern, und in diese Lässt-sich-nicht-ändern-Geste hinein rief seine Frau ihn zu sich. Er genehmigte sich noch einen Schluck, ehe er den Flachmann wieder in seiner Felltasche verschwinden ließ. Die malzige Wärme, die Mrs Frost gepriesen hatte, legte einen rötlichen Schimmer auf seine Wangen, unter deren Haut ein feines Geäst violetter Adern verlief.

Wir erreichten den Eingang der größten Scheune, den der Lieferwagen eines Kurierdienstes versperrte. Ein Bote in braunem Overall sah sich dem Murren der Gäste ausgesetzt, die an seinem Wagen vorbeiwollten.

»Bin gleich weg«, rief er in Eile, »ich bringe Blumen und Geschenke von den Universitätskollegen des Bräutigams. Nur noch *ein* Stück.«

Ich bot ihm an, das Geschenk mit hineinzunehmen. Ich war nicht aus Zucker, ich war es gewohnt mitanzupacken, und so kam es, dass ich ein flaches, aktentaschengroßes Präsent in Händen hielt. Es sah kitschig aus, zu auffällig verpackt. War offensichtlich dafür bestimmt, der Hingucker auf dem Gabentisch zu werden. Viel Glitzer, das Papier aus Goldfolie, das breite Schleifenband begonienrosa, daran befestigt purpurfarbene Krepprosen. Als wir in die Scheune traten, deren Deckengewölbe aus Holz sich hoch über uns erhob, drückte ich es einer voluminösen Frau in einem zartgelben Kostüm in die Hand, die es neben den anderen Geschenken auf einem großen Tisch rechts vom Eingang deponierte und sich dabei ständig an die Krempe ihres schwarzweiß gepunkteten Seidenhuts fasste, als habe sie Angst, ein Windstoß könne hereinwehen und ihn ihr wegnehmen. Wie ich später erfahren sollte, war es die Brautmutter und somit meine zukünftige Verwandtschaft. Man konnte sich das nicht immer aussuchen.

»Was für eine außergewöhnliche Verpackung«, jauchzte sie.

Ich nickte und lächelte hoheitsvoll. »Nicht wahr?«

Der Garten war gerammelt voll. Man vernahm Vogelgezwitscher und das Rascheln von Seide, den leichten Wind in den Birken und das erwartungsvolle Raunen und Wispern der weit über hundert Gäste, die auf den goldenen Stühlen mit den königsblauen Polstern aus Samtvelours Platz genommen hatten. Parfüm- und Haarspraywolken wehten zu uns herüber, die Frisuren unter den Hüten waren fest betoniert. Unter einem Vordach saß an einem Tisch die Standesbeamtin, eine propere Frau um die dreißig in schwarzem Kostüm mit rotem Seidentuch um den Hals, blondem Pferdeschwanz und einem ansteckenden Lachen. Über ihrem Kopf flatterten an Holzbalken bunte Wimpel, rechts von ihr standen zwei Stühle für das Brautpaar. Ich sah mich um.

Paradiesisch war es hier. Romantische Spazierwege. Ein Kiesbeet. Lauschige Ecken. Ein alter Planwagen mit großen Speichenrädern. Ein kleiner eingezäunter Teich mit blauen Glockenblumen am Ufer. Bänke zum Ausruhen. Solche aus Holz und kunstvoll geformte aus weißlackiertem Eisen mit Rückenlehnen wie Pfauenräder.

»Hier regnet es weniger als in Rom und Istanbul«, hörte ich eine weibliche Stimme sagen, »also statistisch gesehen.«

Ich schaute über die Schulter und sah meine Tante,

die nach ihrem kurzen meteorologischen Statement, hineingeworfen in die Reihen der deutschen Gäste, auch uns entdeckt hatte und auf uns zustrebte. Isabelle war sieben Jahre jünger als meine Mutter, sie hatte nur diesen einen Sohn, der heute heiratete, und sie war offensichtlich dem Schicksal dankbar, dass ihre Gene für einen Akademiker gereicht hatten, während ihre arme Schwester einen Behinderten und eine Butterbrotverkäuferin großgezogen hatte. Zwei schwarze Schafe auf einer Wiese voll mit strahlend weißen.

Sie hielt sich für was Besseres. Das war immer schon so gewesen. Ihr Mann Arthur war ein Langweiler, die Ehe vermutlich unglücklich. Doch die Apotheke im Taunus warf genug ab, um den anderen in stiller Geduld zu ertragen. Das Schwerfällige und das Schnarchen, das laute Niesen, das Verschlucken und Spucken, die Blähungen und Schmähungen, das geräuschvolle Kauen und Verdauen. Von Beruf Sekretärin, hatte Isabelle nach Julians Geburt den Beruf sausenlassen und sich zur Vorzeigehausfrau entwickelt, war dann aber, als mein Cousin für seine letzten drei Schuljahre aufs Internat nach England kam, des Lebens vor der Backofenklappe überdrüssig geworden und hatte sich in die Apotheke eingeklinkt. Dort hatte sie nun für jeden Kunden gutgemeinte Ratschläge, Salbeibonbons und Gratis-Tempotaschentücher parat.

»Ich habe Durst«, sagte Nils.

»Schade, dass meine Schwester nicht kommen konnte«, sagte Isabelle.

»Wir hoffen, wir können sie würdevoll vertreten«, erwiderte ich und unterdrückte ein Gähnen, was mir nicht ganz gelang.

»Du solltest dir Vitamin-B-Tabletten besorgen.«

»Nur weil ich einmal gegähnt habe?«

»Ich habe Durst«, wiederholte Nils.

»Deine Mutter hat gesagt, du bist oft müde, weil du morgens so früh rausmusst. Isst du vielleicht dein Rührei mit Fett? Du solltest es mit Wasser zubereiten. Fett macht müde.«

»Ich esse so gut wie nie Rührei.«

»Nelly mag keine Eier. Ich habe Durst.«

»Natürlich mag ich Eier«, widersprach ich. »Was habe ich denn hier zum Frühstück gegessen? Nur zu Hause mache ich sie mir selten.« Schon wieder verspürte ich den Drang zu gähnen.

»Die Weltgesundheitsorganisation empfiehlt fünf Mal pro Woche dreißig Minuten Bewegung an der frischen Luft.«

»Ich werde es mir merken.«

»Du musst die Kohlendioxid-Konzentration in deiner Wohnung senken. Stichwort: Stoßlüften.«

Sie verschränkte die Arme vor der Brust ihres lachsfarbenen Mantelkleides. Auf ihrem Kopf trug sie nichts als ihre akopatz-grauen kurzen Haare und einen Fascinator in Form eines Reifs mit einer schwarzen Tüllschleife. »Dabei fällt mir ein, ich habe noch nie deine Wohnung gesehen.«

Wirst du auch nie, dachte ich und grinste über meine kleine Bosheit.

»Ich habe Durst.«

»Habt ihr euch eigentlich schon mal gefragt, ob Nils zusätzlich zu allem anderen eine Zwangserkrankung hat?«

»Und wenn wir es wüssten, was würde das ändern?«, sagte ich und merkte, wie müde meine Stimme klang.

»Was habe ich?«, sagte Nils.

»Durst, denke ich.« Ich tätschelte seinen Arm. »Aber da musst du jetzt durch, denn gleich kommt die Braut.«

Es konnte nicht mehr lange dauern. Julian hatte sich bereits neben der Standesbeamtin in Positur gebracht. Er lächelte zu uns herüber, als er uns entdeckte, und ich schaltete gedanklich in den Leerlauf. Ich wollte mich jetzt voll und ganz auf die Hochzeit konzentrieren, ehe ich am Ende noch weitere Tipps von Isabelle einstecken musste.

Auch Julian trug Schottenrock. So schnell wurde aus einem Hessen ein Highlander. Ich mochte ihn. Hatte ihn immer gemocht, obwohl wir nie viel miteinander zu tun gehabt hatten, da er nach seiner Zeit am Internat zum Studium in England geblieben und ich kein Mensch war, der auf enge verwandtschaftliche Beziehungen Wert legte. Er vermutlich auch nicht. Mittlerweile hatte sich zu ihm und der Standesbeamtin noch ein Pfarrer gesellt. Man erledigte also alles in einem Aufwasch.

Ich spürte etwas im Rücken. Manchmal, fand ich, konnte man Blicke hören. Ich drehte mich halb im Sitzen um, schaute über die Schulter zurück und sah ihm direkt in die Augen.

Was machte Gerald Buchanan hier?

Die Welt war zu klein für ein so langes Leben.

Die Welt war zu klein für uns beide.

Ich vergaß mein Lächeln und schob eisige Verachtung auf mein Gesicht. Er machte eine Da-hat-sich-aber-jemand-aufgebretzelt-Gebärde, die eindeutig in meine Richtung zielte.

Wie sah er überhaupt aus? Ich gehörte nun wahrlich nicht zu den Menschen, die zu jedem Stück Buttercremetorte ein weißes Blüschen anzogen, aber zu einem Anlass wie diesem hätte er Jeans und T-Shirt im Pub lassen sollen. Er schien Spaß daran zu haben, andere zu provozieren und mit Gummistiefeln auf den Gefühlen seiner

Mitmenschen herumzutrampeln. Ruckartig schleuderte ich meinen Kopf zurück und klammerte mich an meine Clutch. Pamm!

Meine Tante, die sich jetzt in der Reihe vor uns niedergelassen hatte, die erste war für enge Familienmitglieder, die zweite für Anhängsel wie uns, wirkte ebenfalls verärgert über die Anwesenheit eines bestimmten Gastes. Ich folgte ihrem Blick und entdeckte die Blonde mit dem Ananasduft aus unserer Bed &Breakfast-Pension. Sie war blau.

Von Kopf bis Fuß. Blau wie ein Kornblumenfeld. Der Hut in Form eines Kästchens, das Kleid mit dem Schalkragen und der lässig um die Schulter geschlungenen Stola, die Tasche (genauer gesagt: Clutch), die schwindelerregend hohen Schuhe, gegen die meine silbernen orthopädische Treter mit politisch korrektem Fußbett waren, die ellbogenlangen Handschuhe aus einem schimmernden Stoff.

Sie hielt den anderen Gästen ihr lächelndes Gesicht mit den camparirot lackierten Lippen über perfekten Zähnen entgegen, schüttelte die goldblonden Haare, die sie unter dem Schachtelhut offen trug, und ließ sie in der Sonne glänzen. So wie sie aussah, musste sie die Männer anziehen wie Sirup die Wespen. Am Arm eines stämmigen Begleiters schritt sie an den Stuhlreihen vorbei nach vorne, um sich in der dritten Reihe auf der gegenüberliegenden Seite niederzulassen. Das schönste Lächeln hatte sie für den Bräutigam reserviert, der beseelt auf den Auftritt seiner Zukünftigen wartete und angesichts der Blonden in Blau aschfahl wurde. Während Julian immer noch zu Eis erstarrt war, genoss sie ihre Show. All die Blicke, die sie bewunderten, sie beneideten, und nicht wenige, die sie zu töten schienen.

Was hatte es mit dieser Frau auf sich?

Warum brachte sie manchen hier so aus der Fassung?

Möglichst unauffällig wandte ich mich noch einmal um, aber nun war er weg, Gerald Buchanan. Spurlos verschwunden. In Luft aufgelöst. Auch unter den anderen Gästen konnte ich ihn nirgendwo entdecken. Es war auch wirklich völlig egal.

Als mein Bruder mich in die Rippen stieß, zuckte ich zusammen.

»Die bunte Frau!«

Ich drehte mich im Sitzen um und wandte meinen Blick zu dem schmiedeeisernen weißen Torbogen in einigen Metern Entfernung. Dort stand die Braut mit ihrem Vater. Ich kannte Megan MacAlister nur von Fotos. Da hatte sie hübsch, aber unauffällig gewirkt. Nun war sie eine Frau, die leuchtete. Ihr Kleid war schlicht. Weiß wie Zuckerwatte, schimmernd und bodenlang, die Schultern frei. Eine Spitzenstola lag auf ihrer nackten Haut. Das einzig Bunte an ihr war ihr Brautstrauß in Blau, einem hellen Rosé, Pink, Rot und Weiß. Diese Blüten fanden sich auch in ihrem Kopfschmuck und umkränzten den dunklen Dutt, den man ihr gesteckt hatte. Auf einen Schleier hatte sie verzichtet. Ihr Make-up war kaum der Rede wert. Nur das Rosa der Blumen wiederholte sich auf ihren Lippen und Nägeln.

»Wo die wohl bunt ist«, raunte ich meinem Bruder zu.

»Früher war sie bunt«, beharrte er in dem lauten Ton, der Schwerhörigen eigen ist.

Etliche Köpfe fuhren zu uns herum.

Isabelle legte mit ihrer unverwüstlichen Tantenhaftigkeit den Finger auf die Lippen, die Blonde in Blau schenkte mir ihr festgeschraubtes Dauerlächeln, mein Cousin wirkte angespannt, aber glücklich, als Megan, die schöne

Blumenfee, ihm am Arm ihres Vaters entgegenschwebte. Sie konnten die Augen nicht voneinander lassen.

Ich spürte einen seltsamen Schmerz in der Herzgrube und merkte, dass ich mich kaum auf die Predigt konzentrieren konnte, sondern meine Gedanken langsam abschweiften. Der Hafen der Ehe war nie das Ziel meiner Reise gewesen. Ich hatte, wann immer ich mit einem Mann liiert gewesen war, in Gedanken niemals den Krabbeltunnel für unsere gemeinsamen Kinder im Garten ausgelegt.

In guten wie in schlechten Zeiten …

Ich hatte zu viele Paare in meinem Umfeld erlebt, bei denen im Laufe der Jahre die schlechten die guten bei weitem überwogen. Vielleicht gab es ihn ja irgendwo, den Menschen, der genau die Zutaten mitbrachte, die perfekt mit meinen harmonierten, den zweiten Teil des Sandwiches sozusagen. Bisher hatte ich Trost und Ablenkung, Wiedergutmachung, Genuss und Lebensfreude, ja, sogar Erotik beim Kochen, Essen und Trinken gesucht und gefunden. Bei scharf hatte ich an Ashoks indische Linsensuppe gedacht, bei romantisch an ein provenzalisches Lavendeleis, bei sexy an pralle Erdbeeren, die man in heiße Schoko-Lava tauchte, bei lüstern an warmen Amaretto unter einem Sahnehäubchen, den man durch die cremige Schicht hindurch mit Strohhalm aus weichen Lippen in den Mund saugte, bevor er süß und sanft die Kehle hinunterlief.

»Sollte jemand etwas gegen diese Heirat einzuwenden haben, so möge er jetzt sprechen oder für immer schweigen«, drang die Stimme des Pfarrers in meine Gedanken.

Einige unter den Gästen warfen der Schönheit aus unserer Pension verstohlene Blicke zu. Doch sie lächelte nur anmutig in sich hinein.

»Was Gott zusammengefügt hat, soll der Mensch nicht scheiden«, fuhr der Pastor fort, und nach seinem Segen wünschte er allen ein rauschendes Fest, denn genau diese Feste seien es, die die Menschen liebten. Und da Gott die Menschen liebe, liebe auch er solche Feste.

Oha! Das war ja eine regelrechte Aufforderung, alle Hemmungen hinters Sofa zu pfeffern. In diesem Fall hinter die Scheune. Das war die Absolution, die noch vor dem Kater erteilt wurde. Schietegal, ob man heute voll war wie eine Haubitze, ob man halb Canterbury unter den Tisch trank, der Pfarrer hatte es erlaubt. Und bei Gott war man wohlgelitten. Diese Art von Religion machte Spaß. Mehr als der Glaube, dass Leiden im jetzigen Leben in einem späteren belohnt werde. Ich ließ es mir lieber hier und heute gutgehen.

Cheers, Ashok!

Rule, Britannia!

Man verlor keine Zeit, und so servierten junge Mädchen in weißen Blusen und dunklen Röcken im Anschluss an die Trauung Champagner.

Ich trank hastig zwei Gläser, und als ich mal musste, besorgte ich meinem Bruder ein Glas Orangensaft, bimste ihm ein, auf seinem Stuhl sitzen zu bleiben, während die anderen Gäste sich auf dem Rasen in Grüppchen tummelten und einige Väter mit ihren Kindern Crocket spielten, und machte mich auf den Weg zu den Toiletten. Sie lagen in einem Seitentrakt, an dessen Ende sich die Küche befand. Deren Tür stand offen. Das Stimmengewirr, das dort herrschte, war bis hierher zu vernehmen. Ein Gebrause und Gebrumme wie Hummeln über einem Rapsfeld. Die zwei Gläser Champagner ließen meine Seele auf Wolken schweben. Champagner am helllichten Nachmittag auf einer grünen Wiese bei strahlendem Sonnenschein konnte eine unbeschreibliche Wirkung haben.

Das war große Kirmes.

Big Deal.

Showtime.

Plötzlich stand ich im Dunkeln. Die Neonleuchten an der Decke im Flur waren ausgegangen, kein Tageslicht fiel herein. Ich näherte mich der Küche, wo ebenfalls alle Lampen erloschen waren, aber immerhin gab es hier ein Fenster, das zum Garten hinausging, auf eine Gruppe alter Bäume, die jedoch so gut wie alles Licht schluckten. Ich hörte ihn, bevor ich ihn sah. Er fluchte, wie ich selten einen Menschen hatte fluchen hören. Die anderen Personen, die ich erblickte, eine gute Handvoll, in Kitteln und Schürzen, schienen in Deckung gegangen zu sein. Wie hatte meine Tante gesagt?

»Stichwort Stoßlüften.«

Das galt manchmal auch für die Psyche.

Vielleicht ging es Gerald Buchanan danach besser.

Er stürzte aus der Küche und rannte mich beinahe über den Haufen.

Vor Verblüffung fehlten mir die Worte.

Ich sollte dringend gehen. Auf Toilette und dann weg von hier! Die negative Energie, die ich in diesem Flur zu spüren bekam, würde meine ganze schöne beschwingte Champagnerlaune zum Teufel jagen. Aber im Kino wartete ich auch immer geduldig auf das Ende. Und so blieb ich einfach, wo ich war. Vielleicht lag es daran, dass mich Küchen immer fasziniert haben. Denn im Gegensatz zum Kino gab es in einer Küche in der Regel ein Happy End, da immer etwas Essbares dabei herauskam. Es dauerte nicht lange, dann kam Gerald Buchanan zurück. Immerhin nahm er sich diesmal die Zeit, bei mir stehen zu bleiben. Zum ersten Mal fielen mir die Tätowierungen auf seinen Unterarmen auf. Links eine davonfliegende Vogelschar, und auf dem rechten ein Zitat, das ich in dem dunklen Flur nicht entziffern konnte.

In Buchanans Begleitung war ein junger Mann mit Fusselhaaren ums Kinn, der mich angrinste, dabei den Mund verzog und mit ausgestrecktem Daumen in Richtung Küche wies, eine Geste, die wohl symbolisieren sollte, dass dort Chaos herrschte und man diesen Ort meiden sollte, wollte man überleben oder wenigstens einen friedlichen Sonntag haben.

Auch er war im Schottenlook, aber von wegen kleinkariert – er war ganz in Schwarz. Vom Hemd über den Rock bis zu den Kiltstrümpfen. War das die Gruftie-Variante?

»Probleme?«, fragte ich.

»Mhm«, knurrte Buchanan, während der Schotte in Schwarz in die Küche ging. »Stromausfall.« Er kickte einen unsichtbaren Ball über den Steinfußboden. »Scheiße. Fuck. Gott sei Dank ist mein kleiner Bruder hier. Der ist Elektriker. In unserer Familie übt jeder einen Handwerksberuf aus. Habe nie verstanden, wieso das heute kaum noch jemanden reizt.«

»Ist das der Gruftie-Schotte?«

Er sah mich mit undurchdringlicher Miene an. »Ganz schön frech.« Dann zog sich sein Mund einen Moment lang grinsend in die Breite, und ein paar perfekte Zähne kamen zum Vorschein.

»Ist er überhaupt ein echter Schotte?«, wollte ich wissen.

»Und was für einer. Auch wenn unsere Familie schon vor Jahrzehnten nach England ausgewandert ist.«

Erst wurde es Licht, dann kam der Mann in Schwarz

zurück. Er sprach schnell und mit schottischem Akzent, und ich verstand kein Wort.

»Dann ist ja alles in Ordnung«, sagte ich zu Gerald Buchanan, deutete auf die Deckenbeleuchtung und wollte gehen.

»Nichts ist in Ordnung«, antwortete er. »Mein Bruder hat alle Sicherungen wieder reingedrückt, aber sobald wir den Herd anstellen, fliegt uns erneut alles um die Ohren. Der ist defekt.«

»Kann Ihr Bruder den nicht reparieren?«

»Ist ein altes Teil. Da muss ein neuer her. Woher nehmen an einem Sonntag? Und da draußen sitzen einhundertvierzig hungrige Mäuler, die gestopft werden wollen.«

»Sie kochen hier?«

»Ich würde hier kochen, wenn ich einen funktionierenden Herd hätte.«

»Ich dachte, Ihr Job ist im Pub.«

»Da helfe ich aus, in der Küche, an der Theke, wo was anfällt, eben, weil mir der Laden gehört und wir ständig irgendwelche personellen Engpässe haben.«

Gleich würde er jammern, dass es zu viele Leute gab, die sich zu schade waren für harte Arbeit. Und kaum wäre das abgehakt, käme eine Klage darüber, dass die Menschen sich zu fein seien, ein Schaf zu scheren, um aus der Wolle einen Pullover zu stricken, und leider auch die Schweine für ihre Fleischwurst nicht mehr selbst schlachteten.

Er war nicht smart, er war nicht charmant, er war nicht komisch, aber kernig, das war er.

»Sind Sie nicht eigentlich Farmer?«

»Meine Familie und ich bauen Obst und Gemüse an. Und ein bisschen Wein.«

»Winzer sind Sie auch?«

Ich wusste nicht, was mich mehr überraschte. Seine berufliche Bandbreite oder die Tatsache, dass es in England Weingüter gab.

»Die Champagne liegt auf der anderen Seite des Ärmelkanals, die Beschaffenheit des Bodens ist so ziemlich die gleiche, und wir haben genauso gutes Wetter wie die in Frankreich. Dort lebt Gott schon lange nicht mehr. Der ist vor einer Weile umgezogen und wohnt jetzt hier.«

Ich lachte. »Ziemlich eingebildet.«

»Wir haben allen Grund dazu. Auch wenn Sie kein Fan von England sind, wie Ihr Bruder im Pub erzählt hat. Aber vielleicht kommt das ja noch.«

Seine Stimme war etwas freundlicher geworden, und als ich auf seine nackten behaarten Unterarme in dem kurzärmeligen weißen T-Shirt blickte, die er vor der Brust gekreuzt hielt, stellte ich fest, dass er kein schöner Mann war, aber ein richtiger.

Hatte ich das gerade wirklich gedacht?

Hatte ich.

Man musste so fair sein, die Dinge beim Namen zu nennen und objektiv zu bewerten. Es hieß ja nicht, dass man aus einem Testosteron-Hirschen einen Helden machte.

»Obstbauer. Winzer. Pub-Besitzer. Und hier kochen Sie auf einer Hochzeit. Was denn noch?«

»Vor meinem Studium habe ich eine Kochlehre gemacht. So kam eines zum anderen. Pub mit Partyservice, den wir aber noch nicht lange betreiben. Da fehlt noch Routine. Obst, Gemüse und Wein, hängt doch alles irgendwie zusammen. Es beginnt im Boden und endet auf dem Teller und im Glas.«

»Leiten Sie auch den örtlichen Kindergarten und das Hundehotel?«

»Sie machen gern Witze auf Kosten anderer, wie?«

Eine Frau mit Schürze kam aus der Küche und konnte nicht weiter, weil wir den Flur blockierten. Ich trat zur Seite, er blieb stehen, wo er war, bis sie sich an ihm vorbeizwängte.

»Und jetzt, Chef?«, sagte sie im Umdrehen, während sie zur Toilette ging. »Was machen wir jetzt? Ohne Herd?«

»Für einen großen Event zu kochen, ist nicht einfach«, erklärte ich von oben herab. »Das werden Sie noch feststellen, wenn Sie länger im Business sind.«

»So.«

»Ich weiß, wovon ich rede.«

»Tatsächlich.«

Ich nickte mehrmals energisch. »Ja. Das ist was anderes als die Küche in einer Kneipe, wo die Bestellungen peu à peu eintrudeln. Da haben Sie sich was aufgehalst mit dem Catering.«

Er schaute mich an, schweigsam, mit mahlenden Bewegungen seines kantigen Kiefers, als würde er auf dem Holzspan eines Whiskeyfasses herumkauen.

»Wenn dann noch etwas Unvorhergesehenes passiert wie jetzt«, führte ich weiter aus und genoss diesen kleinen Augenblick der Macht, »braucht es einen Meister im Improvisieren.«

Er runzelte die Stirn. »Kennen Sie da jemanden?«

Ich holte tief Luft. Mein Herz schlug schneller und kräftiger als sonst. Meine Lippen kräuselten sich zu einem Lächeln, während er mir das Gefühl gab, keines zu verdienen. Mürrisch und muskulös stand er vor mir und rückte noch ein Stück näher, als die Frau mit der Schürze von der Toilette zurückkam. Diesmal schaffte sie es ohne Probleme an uns beiden vorbei. Unser Atem vermischte sich; die Schwalben auf dem linken Unterarm schienen direkt auf mich zuzuflattern.

»Ich bin Profi«, sagte ich und versank im Swimmingpoolblau seiner Augen. »Das gilt fürs Kochen und für Katastrophen.«

Rezept gegen schlechte Laune

Sie langweilen sich auf einer Party? Der Tag läuft völlig aus dem Ruder? Ihr Leben ist eine Jammertalsperre? Der liebe Gott lässt Glück regnen, und Sie stehen mal wieder unterm Schirm?
Trinken Sie ein Glas Champagner, Sekt, Prosecco, Crémant! Irgendwas Prickelndes. Es wird Ihren Tag aufpimpen wie einst MTV alte Karren. Und weil ein bisschen Gemotze auch hier nicht schaden kann, ein paar Tipps, wie Sie selbst aus simplem Schaumwein einen charmanten Drink machen:

- Mit Ingwersirup und einem Hauch Limettensaft, Minze und Limettenscheibe als Deko,
- mit dem Mark frisch pürierter Himbeeren oder Erdbeeren, dem einer Mango oder eines Pfirsichs,
- mit Granatapfelkernen und Granatapfelsaft,
- mit Rosenwasser (erhältlich im türkischen Lebensmittelhandel, Bio-Laden oder Apotheke) und unbehandelten Rosenblütenblättern zur Verzierung.

Und wenn Sie todesmutig sind, verquirlen Sie Cognac und Bitterorangenlikör mit einem Ei und füllen das Ganze mit Champagner auf. Verquirltes Ei gilt als Hausmittel gegen Halsweh und gegen den lästigen Umstand, dass vielleicht ein Husten in Ihren Bronchien lauert. Isabelle, meine Tante, die mit der Apotheke im Taunus, empfiehlt es zwar eingerührt in Hühnerbrühe oder lauwarmes Wasser (wie macht die eigentlich Umsatz bei all ihren Tipps?), aber ist ein Champagner-Flip nicht ungleich origineller? Zu Risiken und Nebenwirkungen sollten Sie allerdings besser Ihren Arzt fragen!

Für eine Nacktszene schwor die Schauspielerin Keira Knightley, übrigens Engländerin, auf das Doping mit Champagner und Wodka. Ob gemischt oder getrennt, ist nicht bekannt. Und da wir gerade so nett in Champagnerlaune plaudern, wussten Sie, dass Orlando Bloom, Keiras Filmpartner aus »Fluch der Karibik«, mit dem sie *nicht* die erwähnte Nacktszene hatte, aus Canterbury stammt? So schließt sich der Kreis.

Aber noch mal zurück zu unseren Drinks: Man muss sich an so vieles im Leben gewöhnen. An schlechte Serien, schlechtes Essen, schlechten Sex. Da sollte man sich gute Drinks gönnen. Am nächsten Morgen sind sie zwar nicht mehr als die köstlichste Fehlentscheidung des vorangegangenen Tages, aber wir hatten Spaß damit.

8. Kapitel

Zitat des Tages:
Blut ist dicker als Wasser, aber Ahornsirup ist dicker als Blut. Somit sind Pfannkuchen wichtiger als Familie. (Spruch auf T-Shirt)

Gericht des Tages (amerikanisch):
Chicken Salad Sandwiches

Das hatte ich nun davon. Ich hatte mich weit aus dem Fenster gelehnt, und nun baumelte ich mit zappelnden Beinen an der Fassade. Jeder konnte mich hängen sehen und sich über meinen bevorstehenden Absturz freuen. Es gab kein Zurück. Glaubte ich. Natürlich gab es ein Zurück. Gab es meistens. Ich hätte gehen können. Die ganze Sache abbrechen. Mission beendet. Ich war Gast auf dieser Hochzeit und nicht dafür zuständig, dass die anderen Gäste ihre Canapés bekamen. Aber ich musste mich ja als Weltenretterin aufspielen.

Als Gerald Buchanan mich gefragt hatte, was es bei mir mit dem Profi auf sich habe, hatte ich erwidert, ich sei gelernte Köchin und betreibe einen großen Catering-Service in Hamburg. Das war reichlich übertrieben. Die gelernte Köchin sogar glatt gelogen. Meine Mutter nannte so etwas eine »Samen-Idee«. Man sät ein kleines Korn, weil man gerade nichts Besseres zu tun hat, und dann treibt das Ding aus, und plötzlich ist man gefangen in einem Dschungel aus Schlingpflanzen, die einen nicht mehr freigeben. Sprich: Man steckt so richtig tief drin im Schlamassel.

Angefangen mit der Kocherei hatte es, als ich mir mit einem Job in einer Hamburger Kneipe mein Jurastudium finanzierte. Die Küche dort, so simpel sie mit ihren Salaten und Croques auch gewesen sein mochte, bedeutete für mich, die sich bis dato von geschätzten dreißig Fischstäbchen plus zwei Packungen Spaghetti die Woche ernährt hatte, alles flächendeckend in Ketchup getunkt, so etwas wie ein Erweckungserlebnis. Es fing mir an, Spaß zu machen, mich mit Essen zu befassen, ich legte all meine Phantasie in Feldsalat und Fetakäse, wollte unseren Gästen Gutes tun und auch mir, was schließlich dazu führte, dass ich Vitamine nicht länger in Form von Sprudeltabletten aus dem Drogeriemarkt zu mir nahm. Das Jurastudium schmiss ich nach vier Semestern, auch Psychologie brachte mich nicht weiter, ich wechselte zu Soziologie, doch das war brotlose Kunst, wie ich bald bemerken sollte. Aber ich hatte es inzwischen zu Hähnchen-Zucchini-Spießen und Apfel-Kürbissuppe gebracht, die ich für das Bistro eines Fitnesscenters kochte, bevor ich bei einem Partyservice landete und große Buffets mit Pralinen von pochiertem Wildlachs in Sesamkruste und mit Perlhuhnbrust an Steinpilzen bestückte.

Zwar war aus meiner akademischen Karriere nichts geworden, dafür wurde Kochen immer mehr zu meinem Lebensinhalt. Ich tat es gern für kleine und große Runden von Freunden, die es mochten, wie ich es machte. Sie liebten meine Experimentierlust, aus Nudeln vom Vortag mit Krebsfleisch Küchlein zu backen, die ich mit Ingwer-Koriander-Mayonnaise als Vorspeise servierte, und Mandeln mit einer Schicht aus japanischem Meerrettich zu rösten, um sie später über einen Salat zu streuen, für den sich Rinderfilet mit Orangenscheiben und Romanaherzen zusammengetan hatte. Ich kochte, sie schleppten den Wein an, hoch die Tassen, auf das Wohl der Köchin, prost, cheers, skol! Es war mir nur logisch vorgekommen, mich mit den Dingen, die ich zum Fressen gern hatte, irgendwann hauptberuflich zu befassen. War die Studentenkneipe die Startrampe in eine kleine kulinarische Karriere gewesen, so war mein eigener Food Truck der Landeplatz, von dem ich mich niemals mehr vertreiben lassen würde. Ich wollte nicht meine ganze Vita vor Gerald Buchanan abspulen und stemmte die Hände in die Hüften. Ich war Köchin, basta!

Und so schickte ich alle Bedenken dorthin, wo der Pfeffer wächst, und ließ mich darauf ein, gemeinsam mit ihm zu überlegen, wie man mit kalter Küche hundertvierzig Leute satt kriegen konnte.

»Das Wichtigste ist jetzt erst mal, den Gästen Fingerfood im Garten zu servieren«, sagte er. »Sonst sind die vom Champagner gleich alle hinüber.«

»Ich habe das Gefühl, die Schotten können was ab«, sagte ich.

»Ich sprach auch eher von den Nicht-Schotten«, sagte er.

»Was war denn ursprünglich geplant?«, fragte ich, während wir Seite an Seite in die Küche gingen.

»Warme Happen. Blätterteigtörtchen, teils mit Bratwurstmett und Champignons, teils mit Oliven und Tomaten gefüllt. Datteln im Speckmantel. Gratinierter Ziegenkäse auf Apfelscheiben. Pralinen von Geflügelhack mit Orangengeleeglasur. One-Bite-Wonder. So nennen wir das. Das kleine Vergnügen eines einzigen Bissens.«

»Ich kenne nur One-Hit-Wonder«, sagte ich. Mir lief das Wasser im Mund zusammen, in dem gerade, wenn auch nur in meiner Einbildung, Bratwurst, Oliven, Datteln und Orangengelee explodierten. »Wie auch immer. Klingt gut.«

»Dabei habe ich unser Highlight noch gar nicht erwähnt.«

»Das da wäre?«

»Pizzaecken mit Black Pudding, Bacon und Roter Bete.«

Ich zog die Nase kraus. »Was ist Black Pudding?«

»Britische Blutwurst.«

»Blutwurstpudding?«

»Wenn Sie so wollen.«

»Wer's mag.«

Er nahm einen tiefen Schluck Bier aus der Flasche, die er aus einer Kiste gezogen hatte, und knallte sie auf den Tisch. »Heute alles nicht machbar. Haben Sie eine Idee?«

Scheiß drauf, durchziehen!

»Finger-Sandwiches.«

Skeptisch sah er mich an. »Sandwiches?«

»Finger-Sandwiches«, betonte ich. »Auch kleine Happen. Nur eben kalt. Mit köstlichem Innenleben und problemlos aus der Hand zu essen.«

»Bisschen einfach gestrickt für eine Hochzeit, finden Sie nicht?«

»Haben Sie eine Wahl?«

Er schwieg.

»Sie sind schnell herzustellen«, erklärte ich. »Einen Großteil der Zutaten werden Sie dahaben …«

»Und was nicht«, fiel er mir ins Wort, »kann ich aus dem Pub holen lassen … Mit wie viel rechnen Sie pro Person?«

»Drei bis vier, wenn wir uns ganz auf dünne entrindete Weißbrotscheiben konzentrieren.«

»Drei bis vier? Sind Sie wahnsinnig? Das macht rund fünfhundert Sandwiches.«

»Seien Sie nicht so demotivierend. Sie sollten ein bisschen mehr Elan an den Tag legen.« Ungeduldig trat ich von einem Bein aufs andere. »Wir sollten endlich anfangen. Das größte Problem wird sein: Woher kriegen wir so viel Brot?«

»Wir haben jede Menge Toastbrot im Pub. Sagen Sie mir lieber, was Sie draufpacken wollen!«

»Wie wär's mit Roastbeef und einer Meerrettich-Mayonnaise? Das Fleisch haben Sie doch bestimmt da. Und die andere Hälfte der Roastbeef-Sandwiches bestreichen wir mit einer Creme aus Mayo, Blauschimmelkäse und Frühlingszwiebeln.«

»Hört sich gut an. Weiter!«

»Dann machen wir einen schönen Garnelensalat als Brotbelag. Können Sie Garnelen besorgen?«

Er nickte. »Dürfte kein Problem sein.«

»Staudensellerie, roten Pfeffer, Mandarinen?«

»Sie haben vielleicht Ansprüche.«

»Ja oder nein?«

»Wird sich schon was finden lassen.«

»Geht doch! Das Ganze mit einer Sauce aus Mayo, ein bisschen Ketchup, ein Spritzer Tabasco, Orangenabrieb.«

»Gefällt mir.«

»Na also. Wenn Sie kaltes Huhn auftreiben, könnten wir außerdem Chicken Salad Sandwiches machen.«

»Lässt sich organisieren.«

»Geräucherte Putenbrust mit Rucola-Mayonnaise ist auch eine feine Sache. Und zur Not für den ersten Hunger: Sandwiches mit gekochtem Schinken, Ei und Bacon, mit Cheddar und Feigensenf, kleine Weißbrottürmchen mit Räucherlachs, Salatgurke und Kresse. Das geht ganz fix. Und sieht hübsch aus.«

»Bin ziemlich beeindruckt«, sagte er. »Ist das das geniale Ergebnis jahrelanger Speisekartenspionage?«

»Ich lasse Sie gleich allein in Ihrem Elend«, drohte ich, und plötzlich blitzte in seinen Augen etwas auf, was bei mir ein Lächeln auslöste – und ein Kribbeln im Nacken.

Er schickte einen Fahrer los, um die fehlenden Lebensmittel aus dem Pub zu holen, und ich zeigte den anwesenden Helfern, wie die Sandwiches auszusehen hatten, die ich mir vorstellte.

Gerald Buchanan beobachtete alles ganz genau. Wie ein Bumerang flogen seine Blicke durch den Raum. Ich hatte Pech. Ich lag in der Einflugschneise.

»Warum tun Sie das?«, bohrte er.

»Was?«

»Mir aus der Patsche helfen?«

»Nur aus einem einzigen Grund. Für meinen Cousin. Es kann nicht sein, dass man bei seiner Hochzeit den Pizzaservice herbeitelefoniert.«

Er kippte den Rest Bier in einem Zug hinunter. Ich beobachtete ihn, wie er mit seinen Mitarbeitern redete, die wie aufgescheuchte Hühner in der Gegend herumschwirrten, und mich beschlich das Gefühl, dass einem nicht viele Dinge auf dieser Welt Kopfzerbrechen bereiten würden, wenn er in der Nähe war. Das war eine ganz andere Seite an Gerald Buchanan. Eine, die mir gefiel.

Vielleicht hatte ich ja ein völlig falsches Bild von ihm. Woran er nicht unschuldig war nach dem scheußlichen Eindruck, den er Freitagabend im Pub auf mich gemacht hatte.

Er zwinkerte mir zu, und mir wurde plötzlich unerträglich warm. »Und Sie tun es auch wirklich nicht ein kleines bisschen für mich?«

»Wenn es Sie beruhigt: Sie sind meine gute Tat für heute.«

Mein Blick fiel auf einen jungen dicklichen Mann, eine der Küchenhilfen, auf dessen schwarzer T-Shirt-Brust in weißer Schrift ein langes Zitat stand: *Blood is thicker than water but maple syrup is thicker than blood so technically pancakes are more important than family.*

Das war auch auf Deutsch komisch. Sehr sogar. *Blut ist dicker als Wasser, aber Ahornsirup ist dicker als Blut. Somit sind Pfannkuchen wichtiger als Familie.*

Plötzlich meldete sich mein Gewissen. Mochten Pfannkuchen auch wichtiger sein als Familie (zumindest lagen sie einem nicht so schwer im Magen), so sollte ich doch langsam mal nach meinem Bruder sehen. Er hockte seit Stunden in der prallen Sonne, was vielleicht jetzt schon dazu geführt hatte, dass sich Familie und Pfannkuchen einander annäherten, und sei es auch nur, weil beiden der Farbton eines knusprigen Goldbraun anhaftete (an einen verbrannten Pfannkuchen wollte ich gar nicht denken, und wenn doch, dann hier ein kleiner Tipp: das Malheur mit einer dicken Nutella-Schicht kaschieren).

Ich sagte zu Gerald Buchanan, dass ich kurz rausmüsse, um nach Nils zu schauen.

»Was ist mit ihm?«

»Er sitzt draußen und wartet auf mich.«

»Das meine ich nicht. Ich meine seine Behinderung.«

Ich stieß einen langen Seufzer aus, dass ausgerechnet in dem Moment das, was ich jeden Tag zu verdrängen suchte, zurückkam in mein Leben. Ich wollte jetzt keine Probleme auf dem Tablett servieren und keine Trostworte vorgesetzt bekommen, ich wollte mich um Sandwiches kümmern, Sekt trinken und unbekümmert albernes Zeug schwafeln. Deshalb antwortete ich kurz angebunden: »Man kann es wohl als Autismus mit eingeschränkten geistigen Fähigkeiten bezeichnen. Er ist nicht der Typ, der Probleme damit hat, anderen die Hand zu reichen, dafür aber in Geophysik über Erdbeben promovieren könnte, wenn Sie verstehen, was ich meine. Er ist kein hochintelligenter Nerd wie Sheldon Cooper aus ›The Big Bang Theory‹, falls Sie das kennen.«

Das musste reichen. Ich wollte nicht weiter in ein Gespräch hineinlaufen, das ich nicht einfach so abschütteln konnte. Ich redete nicht gern über meinen Bruder. Ich hatte Mühe, die Worte zu finden, die sein Verhalten dolmetschten. Seine Routineversessenheit. Die Wut, wenn ein anderer Mensch, das Wetter, ein Blitzen der Sonne, ein paar Schneeflocken, ein plötzlich einsetzender Regenschauer, die Uhr, ein Arzttermin, eine 60-Grad-Wäsche, ein falsches Wort, ein schief geparktes Messer neben dem Teller, eine Küchenschere am linken statt am rechten Haken unter dem Hängeschrank, ein loses Pflaster, wenn eines dieser hunderttausend Dinge seine geheiligte Ordnung durcheinanderwirbelte. Seine Art, unermüdlich das Gleiche zu sagen wie eine Schallplatte, die einen Sprung hat und immer wieder neu ansetzt. Seine knappen Antworten auf Fragen, die kurz darauf von einem aufgeregten Redestrom abgelöst wurden, in dessen Verlauf er sich an lang zurückliegende Mahlzeiten auf den Tag genau erinnerte. Die Lammkoteletts und den Joghurt mit Honig zum Nachtisch mit Mutti beim Griechen, zwei Tage vor Karfreitag am 19. März 2008, als es so kalt gewesen war, dass die Nachbarn das Dach nicht hatten decken können, das später zu seiner größten Empörung dunkelblaue Ziegel kriegte, was eher zu verkraften gewesen war als die Tatsache, dass Mutti seinen roten Pullover in die Reinigung gebracht hatte.

Wie sollte man erklären, was man selbst nicht verstand? Was das Hirn zwar kapierte, aber nicht das Herz? Oder war es umgekehrt? Ich wusste es nicht. Ich wusste nur, dass Nils Menschen nicht lesen konnte. Nicht mit Gestik und Mimik umgehen, Humor und Ironie nicht verstehen. Tränen vermochten ihn zu verstören, herausgeschriene Wut aufzuschrecken. Trauer ohne Tränen, Wut, die nur in den Augen glomm, nahm er nicht wahr.

Man konnte nur über die Grundzüge seines Wesens spekulieren, aber die Richtung war klar: Er hatte alles in sich, was man zum Anderssein brauchte.

Erst jetzt merkte ich, dass ich laut gesprochen hatte. Erst jetzt registrierte ich, dass Buchanan mich anschaute. Ich zuckte die Achseln und versuchte ein Lächeln, aus dem nichts wurde. Gar nichts wurde daraus.

»Es ist nicht einfach«, sagte er mit rauer Stimme, »zu lachen, zu atmen, zu essen, zu schlafen, immer ein Leben vor Augen, das so viel schwerer ist als das eigene. Man hat ständig ein schlechtes Gewissen.«

Ich verspürte einen Moment das Verlangen, mich von ihm aufrichten, fest umschließen zu lassen von diesen sehnigen Unterarmen mit den Tätowierungen. Doch das war schnell vorbei.

Was wusste er schon?

Ich setzte eine betont gleichgültige Miene auf, als ich sagte: »Schlechtes Gewissen? Wie kommen Sie denn darauf? Es ist halt so, wie es ist. Da kann man nichts machen.«

Ich wandte mich zur Tür, um meinen Bruder endlich aus seinem Stand-by-Modus zu erlösen, und rief über die Schulter zurück: »Und jetzt fragen Sie mich bloß nicht, was später werden soll! Ich weiß es nämlich nicht. Interessiert mich auch nicht. Jeder hat sein eigenes Leben.«

Die Tränen schossen mir mit solcher Wucht in die Augen, dass ich sie nur mit Mühe zurückhalten konnte. Wo kam nur diese verdammte Wut her? Diese plötzliche Einsamkeit? Sie steckten mir in den Knochen. Das wurde ich in diesem Leben nicht mehr los.

Gesicht wahren, gab ich mir selbst das Kommando. Haltung zeigen!

Als ich gerade dabei war, meine Eltern, das Schicksal, das Universum, von mir aus auch Ashok für all das Elend zu verfluchen, Ashok eignete sich immer dafür, hörte ich ihn rufen: »Sie haben schöne Fesseln.«

Ich räusperte mich, lachte, stöhnte laut auf.

Meine Stimme klang etwas tiefer als sonst, als ich sagte: »Sie schauen mir nach.«

Ich drehte mich zu ihm um und bohrte meinen Blick in seinen.

»Ich schaue Frauen häufiger nach, ich weiß hinterher nur nie mehr, warum.«

»Unverschämtheit.«

Ich hatte das Gefühl, er tat mir gut. Vermutlich nur jetzt in diesem Moment, aber das war besser als nichts.

Auf meinen hohen Schuhen stöckelte ich davon. Es stimmte nicht so ganz, dass mich sein Kompliment nicht berührt hätte. Es hatte auf mich den gleichen Effekt wie Bonbons an Halloween. Überall Gespenster – und mittendrin was Süßes.

Ich entdeckte meinen Bruder sofort. Er saß allein auf dem blau gepolsterten Stuhl. Kein Mensch weit und breit. Nur er und die Sonne und die Bäume, die bunten Wimpel und die Wiesen, die alles einrahmten. Es machte den Eindruck, als wäre er der einzige Gast. Er saß genauso da wie vor einer Stunde, als ich ihn verlassen hatte. Unendlich verloren wirkte er. Der kleine Gute-Laune-Anflug nach dem winzigen Flirt mit Gerald, auf dem ich hierhergeschwebt war, endete abrupt. Ihn so allein dasitzen zu sehen traf mich wie eine Ohrfeige. Mein schlechtes Gewissen, ihn die ganze Zeit sich selbst überlassen zu haben, war enorm. War ja nicht böse gemeint gewesen, redete ich mir ein. War ja keine absichtliche Gemeinheit. Eher Gedankenlosigkeit. Entstanden aus meinem Erste-Hilfe-Einsatz in einer Küchen-Notsituation. Und – wenn ich ehrlich war – auch aus der Lust daran, diesen sperrigen, eigensinnigen Mann mit meinen Kochkünsten zu beeindrucken.

Mit der rechten Hand beschattete ich meine Augen gegen die Sonne. Sie brannten. Ich drehte meinen Kopf zur Seite, um meine Tränen zu verbergen, die zurückkommen würden, wenn ich nicht aufpasste.

»Wo sind die anderen?«, fragte ich.

»Weg.«

»Wie weg?«

»Weg.«

»Wohin weg?«

»Einfach weg. Ich will Mutti eine Karte schreiben.«

»Das werden wir auch. Morgen. Aber heute ist Hochzeit. Und hier gibt's garantiert keine Karten«, sagte ich und legte ihm die Hand auf die Schulter, während ich vor mich hin nuschelte: »Hier gibt's noch nicht mal einen Herd. Komm, wir suchen mal die anderen! Es kann ja nicht sein, dass sich so eine ganze Hochzeitsgesellschaft in Luft aufgelöst hat.«

Er erhob sich von seinem Stuhl und trottete mit gesenktem Kopf hinter mir her.

»Kein Mensch schreibt mehr Karten«, sagte ich, während ich mich zu ihm umwandte. »Habe ich dir doch schon gesagt.«

»Mutti schreibt immer Karten.«

»Hat doch keiner mehr Zeit dazu.«

»Du hast nie Zeit, sagt Mutti. ›Nelly hat nie Zeit‹, sagt sie immer. ›Nelly ist der Mensch mit der wenigsten Zeit, den ich kenne.‹«

Schon wieder dieses Gefühl, versagt zu haben.

Dann sahen wir sie. Um die Ecke zwischen dem Teich mit den blauen Glockenblumen und dem Holzwagen mit den großen, rotlackierten Speichenrädern, der aussah wie ein Western-Planwagen ohne Plane. Es wurden Hochzeitsfotos gemacht. Brautpaar allein. Brautpaar und Eltern. Die Eltern der Braut. Die des Bräutigams. Brautpaar und Brauteltern und Bräutigameltern gemeinsam. Brautpaar und Trauzeugen. Männlich. Weiblich. Zusammen. Brautpaar und Männer im Schottenrock. Braut und Männer im Schottenrock. Bräutigam und Frauen der Männer im Schottenrock. Brautpaar mit Kindern. Brautpaar mit Hunden. Brautpaar und alle Gäste.

Ich erspähte meine Tante Isabelle und ging auf sie zu.

»Hier seid ihr also! Hättet Nils ruhig mitnehmen können.«

»Ich habe genug um die Ohren, Nelly. Mein einziges Kind heiratet heute. Ist nicht einfach für eine Mutter. Da kann ich mich nicht noch um meinen Neffen kümmern.«

»Nur die paar Meter mit ihm herlaufen zum Fototermin«, sagte ich und merkte, wie zornig ich war. »Mehr verlangt doch keiner. Wäre doch schön, wenn er auch auf einem Foto drauf wäre.«

»Ich will nicht aufs Foto«, rief mein Bruder sehr laut und wedelte mit der Hand, hektisch wie eine Fahne im Sturm.

»Siehst du«, sagte Isabelle. »Er will doch gar nicht.«

»Mutti würde sich über ein Foto freuen«, sagte ich und sah, wie es in meinem Bruder arbeitete.

Meine Tante richtete den Reif mit der Tüllschleife über ihrem störrischen grauen Haar. »Wieso bist du nicht beim Fototermin dabei gewesen und hast dich um deinen Bruder gekümmert?«

»Mein Rat als Sandwich-Expertin war gefragt.«

»Wieso Sandwiches? Ich dachte, bis auf Salate und Desserts gibt es Warmes.«

»Das klärt mal schön mit diesem Gerald Buchanan«, beendete ich das Thema. Ich hatte weiß Gott keine Lust, hier jemanden in die Pfanne zu hauen.

Mein Onkel war hinzugetreten. Arthur. Der Apotheker. Gutgeföntes Silberhaar. Randlose Brille. Perlweiße Jacketkronen hinter lächelnd geschürzter Oberlippe. Krawattennadel an bordeauxrotem Schlips. Große, kräftige Statur in Schwarz. Eine Masse Mann. Wir begrüßten uns.

Er haute meinem Bruder auf den Rücken, wodurch dessen kleiner Körper einen Satz nach vorne machte, und fragte ihn: »Na, wie sieht's aus?«

Aber Nils war nicht so schlagfertig, dass er darauf gleich eine Antwort gewusst hätte, und Arthur schien das auch gar nicht zu interessieren. Er war ein Mann der Floskeln. Haute Sätze wie Schulterklopfen raus und wartete selten auf eine Reaktion. Er gab sich gönnerhaft und war wie so viele froh, wenn der Kelch einer Unterhaltung mit Nils an ihm vorüberging.

»Ist jetzt auch egal«, sagte ich, das Thema von eben noch einmal aufgreifend, zu meiner Tante. »Ich meinte nur, vielleicht hat Nils auch mal das Bedürfnis nach Gemeinschaft und Nähe.«

Sie sah zu ihm herüber. »Man kann ihn so schwer einschätzen. Man hat nicht die geringste Ahnung, was in ihm vorgeht. Ich weiß echt nicht, wie Therese das macht. Also, ich könnte das ja nicht.«

Sie legte den Kopf auf die Seite, zog die Schultern hoch und schaute mich betrübt an.

Ich griff meinen Bruder am Arm und ging mit ihm zum Brautpaar hinüber, während meine hohen Absätze alle paar Meter im Rasen versanken. Wir gratulierten den beiden. Ich folgte ihren Bewegungen, beobachtete die Blicke, die sie tauschten, war gerührt von Megans verklärt wirkenden Augen, roch den Duft der Blumen in ihrem Haar und spürte förmlich die Wärme ihrer Hand, die in seiner lag. Vielleicht war Megan der erste Mensch, der Nils auf natürliche Weise begegnete. Bei ihr war er nicht verängstigt und auch nicht schüchtern. Sie lächelte ihn an, sie schaffte es sogar, seinen Blick festzuhalten, und erinnerte ihn an ihr Kennenlernen vor einigen Jahren, als sie Julians Eltern im Taunus besucht und einen Abstecher zu meiner Mutter und ihm gemacht hatten. Mein Bruder nickte. Das hatte er nicht vergessen. Ich mochte sie auf Anhieb. Sie war Krankenschwester auf einer Intensivstation. Sie wusste, wie viel Dunkelheit es gab, und sie war der Typ, der tapfer Kerzen anzündete. Ich fühlte mich in ihrer Gegenwart entspannt. Auch diese Ehe würde gewiss nicht ohne Streit und einige Nervenzusammenbrüche auskommen, aber sie würden es schaffen, so wie das Glück in ihren Augen uns seelenruhig anlächelte. Doch es sollte nicht lange dauern, bis es mit einem unangenehmen Laut mitten in mein Ohr hinein zerbarst.

Dieser Laut war ein Lachen, geschwängert von Hysterie und Champagner. Ein Lachen, das vermutlich fröhlich daherkommen sollte, aber gekünstelt klang. Das war nicht zu überhören. Die Kornblumen-Blonde aus unserer

Bed & Breakfast-Pension stand neben mir. Julians Miene hatte sich verfinstert.

Sie trat auf ihn zu und küsste ihn auf die Wange. Sie wollte beide haben, aber eine enthielt er ihr.

»Du bist geizig geworden«, schmollte sie.

»Was machst du hier?«, fragte er. Die Gereiztheit in seiner Stimme war nicht zu überhören, der Gefrierbrand in seinen Augen kaum zu übersehen.

»Darf man dem jungen Glück nicht gratulieren?«

Sie wandte sich an mich. »Wir laufen uns aber auch ständig über den Weg, was?«

»Den Eindruck habe ich auch«, sagte ich und schaute zu Megan, die nervös den Stiel ihres Brautstraußes drückte.

»Das bleibt nicht aus«, plapperte die Blonde vor sich hin, »wenn beide aus Hamburg kommen, mit derselben Fähre übersetzen, in einer kleinen Stadt wie Canterbury zur selben Hochzeit eingeladen sind und dann auch noch den Rat des Bräutigams befolgen, im Bed & Breakfast in der St. Augustines Road Quartier zu beziehen.«

»Du bist nicht eingeladen«, sagte Julian. »Und ich habe dir auch nicht den Rat gegeben, in der St. Augustines Road abzusteigen.«

»Aber du hast es anderen Gästen empfohlen. Ich habe deine Mail gelesen.«

»Und wieso bist du hier, wenn du keine Einladung erhalten hast? Du legst doch sonst so viel Wert auf Etikette.«

Megan puffte Julian in die Seite und sagte: »Sei doch nicht so uncharmant, Schatz. Uns ist jeder willkommen. Möchtest du uns nicht miteinander bekannt machen?«

»Apropos Etikette«, stimmte ihr der ungebetene Gast zu. »Sie sprechen Deutsch?«

»Ein wenig«, sagte Megan. »Ich habe ein bisschen was von Julian gelernt. Unsere Kinder sollen zweisprachig aufwachsen.«

Mein Cousin war offensichtlich in Rage, ein Quell von Wut sprudelte unter der Oberfläche. Aber noch beherrschte er sich. »Das ist Megan Gutberlet, geborene MacAlister«, sagte er kurz angebunden. »Meine Frau.« Er lächelte Megan stolz an, und einen Moment lang schien alles um sie herum vergessen. »Und das, Schatz, ist Natascha Plückebaum. Wir kennen uns. Von früher.«

»Eine ziemliche Untertreibung angesichts der Tatsache, dass ich immer davon ausging, *wir zwei* würden eines Tages als Marzipanfiguren auf der Torte stehen«, entschlüpfte es ihr.

»Wie man sich doch irren kann«, grollte Julian.

»Das habe ich jetzt nicht so genau verstanden«, warf Megan ein und lächelte Natascha an, »können Sie das noch mal wiederholen und etwas langsamer sprechen?«

»War nicht so wichtig«, entgegnete sie, während Megan von einer ihrer Brautjungfern mit Beschlag belegt wurde.

Das schien Julian nur recht zu sein, denn so konnte er Tacheles reden.

»Warum bist du hier?«

»Um dir Glück zu wünschen.«

»Verdammt dreist, dich hier einzuschmuggeln.«

»Ich bin ganz offiziell hier als Begleiterin deines dicksten Freundes, wobei dick in mehrfacher Hinsicht zu verstehen ist.«

»Charles?«

»Jep.«

»Der kann was erleben!«

»Er konnte mir noch nie was abschlagen. Das weißt du doch. Ich habe ihm eingeredet, du würdest dich gewiss über diese gelungene Überraschung freuen, hättest nur deinen Eltern zuliebe darauf verzichtet, deine Ex einzuladen.«

»Und das hat er geglaubt?«

»Er ist gutmütig und naiv. Ein von vorzeitlichen Instinkten geleiteter Neandertaler. Meint man gar nicht bei so einem erfolgreichen Landschaftsarchitekten. Es traf sich gut, dass er im Moment Single ist.«

»Er spielt mit dem Teufel«, sagte Julian.

»Mit dem du dich auch gern vergnügt hast.«

Sie näherte sich seinem Ohr und raunte ihm zu: »Weißt du noch? Du warst der brave Junge und ich das Miststück. Aber manchmal, wenn du was getrunken hattest, tauschten wir die Rollen.«

Mir war ihre Bemerkung nicht entgangen, genauso wenig wie der scharfe Pfefferminzgeruch aus ihrem Mund, der einen anwehte wie der Atem einer Eisprinzessin.

»Du bist degoutant«, zischte er.

»Und du hörst ›Coldplay‹. Was ist schlimmer?«

»Herrgott, Natascha! Wenn du einen guten Rat haben willst: Sieh ein, dass du einen Fehler gemacht hast. Streu Asche auf dein Haupt und hau ab.«

»Ich soll die ganze lange Reise umsonst gemacht haben? Das viele Geld ausgegeben für nichts? Fähre? Hotel? Outfit? Geschenk? Das kannst du mir nicht antun! Ich werde artig sein, ein vorbildlicher Gast, und ich verspreche dir, ich tue nichts, um euer junges Glück zu gefährden und dich zu brüskieren. Aber bitte …«, sie patschte in die Hände wie ein Kind, »… schick mich nicht weg! Das wäre peinlich, vor aller Augen diese Feier verlassen zu müssen.«

»Also, gut«, stimmte Julian zu. »Aber tu mir einen Gefallen, und trink nicht so viel.«

»Jetzt mach bloß kein Drama wegen zwei Gläschen Champagner.«

»Wenn du schon Minzpastillen lutscht.«

»Ich bin nach wie vor Raucherin.«

»Ich kenne dich«, sagte er und lächelte, und plötzlich schien an diesem heißen Julinachmittag so etwas wie Frieden zwischen ihnen einzukehren. Sie wirkte selig und stolzierte auf ihren hohen Hacken über den Rasen davon. Ich drehte mich um und blickte direkt in die Augen von Gerald Buchanan, die in die Sonne blinzelten, während sie auf der Suche nach mir waren.

Rezept für Chicken Salad Sandwiches

Ich kann nichts wegwerfen. Das gilt nicht für den Alessi-Magnetspender für Büroklammern in Form eines Vogels. Und auch nicht für das Holzpferdchen mit den schiefen Zähnen, Urlaubssouvenir eines Freundes aus Ungarn (sollte das eine Anspielung sein?). An solchen Dingen hängt mein Herz nicht. Die entsorge ich ratzfatz im Müll oder bei ebay. Bye, bye Birdy! Ich rede von Lebensmitteln. Die nicht mehr taufrische Mango oder Ananas, aus denen man eine vorzügliche Salsa zu Huhn, Lachs oder Gegrilltem machen kann (rote Zwiebel dazu, Koriandergrün, Ingwer, Chili, Tomate), die etwas matschigen Erdbeeren, die noch jung genug für einen Smoothie sind (Joghurt zu den Beeren in den Mixer, Zitronenspritzer, echte Vanille aus der Schote, Eiswürfel, Agavendicksaft zum Süßen), oder die Avocado, die ihre besten Tage hinter sich hat und sich einen Lebensabend als Guacamole gönnen sollte (zerquetschen mit rotem Chili, Knoblauchzehen, Limettensaft, frischem Koriander, Meersalz und Pfeffer, als Dip zu Tortilla-Chips oder Fladenbrot – so gut!). Gemüsereste wie Möhren- und Zwiebelschalen, Kohlrabi- und Sellerie-Strünke, Porree- und Pilzabfälle, Kräuterstiele und Fleischknochen sind eine perfekte Basis für Suppen und Saucen.

Nichts aber geht über kaltes Huhn. Kaltes Huhn ist das beste Resteessen der Welt. Wenn sich das Federvieh dann noch mit allerlei anderen köstlichen

Zutaten zusammentut, knallt das Leben wie ein Hubba-Bubba (und ist ungleich leckerer).
Geben Sie Mayonnaise in eine Schüssel (wenn Sie Fettflecken auf Ihrer Bluse später beim Essen und Fettpolster an den Hüften noch später nicht stören, eher mehr, sonst seien Sie zurückhaltender). Vermischen Sie die Mayo mit zwei bis drei Teelöffeln Dijon-Senf, salzen Sie, pfeffern Sie, geben Sie eine in Würfelchen geschnittene rote Zwiebel dazu sowie zwei Stangen sorgfältig entfädelten und kleingeschnittenen Staudensellerie, etwas gehackte glatte Petersilie und einen ordentlichen Schuss süßlich-scharfe Chilisauce aus dem Asialaden für den nötigen Krawumm. Zum Schluss das Huhn dazu und alles vorsichtig vermengen (bei mittlerer Hitze zwanzig Minuten in Brühe gegarte Hühnerbrust geht auch, wenn Ihnen jemand anderer zuvorgekommen ist und Sie zwar keine Leiche im Keller haben – soweit Sie wissen –, aber ein Hühnerskelett im Kühlschrank). Untere Brotscheibe (Toast, Baguette, Ciabatta, was Sie wollen) mit dem Hühnersalat bestreichen, Salatblatt und Tomatenscheibe drauflegen, oberen Brotdeckel zuklappen, Mund weit auf, genießen, kleckern und sich fragen, wie man all die Jahre mit Jagdwurststullen überleben konnte. Wer mag, kann variieren. Noch ein Stückchen knusprig gebratenen Bacon zwischen Tomatenscheibe und Hühnersalat schieben oder der Chicken-Mayonnaise eine gehörige Portion Vitamine verpassen: mit Apfelstückchen, Cranberries (getrocknet oder frisch), Trauben oder halbierter Physalis.

9. Kapitel

Zitat des Tages:
Lieber peinlich als langweilig.
(Verfasser unbekannt)

Gericht des Tages (thailändisch):
Krautsalat mit Erdnuss-Limetten-Dressing

Kaum ging es los – schon ging es schief. Und alles nur wegen einer Zwiebel. Nach dem Intermezzo im Garten hatte ich an der Seite von Gerald Buchanan wieder das Haupthaus betreten. Er hatte mich um meinen Rat gebeten, und ich fühlte mich hinreichend gebauchpinselt, um ihm zu folgen. (Wer bei Bauchpinseln an die Streicheleinheiten für ein blasses, unscheinbares Spanferkel denkt, bevor es mit süßlich-scharfer Glasur und offenem Feuer Bekanntschaft macht, darf das gerne tun, schließlich befinden wir uns wieder in der Küche). Meinen Bruder hatte ich im Schlepptau, und meine Füße steckten jetzt in den Flipflops aus dem Kofferraum. Ich trug also Cocktailkleid, Fascinator und Gummilatschen. Meinen Kopfschmuck nahm ich nicht ab, weil ich befürchtete, die für meine Verhältnisse kunstvoll drapierten Haare zu zerstören und beim Dinner mit zerfledderter Frisur dazusitzen.

Während Gerald aufzählte, was es hätte geben sollen, blickte ich den Herd vorwurfsvoll an. Dass viele Köche den Brei verderben, war bekannt. Aber was war mit einem Herd, der den Geist aufgegeben hatte? Ich dachte sehnsüchtig an honigglasierten Lachs, an marokkanisches Lamm mit Aprikosen und Mandel-Couscous, an Hähnchenbrust mit Champignons in sahnesanfter Weißweinsauce, an Bœuf Bourguignon mit karamellisierten Fingermöhrchen, an Linguine mit geröstetem Mittelmeer-Gemüse und fragte mich, wer hier wohl der Spielverderber war.

»Was würden Sie jetzt an meiner Stelle machen?«, erkundigte sich Gerald.

»Gibt's hier keinen Grill? Man könnte den Lachs und die Hähnchenbrust auf den Rost packen.«

»Für hundertvierzig Leute? Da kriegen die Letzten ihr Essen morgen zum Frühstück.«

Ich betrachtete die Helfer, die um den großen Tisch und vor der Anrichte standen, immer noch die Sandwiches belegten und auf silbernen Servierplatten anordneten, um sie zu den Gästen in den Garten zu tragen.

»Wir gehen von den Sandwiches gleich zur Hochzeitstorte über«, schlug ich vor.

»Da grübele ich und grübele, und dann kommen Sie mit einer so genialen Lösung.«

»Immer gerne.« Ich lächelte ihn an.

Er schaute mir lange ins Gesicht, hob eine Augenbraue und fragte: »Noch so eine umwerfende Idee? Diesmal aber bitte eine ernst gemeinte.«

»Wer sagt denn, dass das eben nicht ernst gemeint war?«, flachste ich.

Dann hatte ich es.

»Wir machen ein Salatbuffet.«

»Aha.«

»Die einzige Möglichkeit. Wir begründen es mit der

Hitze. Wer hat bei achtundzwanzig Grad im Schatten schon Hunger auf Rinderbraten?«

»Ich hatte Rinderbraten mit Mutti bei der Konfirmation von Liesenbergs Sohn im Dorfgemeinschaftshaus«, warf Nils ein. »Mit Erbsen und Möhren und Kroketten.«

Mein Bruder setzte sich auf einen Stuhl und schaute hinaus auf die drei dicken Stämme des Ahorns vor dem Fenster. Und ich widmete mich wieder den Problemen Gerald Buchanans.

»Die Gäste kriegen gar nichts mit von dem Drama, und denen, die es bezahlen, müssen Sie ohnehin reinen Wein einschenken. Und warum auch nicht? Sie können ja am allerwenigsten dafür.« Ich holte einmal tief Luft. »Am besten lassen Sie den Lachs und das Huhn im Pub braten, kochen dort auch den Couscous, da haben wir viel Schönes für die Salate.« Ich war in meinem Element und merkte, wie meine Wangen zu glühen begannen. Auch ohne Herd und Backofen war es warm in der Küche. Das Ding auf meinem Kopf musste runter. Das war im Moment eindeutig zu viel Hut für zu viel Hitze.

»Was hatten Sie fürs Dessert geplant?«, quetschte ich ihn aus.

»Kentish Apple Pie …«

»Kentish?«, fiel ich ihm ins Wort.

»Kommt von Kent.«

»Man lernt nie aus.«

»… mit Clotted Cream. Das ist ein dicker Streichrahm, den man auch für …«

»… Scones nimmt«, unterbrach ich ihn erneut.

»Bravo.« Er nickte anerkennend.

»Den Apfelkuchen können Sie auch im Pub backen, wenn Sie wollen«, sagte ich.

»Wir machen lieber schottischen Früchtekuchen«, sagte er. »Mit Whiskey, Rosinen, kandierten Kirschen und Mandeln. Außerdem gibt's Obstcocktail mit Vanillesirup. An welche Salate fürs Buffet haben Sie gedacht?«

Ich begann bei A (Avocado mit Huhn) und hörte bei Z auf (Zucchini mit Chili und Minze). Dazwischen vermählte ich in Gedankenspielen Zitronen-Couscous mit Lachs und Harissa, grünen Salat mit Gartengemüse, Gurke mit Wassermelone und Minze, frische Spinatblätter mit Rucola und Pecorino-Käse, Feta mit Paprika und Oliven, die gemeinsam mit den heftig erröteten Tomaten ein duftendes Bad in Thymian-Himbeer-Vinaigrette nehmen durften, und präsentierte die für mich glücklichste Verbindung von allen, einen thailändischen Krautsalat mit einem Erdnuss-Limetten-Dressing.

»Ich bin am Verhungern«, sagte Gerald und leckte sich die Lippen.

Ich lachte, band mir eine Schürze um und machte mich an die Arbeit, nachdem ich mir den Fascinator vom Kopf gezerrt hatte. Wir hatten verabredet, dass ich für manche Salate nur die Zubereitungsweise erklärte und bei den anderen half. Ich richtete mir alles her, was ich brauchte. Während Gerald Kräuter aus einer Kiste nahm und die einzelnen Sträußchen aus feuchten Tüchern wickelte, schnitt ich rote Zwiebeln in kleine Würfel für den Feta-Salat. Mein Ehrgeiz war es, sie so schmächtig hinzukriegen wie Streichholzköpfe.

Buchanan beobachtete mich eine ganze Weile, bis er sich einmischte: »Sie gehören wahrscheinlich auch zu denen, die ihren Schinken so hauchdünn wie ein Kleenex geschnitten haben wollen.«

»Was dagegen?«

»Eine Unsitte. Schinken gehört dick aufs Brot.«

Ich fragte mich, ob ich noch alle Tassen im Schrank

hatte. Ich opferte meinen Sonntagnachmittag, an dem ich eigentlich feiern und Pimm's trinken, mir hin und wieder ein Lächeln von einem attraktiven Mann abholen, auf das Wohl des Brautpaares anstoßen und ein Lob auf England singen sollte. Stattdessen stand ich in einer großen, nicht funktionierenden Küche, in die wenig Licht fiel, und tat das, was ich jeden Tag tat und was mir am Ende nicht viel mehr einbringen würde als lästigen Zwiebelgeruch an den Fingern, einen freundlichen Händedruck und Genöle über meine Arbeit. Es war wirklich nicht ganz das, was ich von einer großen Feier erwartete, aber anscheinend brauchte ich genau das. Küche war nun mal mein Terrain. Warm und vertraut wie die Kuhle meiner Matratze. Hier entspannte ich. Hier tankte ich auf – und tunkte Brot in Sauce. Diese Küche bewahrte mich außerdem vor Small Talk mit Arthur und Isabelle und zwei Fragen, die hundertprozentig irgendwann im Laufe des Tages gestellt werden würden. Die eine wäre die nach meiner Zukunft, nach Hochzeit und Kindern und laut tickender Uhr. Die andere nach der Zukunft meines Bruders. »Und was wird aus ihm, wenn Therese nicht mehr ist?«

Genau so würden sie es formulieren. Um dann irgendwann erleichtert zu sagen, nachdem man es förmlich hatte knirschen hören in ihren Gehirnwindungen, bis es dort oben einrastete wie ein Lenkradschloss: »Aber vielleicht ist es ja ganz gut, wenn du keine eigene Familie hast, Nelly, dann kannst du dich später um Nils kümmern.«

Mein sinkender Hormonspiegel wäre seine Rettung vor dem Heim. Auf diese Formel ließe es sich wohl bringen, und das würde mir ganz, ganz schlechte Laune machen. Mir würde der Hut hochgehen, den ich gerade abgelegt hatte.

Also blieb ich, wo ich war, und schnitt Zwiebeln in

Würfel, bis Buchanans Stimme in meine Gedanken drang: »Von mir aus müssen Sie keine Wissenschaft daraus machen. Hier bei uns werden die Zwiebeln groß geschnitten, wie man es schon immer getan hat. Wir wohnen jetzt zwar hier in der Stadt, aber ich bin nach wie vor ein Bauer aus dem rauen schottischen Hochland. Die Menschen dort erwarten große Portionen mit Zutaten, die man schmeckt und spürt im Mund. Der Teil meiner Familie, der dort geblieben ist, kocht heute noch auf einem Steinofen, der genau nach dem gleichen Prinzip gebaut ist wie vor fünfhundert Jahren. Offenes Feuer zwischen drei Steinmauern, obendrauf eine Eisenplatte.«

Ich zog eine Grimasse, als ich sagte: »Ich wünschte, wir hätten ihn hier.«

»Ich war noch nie der Meinung, dass man für jeden verdammten Fleischspieß eine Ausrüstung wie in einem Forschungslabor der NASA braucht.« Gerald hielt ein Messer ins Licht zwecks genauerer Inspektion. »Hitze von unten, Grill von oben, Dampf von links.«

»Kann ich Gemüse schneiden?«, fragte mein Bruder. »Darf ich bei Mutti auch. Bohnen. Ein Ende schnipp …«, er imitierte mit zwei Fingern eine Schere, »… ein Ende schnapp. Schnippschnapp. Schnippschnapp.« Er lachte, wobei er pfeifend die Luft durch die Zähne zog, trat von einem Bein aufs andere, wippte in den Knien und verfiel in einen leichten Singsang. »Schnippschnapp. Schnippschnapp.« Seine Hände zappelten. »Schnippschnapp. Schnippschnapp.«

»Nils«, tadelte ich. »Hör auf damit!«

Aber das tat er nicht. Seine Hände verfielen in einen immer schnelleren Rhythmus, als würden sie in rasender Eile die Rasseln zu hypnotischen Stammesgesängen schütteln.

»Schnippschnapp. Schnippschnapp. Schnippschnapp. Schnippschnapp.«

Ein halbes Dutzend Augenpaare beobachtete uns.

Ich fühlte, wie mir der Schweiß ausbrach, wie meine Unterlippe zitterte, und vernahm einen Seufzer leiser Verzweiflung aus meiner Kehle. Sympathische Besonnenheit sah anders aus. Das war mir schon klar. Trotzdem hatte ich das Verlangen, zu schreien, zu toben, ihn aus der Küche zu zerren und in eine Ecke des Gartens zu schieben, die abgeschirmt war hinter hohen Hecken. Am besten ins Auto. Ins Hotel. Auf die Fähre. Nach Deutschland. In sein Dorf. Sein Zimmer mit den Engeln und Buddhas.

Familienbande? Ich wüsste da was. Schnippschnapp. Schnippschnapp.

Es war mir peinlich. *Er* war mir peinlich. Für Menschen wie mich, die sich schon schämten, wenn sie mit einem Vorratspack Toilettenpapier vom Discounter nach Hause gingen, war die Situation unerträglich, denn am Ende wartete immer die Lächerlichkeit.

»Werden Sie gelassener«, sagte Gerald zu mir, stellte sich neben Nils, tanzte und stampfte wie er, vollführte Scherenbewegungen mit den Händen und rief fröhlich: »Schnippschnapp. Schnippschnapp.«

Einen Moment lang befürchtete ich, dass er ihn auf den Arm nehmen wollte. Doch dann sah ich meinen Bruder lachen, sah Gerald lachen, und da begriff ich, dass er es getan hatte, um mir und seinem Personal und der ganzen Welt zu beweisen, wie selbstverständlich es war, sich wegen ein paar grüner Bohnen mitten in eine fremde Küche zu stellen, herumzuhampeln und zu singen, vielleicht ganz und gar mit sich und seinem Leben im Reinen. So befremdlich das andere auch finden mochten.

Mein Kiefer wurde lockerer. Mein Brustkorb entspannte sich. Ich lachte mit, so wie man über etwas lacht, das einem keine Angst mehr macht.

»Wir brauchen keine Bohnen, Nils«, sagte ich, genau wie Gerald um Normalität bemüht, »weil wir sie kochen müssten, aber das geht nicht, denn der Herd ist kaputt.«

»Möhren?«, sagte Buchanan.

»Ja. Für den grünen Salat mit Gartengemüse.«

»Na dann.« Er wandte sich an Nils. »Möhren schnippeln ist tausendmal besser als Bohnen. Da geht es um makellose Würfel. Oder perfekte Scheibchen. Bei Bohnen immer nur um die langweiligen Enden.«

Über meine Zwiebeln hatte er zwar gerade anders geredet, aber ich würde den Teufel tun, ihm zu widersprechen. Während wir uns gleichzeitig bückten, um Karotten aus einem Gemüsekorb unter dem Tisch zu ziehen, berührten sich unabsichtlich unsere Hände. Es war kein Feuerstoß, der mir durch die Brust jagte, und doch hielt ich kurz den Atem an. Ich blickte in seine Augen, und einen Moment lang konnte ich mir durchaus vorstellen, dass Liebe etwas war, was man nicht mit Kräuterbutter verzehrte. Ein paar Sekunden vergaß ich die Welt um mich herum, bis er mir eine dattelförmige tiefrote Tomate unter die Nase hielt.

»Schauen Sie sich diese Tomate an! Riechen Sie mal an dieser Tomate! Hat man schon mal solche Tomaten gesehen?«

»Mein indischer Angestellter Ashok, gerade von mir zum Mitarbeiter des Monats gewählt«, plusterte ich meinen Betrieb ein wenig auf, »hat immer gesagt: ›Du musst essen viel Tomate, gut für Haare‹. Inzwischen spricht er tadelloses Deutsch.«

Ich lachte, aber er lächelte nur und blickte mich an, ganz ruhig, sehr direkt und ohne mit der Wimper zu zucken.

»Sie scheinen viele Tomaten gegessen zu haben«, sagte er mit weicher Stimme.

Mein Herz begann zu klopfen.

Das ging zu weit. Ich musste schnellstens wieder zur Besinnung kommen, bevor ich in mein Unglück rannte. Ich stellte meinen rechten Fuß wie im Startblock auf die Spitzen meiner durchgebogenen Zehen und schnellte so abrupt hoch, dass ich meine Schulter an der Tischkante stieß.

Seine Fingerspitzen berührten behutsam die schmerzende Stelle. »Weh getan?«

Ich räusperte mich, bevor ich krächzte: »Alles gut.«

Ich musste ein Gesprächsthema finden, etwas Unverfängliches.

»Wann schlafen Sie eigentlich bei Ihren vielen Jobs?«

»Mir reichen fünf Stunden pro Nacht, dann ist mein Akku wieder voll.«

»Erzählen Sie uns etwas von Schottland«, bat ich.

Sein strahlendes Lächeln, das er plötzlich anknipste, rührte mich. »Interessiert Sie das wirklich?«, hakte er nach.

»O ja.« Ich mochte seine Stimme, die tief und kräftig war. Ich wollte, dass diese Stimme mir etwas erzählte. Mit ihr könnte er im Wetterbericht einen Tornado ankündigen, und man würde sich sicher fühlen, solange er nicht aufhörte zu reden. Außerdem war es amüsanter, Weißkohl und Rotkohl für den Thai-Salat zu hobeln, wenn man dabei etwas geboten bekam.

»Die Menschen in den Highlands, aus denen ich stamme, sind wie das Land. Sie können schroff sein wie die Berge, knorrig wie die Kiefernwälder und unverfälscht wie das Wasser in den Seen.«

Ich kannte keine Schotten, aber auf den, den ich gerade im Begriff war, etwas näher kennenzulernen, traf das unzweifelhaft zu.

»Die Sommer sind kurz und kühl, die Winter dauern ewig und bringen viel Schnee.«

Ich hielt mit dem Raspeln des Rotkohls einen Moment lang inne und betrachtete meine lila verfärbten Hände. »Warum sind Sie von dort weggegangen?«

Er schwieg so lange, dass ich schon dachte, er hätte meine Frage nicht gehört, dann runzelte er die Stirn und sprach weiter: »Für meinen Vater gab es keine Arbeit mehr, das war einer der Gründe. Wir stammen aus der Nähe von Ballater in Aberdeenshire, einer kleinen Stadt mit rund tausendfünfhundert Einwohnern. Wer das Glück hat, in Ballater ein Geschäft zu besitzen, darf sich mit ziemlicher Sicherheit Hoflieferant von Balmoral Castle nennen. Die Sommerresidenz der königlichen Familie liegt nur vierzehn Kilometer entfernt. Das Glück hatten wir nicht. Wir hatten auch keine Schafherde, und von den paar Touristen, die dieses karge Stück Erde bereisen, kann man nicht leben. Und so kam es, dass wir, als ich noch ein Junge war, unser Stück Land verkauft haben und hierhergekommen sind, um uns ein neues Leben als Obstbauern aufzubauen. Viele sind weggegangen. Überall sieht man noch die steinernen Überreste alter Häuser inmitten karger Landschaften, in denen es kaum noch Menschen gibt.«

»Man wird regelrecht melancholisch, wenn man das hört«, sagte ich und schabte weiterhin Kohl auf der Reibe.

»Wer von dort kommt, wird sich bewusst, was wirklich zählt. Die Familie. Das Land. Ein Haus.«

»Haben Sie selbst Familie?«, platzte es aus mir heraus, während ich völlig ungerührt auf den Haufen geschredderten Kohls in der Plastikwanne blickte.

»Wenn Sie damit meinen, ob ich verheiratet bin und Kinder habe … Nein.«

Ich fühlte nur, dass er mich ansah, denn ich hielt den Blick weiterhin auf den Kohl gerichtet. Mehr noch. Ich fühlte, dass er gar nicht mehr damit aufhörte, mich anzusehen. Ich sortierte meine Gedanken und nahm meine Gesichtszüge an die Kandare, bis ich sie perfekt im Griff hatte.

»Nelly ist auch nicht verheiratet«, trumpfte mein Bruder auf. »Sie hat keinen Mann und keine Kinder. Sie will auch keine. Sie will noch nicht mal einen Hund. Oder eine Katze. Oder einen Goldfisch. Oder einen Hasen. Nelly will immer allein bleiben.«

Ich wünschte mir eine Welt voll hoher Hecken – und hinter einer er.

»Schneid du schön deine Möhren«, befahl ich und hoffte angesichts des aufmerksam lauschenden Gerald, dass der schrille Unterton von Gereiztheit durch den Moll-Charakter schwesterlicher Fürsorge in meiner Stimme gedämpft wurde.

»Man kann Liebe nicht erzwingen«, sagte Gerald zu Nils. »Sie ist entweder da – oder nicht. Und wenn sie nicht da ist, bleibt man besser allein, anstatt einen Haufen fauler Kompromisse zu machen. Faule Kompromisse sind das Schlimmste. Was immer passieren soll, passiert. Manchmal sogar noch mit fünfundvierzig.«

»Ich bin auch fünfundvierzig«, sagte mein Bruder und schien aufgewühlt zu sein, weil diese kleine Gemeinsamkeit wohl mehr war, als er erhofft hatte. »Ich hatte gerade Geburtstag.«

»Glückwunsch!« Gerald hob seine Hand, um Nils abzuklatschen, aber der kannte das nicht. Es existierte nicht in seiner Welt, und es dauerte eine Weile, bis er einen

Schritt über diese Schwelle setzte, hinter der es Dinge gab wie simple Gesten unter Männern, die manchmal damit endeten, dass man gemeinsam Fische aus dem Wasser zog und in den Sonnenuntergang blickte und schweigend so viel Bier trank, bis man nicht anders konnte, als zu rülpsen. Schließlich hatte Nils kapiert und patschte seine kleine Hand gegen die große seines Gegenübers.

Gerald legte Wärme in seine Stimme und sagte: »Hey, Kumpel. Ab jetzt sind wir beim Du.«

Schweigen breitete sich zwischen uns aus. Ich war ergriffen und brauchte einen Moment, bis ich wieder ein Wort herausbrachte: »Was man aus Kohl doch alles machen kann. Komplexität in der Schlichtheit, sage ich jetzt mal.«

»Sagt man das so?«, fragte Gerald.

»Weiß nicht, finde, man könnte es so ausdrücken.«

Bevor ich in meiner Verlegenheit noch mehr Unfug reden konnte, erbarmte sich Gerald und erzählte weiter von Heidekraut, das dem ruppigen Klima trotzte und die Hänge seiner Heimat mit einer lila Decke überzog, erzählte von den endlosen Schafweiden, dem Moor und dem Moos, den Schneehühnern und den Auerhähnen, den Dudelsäcken und den Disteln, der kratzigen Nationalpflanze Schottlands.

Mein Bruder juchzte noch im Nachhinein mehrmals auf beim Gedanken an die Schafe, ich malte mir gerade die Heidekrauthänge aus, da nahm Gerald Buchanan die Schüssel mit den Karottenwürfeln und betrachtete einige von ihnen, indem er sie prüfend in der Hand hielt.

»So etwas habe ich noch nie gesehen«, sagte er. »Jeder wie mit der Maschine geschnitten.« Er blickte meinen Bruder an. »Du bist ein wahrer Künstler.«

Das Lob schien Nils zu freuen. Er sagte zwar: »Ist doch

nichts. Ist doch nur eine Kleinigkeit. Na ja«, aber seine Ohren leuchteten vor innerer Hitze.

Fünfundvierzig Jahre alt, und zum ersten Mal hielt jemand die Dinge, die er tat, für etwas Bedeutendes.

Als wir das Buffet aufgebaut hatten, schickte ich ein Handyfoto an Ashok. Ich kochte lieber mit Lorbeer, anstatt mir aus den Blättern einen Kranz zu winden, aber ich konnte nicht anders als festzustellen: Das hatten wir gut gemacht. Alles so schön bunt hier. Orange und grün und die Tomaten in unterschiedlichen Rottönen. Auf gelbem Zitronen-Couscous das helle Grün der Pistazien und Fischwürfel in Lachsfiletrosa. Der Salat mit Gartengemüse in den Farben des Sommers und mit der leicht harzigen Knackigkeit von gerösteten Pinienkernen. Ich war immer der Meinung gewesen, dass man glücklich war, wenn man das, was man tat, gerne tat. Mit Liebe und Leidenschaft. Bei diesem Buffet war das der Fall. Wir hatten zusätzlich zu den Salaten noch eine gigantische Käseplatte aufgefahren und welche mit Schinken und Pasteten. Mochten die Buchanans damals in Ballater auch nicht zu den königlichen Hoflieferanten von Balmoral Castle gehört haben, in Canterbury schien Gerald der König zu sein, dem die anderen sogar am Sonntag zulieferten. Grünmarmorierter Weichkäse mit Salbei? Roter Leicestershire, durch Möhrensaft sattorange gefärbt? Käse aus Ziegenrohmilch mit Ascheschicht? Ein köstlicher Kräftiger, der »Stinkender Bischof« hieß? Kein Problem. Alles da.

Es war früher Abend, als wir fertig waren, und wir hatten noch ein wenig Zeit, um uns frisch zu machen. Ich wechselte meine Plastiklatschen wieder gegen die hochhackigen silbernen Sandaletten aus, verzichtete jedoch auf meinen Teletubbies-Reif und malte mir einen roten Mund. Ashok äußerte per WhatsApp seine Verwunderung darüber, dass man bei einer deutsch-schottischen Hochzeit Salate serviert, da mache ein indisches Hochzeitsmahl doch mehr her. »Es gibt Huhn, Schwein und Ziege, um nur einen kleinen Teil zu nennen. Beim Essen und bei Geschäften sollst du nicht bescheiden sein.«

»Irgendwie weht einen aus jedem deiner Sätze Räucherstäbchengeruch an«, schrieb ich beleidigt zurück.

Meine Nerven sollten sich allmählich mal eine Hornhaut zulegen. Gerald hatte recht.

Und dann sah ich ihn. Auch er trug jetzt einen Schottenrock, grünrot kariert, weißes Hemd, eine Smokingjacke mit passender Weste und Fliege in Forstgrün, einen Dolch in den aus dicker schwarzer Schafswolle gestrickten Strümpfen, eine Felltasche mit Troddeln, die er sich mit einer Metallkette um die Hüften geschnallt hatte. Ich starrte ihn an, als er auf mich zukam, und konnte meine Augen nicht von ihm nehmen. Er lächelte mir zu, nahm Nils und mich bei der Hand und stellte sich mit uns in die Nähe des Buffets, wo auch schon sein Personal wartete. Die Menschen strömten in die Scheune; gleich würde das Brautpaar das Dinner eröffnen. Noch suchten einhundertvierzig Gäste anhand eines überdimensionalen Scrabbles an der Wand ihre Namen – und die dazugehörigen Plätze an den Zehnertischen. Die Dekoration war der Clou und verdiente donnernden Beifall. Die Stühle trugen weiße Hussen, die man mit zimtfarbenen Schleifenbändern an der Rückenlehne in Form gebracht hatte. Auf den runden Tischen standen suppentellergroße Spankörbe mit gelben Rosen, weißen Anemonen, Hagebutten und Hopfen. Überall Kerzen, weiß und gelb, kurz, mittel und lang, dick und dünn, Teelichter in kleinen Gefäßen. Für jeden Gast gab es ein Marmeladenglas, bei dem ein blauer oder roter Stoff, gemustert wie Nickitücher, über den Deckel gespannt war. Als Aufkleber die Namen Megan und Julian, das Datum ihrer Hochzeit, der Spruch »Spread the love«. Liebe als Brotaufstrich mit dem Geschmack von Rhabarber-Ingwer und Apfel-Pflaume.

Ich nahm mir vor, gleich ein paar Fotos zu machen, ich wollte den Anblick nicht so schnell vergessen. So wie ich auch diesen Augenblick gerne auf meine innere Festplatte gebannt hätte. Mein Bruder und ich links und rechts von Gerald Buchanan, einem robusten Kerl im Rock, der darin ziemlich sexy aussah und dem ich jetzt meine rechte Hand entzog. Wobei ich meine Augenbrauen leicht hob, als wäre ich von so viel Nähe befremdet. Ich lenkte meinen Blick auf die Felltasche vor seinem Schoß, die es mir einfach machte zu akzeptieren, dass Nils steif wie ein Baum auf der anderen Seite stand, seine Tasche über der Schulter, Olli im Ausguck. Irgendwie hatte ich das Gefühl, meinen Bruder in der Gegenwart von Schotten besser ertragen zu können. Wer einen Dolch im Strumpf trug, sollte bei Puppen in Herrenhandtaschen besser den Mund halten.

Ich schaute immer noch auf Geralds Leistengegend, bis er losprustete: »Nun fragen Sie schon!«

»Was?«

»Das, was alle wissen wollen.«

»Was soll das sein?«

»Keine Hemmungen.«

»Ich weiß nicht, was Sie meinen.«

»Sie wollen nicht wissen, was ich unterm Rock trage?«

»Gott bewahre!«

»Ich verrate es Ihnen trotzdem. Die Annahme, dass

wir nichts unter dem Kilt haben, kommt daher, dass angeblich früher unten drunter alle nackt waren. Was aber wohl auch ein Irrglaube ist. Heute vermutet man, dass vielmehr die langen Leinenhemden, die man früher zum Kilt getragen hat, zu einer Art Windel verknüpft wurden.«

Mit festem Blick betrachtete ich die Fliege an seinem Kragen.

»Heute geht es nur noch um die Frage: Feinripp oder Boxershorts.«

»So genau wollte ich das eigentlich gar nicht wissen«, seufzte ich. »Mich interessiert eher, was in dieser komischen Felltasche steckt.«

»Man nennt sie ›Sporran‹, was übersetzt so viel heißt wie Geldbeutel. Und genau das ist da auch drin. Geld. Flachmann. Handy. Schlüssel. Bei Rauchern die Zigaretten.«

»Danke für die Auskunft.«

»Gern geschehen.«

»Und warum das Messer im Strumpf?«

»Das ist ein ›Sgian Dubh‹, das gälische Wort für ›Schwarzer Dolch‹.« Er beugte sich zu mir herüber und raunte mir ins Ohr: »Weil man sich vor Angriffen, welcher Art auch immer, nie sicher sein kann. Manchmal trifft es einen völlig unvorbereitet, und wenn man Pech hat, mitten ins Herz. Da kann dann aber auch eine Waffe nichts mehr ausrichten, selbst wenn man sich immer noch einzureden versucht, wenigstens nicht ganz wehrlos zu sein.«

Meine Ohren rauschten, und ich spürte ein leises Beben in der Brust. Um uns herum nahm das Gewusel der Leute zu, die ihre Plätze suchten, begleitet von fröhlichem Lachen.

Er redete weiter von »Ghillie Brogues«-Schuhen nach Art der schottischen Hirten, von seiner »Prince-Charlie-Jacke«, von der Gürtelschnalle, die alle mit einem Clan-Zeichen verziert waren, von den sieben Metern Stoff, die man für einen kunstvoll drapierten Schottenrock brauchte, davon, dass jedes Karomuster für die Zugehörigkeit zu einer langen Ahnenreihe stand und man den Kilt früher in den Highlands zur Decke aufgewickelt hatte, die einen nachts wärmte. All das erzählte er mir. Ich fühlte mich wie verhext von seiner Stimme, versext vielleicht auch, ich merkte es daran, wie schwer meine Lider auf den Augen lagen. Wahrscheinlich guckte ich gerade wie eine Katze auf der Ofenbank, fehlte nicht viel, und ich hätte geschnurrt. War vielleicht doch nicht ganz so uninteressant, was genau er unter dem Rock trug.

In dem Moment kam Natascha in einer Wolke von Ananasduft von der Seite her auf uns zugeschossen.

»Der Verkehr kommt bei uns in England gern von rechts«, sagte Gerald bei ihrem Anblick, aber da hatte sie sich schon abgewendet und lief suchend zwischen den Tischen entlang. Sie schien sich nicht an die von Julian geforderte Champagner-Abstinenz gehalten zu haben.

»Warum waren Sie vorgestern Abend im Pub so unfreundlich zu ihr?«, wollte ich von Gerald wissen.

»Ich wusste, dass sie keine Einladung hat. Und in dem Moment, als ich sie sah, war mir klar, dass sie trotzdem auf der Hochzeit erscheinen wird. Ich kenne sie. Man schickt sie durch die Vordertür raus, und durch die Hintertür kommt sie wieder rein.«

»Dafür, dass Sie als Caterer hier sind, haben Sie ganz schön viel Interesse am Liebesleben meines Cousins.«

»Julian ist ein enger Freund von mir. Ich möchte, dass es ihm gutgeht. Natascha war nichts für ihn. Sie hat ihn verletzt, ihn wegen eines anderen Mannes verlassen, und jetzt, da er ein neues Glück gefunden hat, taucht sie auf wie ein Raubtier in freier Wildbahn und fährt die Krallen aus.«

»Hübsch ist sie ja«, sagte ich.

»Nicht so hübsch wie Sie.«

Ich gab ihm einen blitzschnellen Kuss auf die Wange. Ich konnte nicht fassen, dass ich das gerade getan hatte, und drehte verlegen den Kopf zur Seite, der knallrot geworden war.

»Wofür war das?«

»Das?«, krächzte ich. »Das war doch nichts.«

»Selbst wenn es nichts war, war es gut.«

»War nicht gut. Gar nicht gut.«

»Auch gut«, sagte er.

Ich brauchte Eiswasser. Besser noch Wein.

Der »Chapel Down Flint Dry« aus der Grafschaft Kent, Jahrgang 2011, kam mir da gerade recht. Ein kühler Weißer mit dem Aroma von Zitrus und grünem Apfel, geküsst vom warmen Klima, das der Golfstrom in diese Region pumpte, und der mich durch den Abend spülte.

Nils und ich saßen bereits mit drei uns völlig unbekannten Paaren am Tisch, die Männer im Rock, die Frauen mit Hut, da schlitterte Natascha heran und nahm mit ihrem Begleiter als Letzte in der Runde uns gegenüber Platz. Als sie kurz darauf wieder aufstand und mit einer Salatauswahl auf ihrem Teller vom Buffet zurückkam, beobachtete ich sie. Sie war mein Versuchskaninchen. Ein Kaninchen allerdings, das dem Rotwein auf unserem Tisch, einem französischen Merlot, mehr zugetan war als den Möhren. Sie trank zügig, während sie auf ihrem Teller mal hier pickte, mal dort stocherte und an manchen Zutaten schnupperte, bevor sie sie probierte –

oder auch nicht. Die Augen meines Bruders ruhten auf ihr. Ich hoffte, dass jetzt nicht wieder die Sache mit dem Nachtisch käme, nein, sie kam nicht, stattdessen verkündete er voller Stolz: »Ich habe die Mohrrüben geschnitten.«

Sie wirkte irritiert.

»Und Nelly hat die Salate gemacht.«

»Das stimmt ja so nicht«, stellte ich richtig.

»Die Rezepte sind von Nelly«, sagte er mit seiner sehr lauten Stimme, die die Leute an unserem Tisch aufhorchen ließ. »Nelly kann gut kochen.«

»Nelly, und wie weiter?«, fragte sie und blickte mir ins Gesicht.

»Schrader.«

»Ihr Bruder ist sehr auskunftsfreudig.«

»Das ist er.«

»Ich bin Natascha. Natascha Plückebaum.« Sie winkte mir leicht mit den Fingerspitzen zu.

»Hi.« Ich winkte zurück und kam mir albern vor. »Ich weiß. Ich habe vorhin draußen Ihren Namen gehört.«

Sie stieß ein Lachen aus und warf den Kopf nach hinten, wodurch ihr Schiffchenhut leicht verrutschte. »Wieso sind hier die Gäste fürs Catering zuständig?«

»Nelly ist Köchin.«

»Keine gelernte«, sagte ich rasch. »Eher learning by doing.«

»Tatsächlich? Ist auch meine Branche.«

»Wirklich?«

»Mhm.«

»Was machen Sie …?«

Weiter kam ich nicht, denn sie unterbrach mich und wiederholte ihre Frage von eben: »Warum müssen hier die Gäste in der Küche aushelfen?«

»Das hat das Brautpaar gerade erklärt, als es das Dinner eröffnete. Technische Probleme.«

Sie deutete auf Rucola und Rohmilchkäse. »Bisschen schwach auf der Brust für ein Hochzeitsdinner. Macht hier nicht Gerald Buchanan das Catering? Das passt«, schnaubte sie. »Er ist ein Chaot. Ich habe schon unfassbar unter diesem Menschen gelitten. Er bezeichnet sich als Julians Buddy. In Wirklichkeit ist er sein Bodyguard.«

»Julian ist unser Cousin«, klärte sie mein Bruder auf, mit lauter Stimme und stoischer Miene.

»Das wusste ich gar nicht.«

»Woher auch?«, sagte ich. »Wir sind uns ja nie zuvor begegnet.«

Sie nahm sich ihren Stuhl, rückte zu uns auf, zwängte sich zwischen Nils und mich, stand noch mal auf und hangelte nach ihrem Glas und dem Teller.

»Wir waren liiert.«

»Das habe ich mitbekommen«, sagte ich.

Sie nahm einen Schluck von ihrem Rotwein. »Er hat von mir gesprochen?«

»Die kleine Szene vorhin im Garten …«, erklärte ich.

»Er ist jetzt verheiratet«, sagte mein Bruder, »mit der bunten Frau.«

»Bunt?« Sie lachte mit kieksiger Stimme. »Ich würde eher sagen: farblos. Haben Sie ihre Mutter gesehen? Wie die Mutter, so die Tochter. Sagt man nicht so? Und die Mutter wirkt wie ein aus der Form gelaufener überreifer Camembert.«

»Das ist ziemlich gemein«, rügte ich.

»Kommen Sie schon! Ich dachte, Sie finden das lustig. Die Salate sind übrigens gut.«

»Gut gekocht«, pflichtete mein Bruder ihr bei.

»Danke«, sagte ich lahm. »Ich finde das nicht lustig.«

Wie zur Strafe ließ sie die Gabel sinken und schob den Teller ein Stück von sich weg.

Ich war erleichtert, als die Reden begannen. Da so viele ein paar Sätze sagen wollten, wartete man nicht bis zum Ende des Essens. Der Brautvater machte den Anfang.

»So, ladies and gentlemen, if you would raise your glasses to the adorable couple!«

Wir alle hoben unsere Gläser.

»What an incredible toast!«, rief eine junge Frau an unserem Tisch und küsste ausgelassen ihren Nebenmann. *»Let's get married!«*

Ich beschloss, meinem Impuls nachzugeben und zu schauen, wo Gerald war. An keinem der Tische war er zu entdecken.

Megans Mutter goss Flüssigkeit in eine silberne Schale und reichte sie ihrem Mann. »Mit diesem Whiskey«, verkündete der auf Englisch, bevor Julian ins Deutsche übersetzte, »stoßen wir an auf die, die heute nicht bei uns sein können, um mit uns zu feiern. Die, die krank sind oder aus anderen Gründen nicht kommen konnten. Slàinte Mhath!«

Es hörte sich an wie »Slontsche wah« und war ein gälischer Trinkspruch, der »Gute Gesundheit« bedeutete, wie uns der junge Schotte an unserem Tisch erklärte.

»Auf Mutti!«, brüllte mein Bruder.

»Auf Mutti!«, kam es wie ein Echo zurück, und ich wusste, ehe ich den Rufer gesehen hatte, dass er es war. Gerald Buchanan, der Typ aus den kargen schottischen Highlands, die ihre ganz eigene Schönheit zu haben schienen mit der Heidekrautdecke auf den Hängen und darauf ein sieben Meter großes grünrot kariertes Plaid, das eigentlich ein Rock war.

Die Schale mit dem Whiskey wurde weitergereicht von

Tisch zu Tisch, ehe eine zweite in Umlauf kam, mit der man auf das Wohl der Toten trank.

»Ist das jetzt auch für Frau Günther?«, wollte mein Bruder wissen. Frau Günther war eine Nachbarin gewesen, die regelmäßig süßsauer eingelegten Kürbis gebracht und sich Nils gegenüber reizend gezeigt hatte.

»Auf Frau Günther!«, rief er.

Ich wartete auf das Echo, aber es kam nicht.

»Und wer trinkt mit mir auf gestorbene Liebe?«, jammerte Natascha und nippte an der Schale, was sie aus hygienischen Gründen nicht gerne tat, wie sie mir vorher versichert hatte. »Aber wat mutt, dat mutt.« Sie gab das Silbergefäß an mich weiter. Der Geruch von Lagerfeuer und verbranntem Speck stieg mir in die Nase. Der Geschmack von Holz und Torf floss über meine Zunge, rollte durch meinen Mund und verteilte sich an der Innenseite der Wangen und im Gaumen. Ich war kein Fan von Whiskey, aber durfte man die Toten verprellen?

Es folgten weitere Reden. Meinem Bruder fielen die Augen zu, was ich verstehen konnte, denn die Ansprachen waren auf Englisch.

»Gleich bin ich dran«, sagte Natascha.

Überrascht blickte ich sie an. »Sie?«

»Ich werde eine Rede auf das Brautpaar halten.«

Ich beugte mich etwas vor, stützte meinen rechten Arm auf dem Tisch ab, legte mein Kinn in die Hand und sah sie von der Seite an. Dabei entging mir nicht, dass die Lider meines Bruders hinter den Brillengläsern mit Schwung aufklappten wie die einer Porzellanpuppe. Seine Augen waren kugelrund und wirkten alarmiert. Ich schenkte mir Wasser aus einer Karaffe ein und trank durstig einen großen Schluck, bevor ich sagte: »Halten Sie das für eine gute Idee?«

»Und ob.«

Ich probierte ein Lachen, aber es blieb mir im Halse stecken.

»Die Ex hält eine Rede auf den Bräutigam? Ich weiß nicht. Das kann in die Hose gehen.«

»Alle hier bringen immer nur Toasts auf die schöne Braut aus. Es ist an der Zeit, dass mal jemand die Qualitäten des Bräutigams hervorhebt.«

Ich sah meinen armen Cousin in Gedanken bereits unter den Tisch kriechen, falls Natascha sich zum Beispiel erdreistete, seine Kuss-Technik zu loben, da fiel mir ein, dass sie mit einem Toast auf Deutsch nicht viel Unheil anrichten konnte. Die wenigsten würden ihn verstehen.

Als hätte sie meinen Gedanken erraten, sagte sie: »Mein Englisch ist gottlob sehr gut.«

Grund genug, sie von ihrem Vorhaben abzuhalten. »Ich würde mich das nicht trauen. Das passende Wort fehlt, eine Formulierung verunglückt, der rote Faden reißt …«

»Ich gehe gleich mal kurz raus, rauche eine, und dann nehme ich das Mikro an mich. Die Schwester der Braut wird auch nach meiner Zigarettenpause noch nicht fertig sein, die hat fünf vorn und hinten dicht bedruckte Seiten vor sich und ist erst bei der zweiten. Und die ganze Zeit geht's nur darum, dass sie jetzt ihre kleine Schwester verliert und was sie alles angestellt haben als Kinder, und wie großartig Papi und Mami sind. Blablabla. Laberrhabarber. Und wo bleibt Julian? Wer redet von ihm? Wurde er bisher auch nur ein einziges Mal erwähnt?« Sie machte eine Geste, als wollte sie sich an ihrem Goldkettchen erhängen. »Sie langweilt so unglaublich. Alle werden Beifall klatschen, wenn ich ihr das Mikrophon entringe. Sie ist ein schlechter Toaster.« Sie kicherte. »Schlechter Toaster war nicht schlecht, oder?«

Ich fing Geralds Blick auf, sein Lächeln. Er stand in einiger Entfernung an der Bar, ein Glas Bier in der Hand und prostete mir zu.

Ermuntert durch seine Anwesenheit, beschloss ich, bei Natascha eine härtere Gangart einzulegen. Weniger Freundlichkeit, weniger Rücksicht, weniger Honig. Eine scharfe Ansage, das war es, was sie brauchte.

Ich hielt mir die Spitze meines Zeigefingers an die Schläfe. »Es ist völlig idiotisch, was Sie vorhaben. Sie sind ein ungebetener Gast bei traditionsbewussten Leuten auf einem gutgelaunten Fest, und Sie sollten sich entsprechend benehmen.«

Genau das war's, dachte ich. Etwas Pfeffer, Galle und Gift. *Und nun, Nelly,* redete ich mir selbst gut zu, *gib ihr noch ein bisschen Saures.* »Seien Sie froh, dass man Sie hier überhaupt duldet. Unter diesen Umständen ist das keine Selbstverständlichkeit. Sie werden hier jetzt keine Misstöne reinbringen.«

Mein Bruder hörte mit weit aufgerissenen Augen zu. »Streitet euch nicht.«

»Das ist kein Streit, Nils.«

»In England gibt es das Recht der freien Rede«, dozierte Natascha. »Speaker's Corner im Hyde Park in London ist Ihnen doch sicherlich ein Begriff?« Sie stieß mit ihrem Weinglas an meines, bis ein helles Kloing zu hören war, und legte mir ihre Rechte in dem ellbogenlangen blauen Handschuh auf den Unterarm. »Ich bin ein braves Mädchen. Sie können ganz beruhigt sein. Ich kenne die Spielregeln. Ich habe sie quasi aufgestellt.«

»Dann ist es ja gut.«

»Ich werde sagen, dass Julian im fortgeschrittenen

Alter von neununddreißig Jahren und nach langer Suche nun endlich bei der Richtigen angekommen ist, bei der liebreizenden Megan …«, sie stieß einen dramatischen Seufzer aus, »… die das Loch in seinem Herzen schließt.«

»Lange Suche klingt nach vielen Stationen«, gab ich zu bedenken. »Könnte mancher in den falschen Hals kriegen.«

»Dem Himmel sei Dank, dass es immer noch Männer gibt, die die Kuh kaufen, obwohl sie die Milch umsonst kriegen würden. Das wäre mal ein bemerkenswerter letzter Satz für eine Hochzeitsrede.«

Fassungslos schaute ich sie an.

»Ich will Sie doch nur durch den Kakao ziehen«, sagte sie und lachte vergnügt.

Damit spazierte sie davon, um eine Zigarette zu rauchen.

Auch Nils wollte unbedingt an die frische Luft. Warum auch nicht? Hier drinnen würden ihm nur ständig die Augen zufallen. Ich erhob mich von meinem Platz und begleitete ihn nach draußen.

Der Abend war hereingebrochen. Im Garten war es immer noch warm. Ich balancierte auf meinen silbernen Hacken über den Kiesweg, über den Stunden zuvor die Braut in ihr neues Leben getreten war, und brachte Nils zu einer der Bänke, die den runden Holzzaun um den Teich säumten. Hier konnte er sitzen und ausruhen, und niemand würde sich daran stören, wenn er einschlief. Ich ließ mich neben ihm nieder und schärfte ihm ein, sich nicht von der Stelle zu rühren.

»Du bleibst hier sitzen! Ich komme immer mal wieder raus, um nach dir zu sehen.«

»Ist gut. Es ist nett von der Frau, dass sie dich durch den Kakao ziehen will«, sagte er.

Ich legte meine Hand ums Kinn und sah ihn an. »Wie kommst du denn darauf?«

»Kakao ist doch was Schönes.«

Rezept für thailändischen Krautsalat mit Erdnuss-Limetten-Dressing

Da haben wir den Salat! Und was für einen. Exotik. Aroma. Raffinesse. Süße. Schärfe. Säure. Drama, Baby, Drama! Alles da. Alles drin. Alles dran. Weißkohl auf der Reibe raffeln, drei geraspelte Möhren dazugeben sowie drei Schalotten, schräg in Scheiben geschnitten. Wer mag, kann den Weißkohl auch durch seinen feinen, im Geschmack dezenteren Verwandten, den kegeligen Spitzkohl, ersetzen und das Gemisch aus unschuldigem Weiß und leuchtendem Orange noch durch zwei Handvoll geschredderten Rotkohl aufpeppen. Frische Korianderblättchen, klein gerupft, und ein Teelöffel Chiliflocken bringen saftiges Grün und flammendes Rot in die Schüssel. Alles vermischen, sich an dem Farbenspiel erfreuen.
Nun aber kommt das Beste, das Tüpfelchen auf dem i, das Sahnehäubchen, die Kirsche auf der Torte, die bei jedem guten Salat aus einem guten Dressing besteht.

Wir brauchen:

– einen Esslöffel Erdnussbutter aus dem Glas (ob creamy oder crunchy, also glatt oder knusprig mit Nussstückchen, ist wie fast alles im Leben Geschmackssache)
– einen ordentlichen Schwups Reisessig (sagen wir: zwei Esslöffel)

– den Saft einer ausgepressten Limette plus deren abgeriebene Schale
– zwei Esslöffel Sojasauce
– drei Esslöffel Rapsöl und einen Teelöffel Sesamöl
– einen Esslöffel thailändischen Palmzucker (den man als zylinderförmige Küchlein in Asia-Märkten bekommt und durch Zerschlagen oder Reiben zu gebrauchsfähigem Zucker zerkleinert. Eine befriedigende Beschäftigung, wenn kleine Kinder im Hause sind und sich das gemeinsame, pädagogisch wertvolle Basteln auf das Zertrümmern mit Holzhämmerchen auf einem geduldigen Küchentisch beschränkt und Sie auf rasiermesserscharfe Reiben verzichten. Wer kein Fachgeschäft in der Nähe hat, behilft sich mit braunem Zucker, Ahornsirup oder Honig in etwa der gleichen Menge.)
– drei kleingehackte Knoblauchzehen
– ein kleines Stück frisch geriebenen Ingwer

Alles gut miteinander verschlagen und mit der Rohkost mischen. Zwei Esslöffel ohne Fett geröstete weiße Sesamkörner geben ganz zum Schluss nussigen Pep.

10. Kapitel

Zitat des Tages:
Dass alles, was nicht Leben war, in die Flucht geschlagen werde, damit ich nicht, wenn es zum Sterben ginge, einsehen müsste, dass ich nicht gelebt hatte.
(Henry David Thoreau, amerikanischer Schriftsteller, in »Walden oder Leben in den Wäldern«, 1854)

Gericht des Tages (englisch):
Brandybutter

Ein leichter Wind kam auf und säuselte über das Wasser des Teichs. Ich betrachtete meinen Bruder, der ganz zufrieden mit sich und der Welt auf der Bank saß, Olli zwischen seinen gefalteten Händen hielt und einen schlafwandlerischen Ausdruck auf dem Gesicht hatte. Ich hätte getippt, er war glücklich. Die Natur war immer seins gewesen, lieber Bäume und Gärten als das Lachen und die Lichtergirlanden feiernder Menschen. Es mache ihm nichts aus, allein zu bleiben, so versicherte er mir, ich redete mir sogar ein, dass er es genießen würde, Ruhe und Nachtduft nach dem Lärm der letzten Stunden. Mich zog es wieder hinein.

Ein markantes Äußeres, ein Lächeln und ein Kompliment – und schon hatte es mich gepackt. Schon war etwas in mich hineingetröpfelt, was noch weit davon entfernt war, Schmetterlingsflügel in meinem Bauch schlagen zu lassen, aber immerhin: Sie vibrierten. Ganz leicht nur. Und doch zu stark, um sie zu ignorieren.

An der Tür kam mir Gerald Buchanan entgegen. Die Schwester der Braut hielt noch immer ihre erschütternd lange Rede. »Ich kann nicht glauben, dass du jetzt verheiratet bist, Megan. Es fühlt sich so komisch an. Gerade eben haben wir doch noch Pyjama-Partys gefeiert und für ›N Sync‹ geschwärmt.«

»Kennen Sie den Spruch?«, wisperte Gerald an meinem Ohr. »Je schlechter das Essen, desto länger die Reden.«

»Dann muss unseres grottenschlecht gewesen sein«, sagte ich.

»Ungenießbar«, bekräftigte er.

»Entsetzlich.«

»Abscheulich.«

»Grässlich.«

»Schrecklich.«

»Katastrophal«, feixte ich.

»Wir haben nur eine Chance«, sagte er, während wir uns anlachten. »Das Ganze beim Dessert wiedergutzumachen. Helfen Sie mir?«

Ich verspürte ein sanftes Ziehen im Magen und ein Kribbeln in den Handflächen, lächelte den Schmetterlingsflügeln in meinem Bauch zu, schwor mir aber gleichzeitig, mich von ihnen nicht verrückt machen zu lassen. An der Bar ließ ich mir ein Glas Weißwein geben und verdrückte auf dem Weg zur Küche ein Stück Brot, da ich langsam merkte, wie mir der 2011er »Chapel Down Flint Dry« und der Whiskey zum Wohl der Daheimgebliebenen und der Verstorbenen zu Kopf stiegen, während vor dem Fenster der Himmel dem Hochzeitspaar einen Sonnenuntergang in Gelb, Orange und allen Schattierungen von Rot schenkte.

Wir redeten über alles und nichts, Gerald, ein Helfer und ich, als wir damit begannen, die Früchte für den Obstsalat zu schnippeln. Kurz darauf verließ Geralds Mitarbeiter die Küche, um einem Kollegen dabei behilflich zu sein, ein paar Stollen Früchtekuchen aus dem Auto zu laden, die im Laufe der letzten Stunden in der Küche des Pubs gebacken worden waren.

Dazu würde Gerald eine Brandybutter machen, so verriet er mir, die man erst cremig schlagen musste, um sie dann etwas anfrieren zu lassen, bevor man sie scheibchenweise zu dem Kuchen aß. Das klang verführerisch.

Und so rührte er die weiche Butter mit dem Schneebesen, bis sie fast schaumig war. Ich roch den Brandy, den er in die Schüssel träufelte, und ich sah seine Muskeln, die die Schwalben auf seinem linken Unterarm zum Fliegen brachten, wie ein zum Leben erwecktes Bild.

»Wie genau ist das mit Nils passiert?«, fragte er, ohne aufzusehen.

Ich schwieg. Nicht schon wieder dieses Thema! Ich wollte nicht, dass sich Nils zwischen uns drängte, auch wenn er gar nicht da war. Nicht jetzt.

»Sie wollen nicht darüber reden. Das ist mir vorhin schon aufgefallen.«

Ich riss mich zusammen. »Komplikationen bei der Geburt.« Ich legte das kleine Messer, mit dem ich Erdbeeren in Scheiben schnitt, beiseite und trank einen Schluck Wein.

»Früher fand ich das Wort ›zurückgeblieben‹ furchtbar, aber wenn ich es recht bedenke, trifft es das ziemlich genau. Wenn das Leben eine Aschenbahn ist, dann ist er nicht aus den Startlöchern gekommen, weil die Umstände gegen ihn waren. Alle anderen liefen los, er blieb zurück. Hechelt immer noch hinterher, während die meisten schon im Ziel sind.«

»Dazu müsste man das Ziel definieren«, sagte Gerald, legte seinerseits den Schneebesen hin und suchte meinen Blick. »Was ist das Ziel? Eine Ehe, in der zwei Menschen wie versteinert nebeneinanderher leben? Ein Beruf, in dem man grau wird wie der Anzug, den man tagtäglich trägt, während man anderen Leuten dubiose Versicherungspolicen verkauft? Die Flasche Schnaps, die man im Putzmittelschrank versteckt? Oder die Minderwertigkeitskomplexe, die man mit Botox wegspritzt, bis man dieses grinsende Keramikgesicht hat? Wir haben doch alle unsere Probleme.«

»Welche haben Sie?«

»Außer, dass ich Buchhaltung hasse und meine Steuererklärung immer zu spät mache …« Er ließ ein kurzes Lachen hören. »Ich denke, ich bin ganz im Reinen mit mir. Mir geht's gut. Nur dass mir die Dinge, die ich mir heute leisten kann, nicht ganz geheuer sind. Es ist wohl das Schamgefühl eines Mannes, der von unten kommt. Der fünfundzwanzig Jahre alte Scotch, die getrüffelten Schokoladentäfelchen. Damit ich sie ohne schlechtes Gewissen genießen kann, erlaube ich mir solchen Luxus nur, wenn ich vorher was geleistet habe. Als Belohnung. Ich verachte Menschen, die nichts leisten. Das ist schon mein ganzes Problem. Oder sagen wir: eher das der anderen mit mir.« Er mopste eine Erdbeere, steckte sie sich in den Mund, wobei er den kleinen grünen Strunk im Beißen abriss, und guckte mir in die Augen. »Jetzt fällt mir noch ein Problem ein«, raunte er mit heiserer Stimme. »Ein ziemlich heftiges. Ich überlege schon die ganze Zeit, wie es kommt, dass ich eine Frau wie dich unwiderstehlich finde, die ich noch vor zwei Tagen nicht ausstehen konnte. Das ist mir ein Rätsel.«

»Versuchen wir doch, es zu lösen«, flüsterte ich.

In seinem Blick war etwas Magisches. Ich lachte nervös und biss mir auf die Lippen, denn eigentlich wollte ich gar nicht lachen. Und ich wollte auch keine lasziven Bemerkungen machen, bei denen ich es nur mit einem Kraftakt schaffte, meine Stimme nicht zittern zu lassen.

»Sie haben mich geduzt«, sagte ich. »Ich meine, du hast mich das erste Mal nicht gesiezt. Was ich sagen will …« Seine Worte, seine Gesten machten mich verlegen. Energisch schnitt ich die Früchte und konzentrierte mich auf das Tattoo an seinem rechten Unterarm. Es war ein langes Zitat, in zwei untereinander stehenden Reihen mit schwarzer Tinte in die Haut geritzt. *»To put to rout all that was not life; and not, when I had come to die discover that I had not lived.«*

»Verstehst du's?«, erkundigte er sich.

»Nur den Schluss.«

»Dass alles«, begann er zu übersetzen, *»was nicht Leben war, in die Flucht geschlagen werde, damit ich nicht, wenn es zum Sterben ginge, einsehen müsste, dass ich nicht gelebt hatte.«*

»Wo hast du das her?«

»Das ist ein Zitat von Henry David Thoreau und wird zu Beginn jeder Sitzung im Film ›Der Club der toten Dichter‹ zitiert.«

»Ich habe den Film auch mal gesehen. Lange her. Er gefiel mir.« Ich deutete mit einem Nicken meines Kopfes auf seinen Arm. »Ist ein gutes Lebensmotto.«

»Es bewahrt einen vor Unwichtigem und sorgt dafür, das Wesentliche nicht zu versäumen. Was ist für dich das Wesentliche?«

»Unabhängig zu sein.«

»Mit anderen Worten: Du hast Angst vor der Liebe, weil du Angst hast, angebunden zu sein?«

»Ich will keine Verpflichtungen haben.«

»Verantwortung ist ein Teil der Liebe.«

»Du hast mir nicht zugehört. Ich habe von Verpflichtungen gesprochen. Verantwortung übernimmt man freiwillig. Indem man zum Beispiel ein Kind in die Welt setzt. Verpflichtungen werden einem aufgezwungen, weil man zufällig zur falschen Zeit am falschen Ort war.«

»Wer hat das gesagt?«

»Ich sage das.«

»Dein moralisches Einmaleins?«

Ungehalten sah ich ihn an. »Nenne es, wie du willst.«

Die romantische Stimmung war verflogen. Plötzlich war es, als befänden wir beide uns auf verschiedenen Seiten eines Grabens.

»Du redest von deinem Bruder, nehme ich an. Du hast Angst davor, dass er eines Tages dein Leben zerstören wird.«

»Und wenn es so wäre? Ich habe mir das nicht ausgesucht. Ich stand nicht da, habe meinen rechten Arm hochgestreckt und geschüttelt und ›Hier, Herr Lehrer!‹ geschrien wie ein verdammter Mathe-Streber, als der liebe Gott die Problemfälle auf die Barmherzigen verteilt hat.«

»Mal abgesehen von deiner Dominanz hatte ich bisher das Gefühl, ihr versteht euch recht gut.«

»Gott und ich?« Ich lachte höhnisch.

Ich warf das Messer auf den Tisch und verschränkte

die Arme vor der Brust, während er die Brandybutter zu einer Rolle formte und sie in Pergamentpapier einschlug, dessen Enden er wie Bonbonfolie zusammendrehte. »Sei nicht albern«, schimpfte er. »Du weißt genau, was ich meine.«

»Ich bin nur deshalb relativ entspannt«, stellte ich richtig, »weil ich weiß, dass ich Nils irgendwann wieder bei meiner Mutter abliefere.« Ich erzählte ihm kurz die ganze Geschichte. »Ich werde mir was einfallen lassen müssen, wie wir die Zeit bis zu ihrer Entlassung rumkriegen. Mir was einfallen zu lassen, darin bin ich gut. Ich bin so eine Art Ideen-Ambulanz. Die Frage ist nur«, beendete ich meine Ausführungen, »was wird später?«

»Wie wäre es mit einer Einrichtung für Behinderte?«

»Die Guten sind teuer. Da geht das Haus meiner Mutter über den Jordan.« Ich trank mein Glas aus und sehnte mich nach einem weiteren. Das Thema ging mir wie immer an die Substanz, das merkte ich an meinem verspannten Körper und an der schrillen Stimme. »Ich verzichte gerne auf mein Erbe, wenn dafür mein Bruder versorgt ist. Das kannst du mir glauben. Aber *er* käme nie auf die Idee, mit wildfremden Menschen zusammenzuleben. Nie.« Ich holte tief Luft und betonte jedes Wort. »Nie. Nie. Nie.«

»Warum machst du es dir so schwer mit diesen Was-wäre-wenn-Spielchen?«

»Es geht nicht um Was-wäre-wenn. Es geht um Was-wird-sein.«

Ich ließ meine Arme sinken, fühlte, wie sie kraftlos neben meinem Körper baumelten. »Ich kann das nicht, mich um ihn kümmern. Ich bin nicht wie meine Mutter. Ich bin nicht der Curling-Besen, der vor der Nase meines Bruders die Eisfläche schrubbt, damit alles flutscht.«

»Es wird eine Lösung geben. Es gibt immer eine Lösung.« Obwohl das genau meine Worte waren, gerichtet an Mechthild bei der Ankunft in meinem Elternhaus, die schon ewig her zu sein schien, überkam mich plötzlich die Lust, ihn zu verletzen.

»Sagt der, der keine anderen Probleme hat als das, ob er sich nach getaner Arbeit mit einem Whiskey belohnen darf.« Meine Stimme klang verbittert. Im Augenblick mochte ich mich selbst nicht. Er hatte an die Tür geklopft, mehrmals schon an diesem Tag, war immer wieder mit diesem leidigen Problem angekommen, und nun war sie zu weit auf, um sie mit einem Fußtritt wieder zu schließen und weiterzumachen, als wäre nichts gewesen. Mit Erdbeeren und Brandybutter, mit Hochzeitstorte und noch ein paar Gläsern Wein mehr, mit Musik und Tanz und einem kleinen Flirt, der einem Luft unter die Flügel gepustet hätte. Meine Euphorie war abgekühlt.

»Ich werde jetzt Nils holen und ins Hotel zurückfahren.«

»Warum gebärdest du dich eigentlich wie das Opfer? Deinem Bruder sind in seinem Leben schlimme Dinge passiert. Eigentlich hätte er das Recht, seine Wut in den Himmel zu schreien.«

Ich merkte, wie die Kluft zwischen uns tiefer wurde.

»Aber von wegen. Er ist gut gelaunt und freundlich zu den Menschen. Er hat eine Seele. Das ist mehr, als die meisten haben. Das ist sein Schatz, der tief in seinem Inneren liegt. Nicht jeden Schatz muss man heben, damit er in der Öffentlichkeit funkelt.«

»Du scheinst ihn zu mögen.«

»Wie soll man ihn nicht mögen?«

Im Flur hörten wir Schritte, die auf die Küche zukamen. Am Geklapper der Absätze konnte man erkennen, dass es Frauen waren, die sich näherten. Arm in Arm kamen meine Tante und Julians Schwiegermutter hereingeschlendert. Isabelle lupfte die Augenbrauen, als sie uns beide allein in der Küche antraf. Megans Mutter zwinkerte unschuldig, Isabelle wirkte ungeduldig. Sie fragten Gerald, wann denn endlich das Dessert käme, die Band warte auf ihren Auftritt, die Gäste wollten tanzen. Gerald sagte, es sei in ein paar Minuten so weit, der Obstsalat so gut wie fertig, die Brandybutter im Kühlschrank, der Früchtekuchen im Anmarsch.

In der Tür drehte sich meine Tante noch einmal zu mir um.

»Wo ist Nils?«

»Frische Luft schnappen. Im Garten. Am Teich. So viele Menschen auf einem Haufen überfordern ihn auf Dauer.«

»Ich war gerade draußen. Da sitzt er nicht.«

»Das kann nicht sein.«

»Wenn ich's doch sage!«

»Ich habe ihm extra eingeschärft, sich nicht von dort wegzubewegen.«

»Überzeug dich selbst! So warst du schon als Kind, Nelly. Du warst bockig und wusstest immer alles besser. Meine Schwester konnte einem wirklich manchmal leidtun. Ich will jetzt gar nicht davon anfangen.«

»Dann tu's doch auch nicht«, pflaumte ich sie an, und beleidigt rauschte sie davon. Ich ging hinterher und rief Gerald im Davonlaufen zu: »Ich sehe nach meinem Bruder.«

»Soll ich mitkommen?«

»Wozu? Ich bin ganz sicher, er sitzt nach wie vor auf der Bank. Meine Tante hat nicht richtig geguckt. Das ist alles.«

Draußen empfing mich der Geruch von Erde, die nach einem heißen Tag langsam abkühlte. Die Dunkelheit war schon längst hereingebrochen, und ich musste meine Augen erst daran gewöhnen, ehe ich mich zum Teich aufmachen konnte. Isabelle hatte sich nicht getäuscht. Nils saß nicht mehr dort.

»Keine Panik«, sprach ich mir Vernunft zu. Manchmal halfen Selbstgespräche, wenn man sich schwach fühlte und doch stark sein musste. »Er kann nicht weit sein. Wo soll er schon stecken?«

Ich suchte den Garten ab, aber Nils war nirgendwo zu finden. Ich rüttelte an den Türen der kleineren Scheunen und ehemaligen Stallungen, sie waren alle verschlossen. Ich rannte in den Teil des Gartens, wo hinter dem weißen schmiedeeisernen Tor mit den Blätterranken die Trauung stattgefunden hatte. Nichts erinnerte noch an die feierliche Zeremonie vom frühen Nachmittag. Die Stühle standen nicht mehr dort, der Tisch, an dem Megan und Julian die Heiratsurkunde unterzeichnet hatten, war weggeräumt worden. Nur die bunten Wimpel blähten sich noch im Nachtwind.

Mein Bruder war wie vom Erdboden verschluckt. Plötzlich lachte ich laut auf und schlug die Hände vor die Brust. Wie hatte ich nur so dumm sein können? Er war in der Zwischenzeit hineingegangen, während ich draußen auf meinen schmalen Absätzen durch die Finsternis stocherte. Dass man an das Naheliegende immer erst zum Schluss dachte!

Und so kam es, dass ich kurz darauf die Tür zu der großen Scheune aufstieß, wo die Hochzeitsgäste unter hohen Holzbalken beim Dessert saßen, während im Nebenraum die Musiker ihre Instrumente stimmten. Das helle Licht der weißen japanischen Papierballons an der Decke schlug mir hart ins Gesicht, ein Schwall Wärme, der Geruch von Whiskey, Vanille und Kuchen fuhr mir in die Nase. Ich stürzte auf den Tisch zu, an dem Nils und ich gesessen hatten, und betete, dass er dort hockte. Mit Olli, dessen Schlenkerbeine aus der hässlichen braunen Tasche ragten, mit schläfrigen Augen hinter der dicken Brille, sein Dessert löffelnd und mit ernstem Nicken »gut gekocht« sagend. Aber sein Platz war leer. Genau wie der von Natascha, die sich zu Beginn des Dinners mit ihrem Stuhl zwischen uns geschoben hatte. Die Reden waren vorbei; sie schien auf ihre verzichtet zu haben, was in diesem Moment die einzig gute Nachricht war. Ich fragte das junge schottische Paar, ob sie meinen Bruder gesehen hätten. Nein, sagten sie, und auch die schöne Deutsche in dem blauen Kleid sei schon die ganze Zeit weg. Nicht mehr wiedergekommen, seitdem sie mit ihrem Päckchen »Marlboro Gold« nach draußen verschwunden war. Dann wandten sie sich wieder einander zu und fütterten sich gegenseitig mit dem Obstsalat, für den ich die Erdbeeren geschnitzt hatte. Für ein paar Sekunden ließ ich mich auf meinen Stuhl fallen. Ich musste nachdenken, wusste nur nicht, in welche Richtung. Schweißtropfen rannen mir über den Nacken. Ich hatte das Gefühl, vor Hitze zu ersticken. Die Leichtigkeit dieses Tages war dahin, ich fühlte mich wie betäubt in all dem Leben um mich herum. Schon hielt es mich nicht mehr auf meinem Sitz, ich sprang auf und rannte nach draußen.

Ich wusste, dass er hinter mir war, denn ich spürte seinen Atem auf meinen Schultern, während ich reglos dastand und überlegte, wo ich anfangen und aufhören sollte mit der Suche nach Nils.

»Kann ich helfen?

Ich konnte nur nicken. Langsam drehte ich mich zu

ihm um. »Es ist alles meine Schuld. Ich hätte ihn nicht allein lassen dürfen.«

»Es kann nichts passiert sein«, beschwichtigte er. »Schau dich doch mal hier um! Dieser Ort ist absolut kindersicher.«

»Kindersicher«, lachte ich trocken auf. »Mein Bruder ist kein Kind. Fehlt nur noch, dass du sagst: idiotensicher.«

»Das wirst du aus meinem Mund niemals hören.«

»Entschuldigung. Ich bin überreizt.«

»Das sehe ich genauso. Ich wollte nur andeuten, dass die Leute auch deshalb gern hier feiern, weil die Kinder herumlaufen können, ohne dass etwas passiert. Keine Autos …«, er deutete auf den Teich, »… und sogar der hat einen Zaun, damit niemand reinplumpst.«

Mit einer ausladenden Geste zeigte ich auf das endlose Grün hinter den Hecken, das sich bis zum Horizont zog, nur unterbrochen durch Kolonien von Büschen und Bäumen, die im Dunkeln schemenhaft blieben. »Er geht gern spazieren, er liebt die Natur … wer sagt mir, dass er nicht längst über alle Berge ist?«

»Dann kann er nicht weit sein«, stellte Gerald fest und guckte auf seine Uhr. »Wir haben vor einer guten Stunde mit der Zubereitung des Desserts begonnen.«

»Mein Bruder hat einen strammen Schritt. Sollte man nicht glauben bei seinen kurzen Beinen.« Ich hatte das Gefühl, keine Luft mehr zu bekommen, und konnte spüren, dass ich ganz blass geworden war. Meine Stimme klang leise und schwach und kam wie aus weiter Ferne. Der Lärm der Feiernden, das Gelächter und Stimmengewirr klangen gedämpft nach draußen. Doch die Musik der Band, die inzwischen zu spielen begonnen hatte, traf mich wie eine Ohrfeige, jedes Mal, wenn die Tür aufging und Gäste herausdrängten – oder wieder hinein, nachdem sie genug Sauerstoff getankt und ihre erhitzten Köpfe abgekühlt hatten. Ich mochte Musik, ich mochte sie laut, aber im Augenblick war sie wie ein körperlicher Schmerz.

Es kam mir vor, als wären bereits Minuten verstrichen, bevor mich die Angst, die mich bisher gelähmt hatte, anfeuerte. Sie setzte meine Phantasie in Flammen.

»Er wird irgendwo da draußen herumirren und wird nicht zurückfinden. Und da er die Sprache nicht spricht, würde es ihm noch nicht mal etwas nützen, wenn ihm irgendjemand über den Weg liefe, was angesichts der Einsamkeit da draußen und in Anbetracht der Uhrzeit sowieso völlig unwahrscheinlich ist.«

»Weiß er, dass das hier ›Winters Barns‹ heißt?«

»Ich habe mit unserer Pensionswirtin darüber gesprochen, die es natürlich kannte. Nils war dabei, aber er wird sich das nicht gemerkt haben. Es hat für ihn keine Wichtigkeit im Gegensatz zu dem, was er heute Abend gegessen hat. Daran wird er sich noch in zwanzig Jahren erinnern. Meine Mutter bringt mich um, wenn ihm was passiert.«

Er blickte mich streng an. »Du kannst dich aber auch richtig gut in was hineinsteigern, wie? Was soll ihm geschehen? Hier draußen gibt es keine wilden Tiere, höchstens ein paar Schafe, es ist eine warme Sommernacht, er wird also nicht erfrieren, es ist kein Gewitter angekündigt …«

»… am Wegesrand wachsen wilde Erdbeeren, und überall plätschern Bäche mit kristallklarem Wasser. Die perfekte Idylle. Sehr tröstlich. Danke. Vielleicht ist hier irgendwo ein tiefer Brunnen.«

»Nicht, dass ich wüsste. Wir gehen noch mal das ganze Areal ab«, kommandierte er.

»Habe ich zwar schon, aber gut, wenn du meinst.«

Wie zu erwarten, war Nils nirgendwo zu entdecken. Doch plötzlich hörten wir etwas. Eine weibliche Stimme, die zweisprachig fluchte und flehte, während Fäuste gegen die Tür trommelten: »Verdammte Scheiße! *Help me!* Zu Hilfe! Hört mich denn keiner? *Is somebody there outside? Does nobody hear me?* Ey, ihr Penner! Sperrt mal eure Ohren auf!«

Die Stimme kam eindeutig aus einer Scheune, die weitab von den anderen lag. Sie war aus Holz, mit ochsenblutroter Farbe gestrichen und hatte aufgemalte weiße Fenster. Ein ehemaliger Heuschober, wie Gerald erzählte. Ich hatte sie bei meiner ersten hektischen Suchaktion übersehen. In ein paar Metern Entfernung befand sich eine Lagerfeuerstelle, um die wie ein Schutzwall eine niedrige Mauer aus Findlingen gebaut war. Gerald öffnete die Tür, die im Gegensatz zu den anderen Scheunen außen einen Riegel hatte. Uns entgegen taumelte Natascha. Aber, mein Gott, wie sah sie aus? Ihr Kleid zerknittert, der blaue kästchenförmige Hut von einer grauen Schmutzschicht bedeckt. Zorn blitzte aus schwarzen Kajal-Höhlen in ihrem Gesicht, die Lippen waren ein roter Strich.

»Du lieber Himmel«, stieß ich hervor. »Was ist denn mit Ihnen passiert?«

»Das sollten Sie Ihren Schwachkopf von Bruder fragen!«

»Moment mal«, fuhr ich sie an. »Was denken Sie sich! Wie reden Sie von ihm?«

»Er hat mich hier eingesperrt.«

»Das ist doch wohl nicht Ihr Ernst!«

»O doch. Ist es. Der ist ja gemeingefährlich!«

»Machen Sie sich doch nicht lächerlich! Warum sollte er so etwas tun?«

»Weil er verrückt ist. Gaga. Plemplem. Das muss ich Ihnen doch nicht sagen.«

Ihr hasserfüllter Blick durchbohrte mich wie ein Speer.

Einen Moment lang schloss ich die Augen, um meinen dringenden Wunsch zu unterdrücken, diese Furie zu schlagen. Gerald schien meine Entrüstung zu spüren. Er fasste mich am Arm und drückte mich auf eine Bank, die an der Hauswand der Scheune stand, während Natascha den Hut abnahm und ihn ausklopfte.

»Nun beruhigen sich alle«, befahl Gerald und wandte sich an sie: »Und du erzählst genau, was passiert ist.«

»Ich gehe so durch den Garten und rauche, sehe ihren Bruder auf der Bank sitzen, sage noch was Nettes zu ihm, so was in der Art wie ›Na, auch hier?‹, was man halt so redet an Unsinn, wenn man nicht weiß, was man reden soll, und plötzlich merke ich, wie er mir folgt. Bis hierher. Mann, hatte ich eine Angst!«

»Nun kriegen Sie sich mal wieder ein«, fauchte ich sie an. »Warum sollte man vor meinem Bruder Angst haben? Der ist harmlos wie ein Monchichi-Äffchen.«

»Das glauben Sie.«

Ich platzte bald.

»Auf einmal entdecke ich, dass er was in der Hand hält und es blitzschnell auf meinen Hut wirft.«

»Und was soll das gewesen sein?«, fragte ich mit kalter Stimme.

»Dreck. Schmutz. Keine Ahnung. Auf jeden Fall das Zeug, das ich jetzt auf meinem Hut habe. Der übrigens eine Maßanfertigung ist für zweihundertneunzig Euro, falls Sie das interessiert. Ich hoffe, Sie haben eine gute Haftpflichtversicherung. Oder kennen zumindest jemanden in Hamburg, der Hutreinigungen durchführt.«

»Logisch«, knurrte ich. »Mit dem Thema befasse ich mich seit Jahren.«

Ich lachte in mich hinein, aber das kam nur, weil ich mit den Nerven am Ende war.

»Ich finde das im Gegensatz zu Ihnen gar nicht komisch«, pflaumte sie mich an.

»Und wie kommt es, dass du in dem Heuschober eingesperrt warst?«, mischte sich Gerald ein.

»Ja, wie kam das bloß?«, gab sie hämisch zurück und zielte mit dem ausgestreckten Zeigefinger auf meine Brust. »Weil ihr harmloser Herr Bruder mich da reingestoßen und die Tür verriegelt hat.«

Erregt sprang ich auf. »Welchen Grund sollte er haben?«

»Das müssen Sie ihn schon selbst fragen. Ich weiß nicht, was in seinem Kopf vorgeht. Ich möchte es auch gar nicht wissen. Ich kann Ihnen nur raten, sich nach einer Einrichtung umzusehen, wo Leute wie er hingehören. Ich wünsche noch einen schönen Abend! Für mich ist er hiermit beendet.« Im nächsten Moment war sie verschwunden.

»Die war geladen«, sagte Gerald.

»Wenn schon nicht eingeladen«, versuchte ich einen mageren Witz und erhob mich.

»Beleidigt und beleidigend«, sagte Gerald.

Mein Nacken war steif, und mein Gehirn arbeitete in Zeitlupe, wo es doch schnell und effizient hätte sein müssen, denn das größte Problem war immer noch nicht gelöst. Wo war Nils?

Ich fühlte mich ausgelaugt, kraftlos. Der Boden schien unter mir zu schwanken, ich ließ mich erneut zurückfallen auf die Bank und tupfte mit beiden Handballen ein paar Tränen aus den Augenwinkeln.

»Lieber Gott«, betete ich mit kaum hörbarer Stimme. »Bring ihn mir wieder. Bring ihn zurück.« Ich blickte Gerald an, der vor meinen Füßen stand. »Im Prinzip hat sie genau so gesprochen wie ich.« Es war ein widerliches Gefühl, dass ausgerechnet jetzt mein schlechtes Gewissen anklopfte.

»Wie meinst du das?«

»Als ich meine Mutter im Krankenhaus besuchte, um ihr mitzuteilen, dass ich mit Nils nach England fahre, zu Julians und Megans Hochzeit, habe ich auch zu ihr von ›Leuten wie ihm‹ geredet. So, als wäre er eine besondere Spezies Mensch. Sie war sauer. ›Was ist er denn für ein *Leut*?‹, hat sie gesagt.«

»Hör auf, dir Schuldgefühle einzureden«, sagte Gerald. »Geduld ist manchmal ein ziemlich festes Stück Stoff und kein Gummiband. Du tust, was du kannst, und du gibst dein Bestes. So empfinde ich das.«

»Selbstwahrnehmung und Außenwirkung liegen manchmal weit auseinander«, widersprach ich.

Er reagierte nicht.

»Hast du gehört, was ich gesagt habe?«

»Folge mir und lass uns Nils suchen!«

Ich schluckte schwer. Er schien es gehört zu haben, denn er lachte.

»Es passt dir nicht, dass jemand anders die Regeln aufstellt, was?«

»Es hilft keiner Sau, wenn ich jetzt meinen Stolz ausbuddele.«

»Du bist ein kluges Mädchen.« Er schlüpfte vor mir her durch ein verwittertes Gartentor, versteckt von Fliederbüschen.

»Hake dich bei mir ein! Sonst kommen wir mit deinen Schuhen nicht voran.«

»Ist das ein Befehl?«

»Und ob das einer ist.«

Ich beschloss, seine Aufforderung zu ignorieren. Ich würde mich nicht bei ihm einhaken, sondern stattdessen die High Heels ausziehen und allein über die Wiese laufen. Auch eine Extremsituation wie diese musste nicht zwangsläufig in den starken Armen eines Mannes enden.

Unter anderen Umständen hätte ich diesen abendlichen Spaziergang genossen. Der Mond warf einen weißen Schimmer auf die Erde. Das Gras unter meinen Füßen fühlte sich weich an, und es kam mir vor, als wären wir schon Stunden unterwegs. Dabei hatten wir erst eine kurze Strecke zurückgelegt. Doch so mutterseelenallein hier draußen kam es mir vor wie das Ende der Welt. Immer wieder stiegen mir Tränen der Verzweiflung in die Augen, denn ich konnte es mir einfach nicht vorstellen, wie wir meinen Bruder in dieser Einöde finden sollten.

»Schau!« Gerald hatte meine Hand ergriffen und deutete mit der anderen auf eine Obstwiese. Und da stand er, eine schattenhafte kleine Gestalt, ein Scherenschnitt inmitten mondbeschienener Apfelbäume. Ich begann zu zittern und fror plötzlich in dieser warmen Nacht. Es war wohl die Erleichterung, die ich verspürte angesichts dieser ganz und gar unwirklichen Situation, die ich niemals mehr vergessen würde.

Gerald blickte mich kopfschüttelnd an. »Was macht er da?«

»Er beschneidet die Bäume.«

»Warum tut er das?«

»Das macht er immer, wenn ihn etwas beschäftigt, bewegt, überfordert. Wenn er mit irgendwas nicht klarkommt. Vielleicht war ihm der ganze Trubel heute zu viel.«

»Ist ja irre.«

Ich nickte. »Das ist es.«

»Gärtnern kann radikal sein«, sagte Gerald, »weil man einem Übel an die Wurzel will.«

Wir näherten uns Nils. Leise und ängstlich darauf bedacht, die Magie dieser Szenerie nicht zu brechen.

Als wir ihn erreicht hatten, sah er auf.

»Nelly!«, rief er aus und schenkte mir ein seliges Buddha-Lächeln.

»Nils.«

»Schön hier, Nelly, oder?«

»Schön hier. Wir haben uns Sorgen gemacht.«

»Warum?«

»Du warst plötzlich weg.«

»Ist doch nicht so schlimm.« Er quittierte meine Bemerkung mit einem Schulterzucken.

»Doch. Ist es. Du hast nicht auf mich gehört. Bist nicht auf der Bank sitzen geblieben.«

»Ach, das. Das ist doch nichts.«

»Mutti wäre traurig, wenn sie das hören würde.«

»Du darfst es ihr nicht sagen. Du sagst es ihr nicht, Nelly, oder?«

»Bin doch keine Petze.«

Er lachte. »Bist doch keine Petze.«

»Warum schneidest du um diese Uhrzeit Bäume, Nils?«, mischte sich Gerald ins Gespräch ein.

Mein Bruder sah ihn an, voller Empörung über so viel Unwissenheit. »Sonst gibt es im Herbst keine Äpfel.«

»Das ist mir schon klar, dass man Obstbäume beschneiden muss, um eine gute Ernte zu erzielen. Aber man soll es am Anfang des Jahres tun, wenn der Garten im Winterschlaf liegt und die Knospen noch nicht ausgetrieben sind. Sonst schadet es den Bäumen. Das willst du doch nicht, oder? Du willst doch den Bäumen keinen Schaden zufügen.«

»Man kann sie auch im Sommer schneiden, sagt Mutti.«

»Aber nicht, wenn sie noch jung sind wie die hier. Sie wachsen sonst zu schnell.«

»Stimmt nicht.«

»Er kann ein verdammter Dickkopf sein«, raunte ich Gerald zu. »Manchmal könnte man ihn …« Ich verdrehte die Augen und verkantete den Kiefer.

»Er sieht viele Dinge eben anders als andere Menschen.«

»Vor allem ist er nicht dazu bereit, den Dingen, die er in seinem Kopf gespeichert hat, eine zweite Chance zu geben. Die Chance einer anderen Perspektive. Er ist wie ein Knoten, den man nicht lösen kann. Wo hast du eigentlich die Gartenschere her?«, fragte ich Nils.

»Die lag in dem roten Haus.«

»Der Heuschober«, sagte ich zu Gerald und wandte mich wieder an meinen Bruder: »Gibt es da was, Nils, was du uns erzählen möchtest?«

»Was?«

»Die Sache mit der blonden Frau, die bei uns am Tisch gesessen hat. Ist es wahr, dass du ihr was auf den Kopf gekippt und sie dann eingesperrt hast?«

»Schlimm?«

»Natürlich ist das schlimm.«

»Julian hat es gesagt.«

»Julian hat gesagt, dass du das tun sollst? Das glaubst du doch wohl selbst nicht!«

»Als sie sich im Garten gestritten haben. Bei den Fotos. Weil sie doch nicht eingeladen war. Da hat er gesagt, sie soll Asche auf ihr Haupt streuen und abhauen. Und weil sie es nicht gemacht hat, habe ich's gemacht. Sie hat jetzt Asche auf dem Haupt und kommt nicht mehr wieder. Sie bleibt jetzt weg.«

Genau da, wo ich stand, ließ ich mich auf den Hintern ins Gras fallen, was nicht ganz einfach war in dem engen Kleid, vergrub meine Wangen in den Händen und schüttelte ungläubig den Kopf. Ich konnte gar nicht mehr damit aufhören, den Kopf zu schütteln. »Ich fasse es nicht. Das nimmt einem kein Mensch ab, wenn man das jemandem erzählt.« Ich blickte zu ihm hoch. »Wo hast du denn die Asche hergehabt?«

»Vom Feuer.«

»Welchem Feuer?«

»Der Lagerfeuerplatz neben dem Heuschober«, mutmaßte Gerald.

»Sie kommt nicht mehr wieder«, sagte mein Bruder erneut. »Sie bleibt jetzt weg. Sie kann keine Rede halten. Und Julian und die bunte Frau streiten sich nicht, weil sie ja jetzt weg ist. Wenn sie nicht weg wäre, würden sie streiten, und die bunte Frau würde sich scheiden lassen.«

»Ich verstehe schon. Du hast im Sinne des Weltfriedens gehandelt. Aber da wir sie befreit haben, hält sie jetzt wahrscheinlich gerade eine Rede, und da kommen ein paar Leute ganz schlecht weg. Zum Beispiel eine Schwester, die nicht auf ihren Bruder aufpasst«, stöhnte ich. »Ich glaube, ich möchte nicht mehr auf die Party zurückgehen. Ich möchte nie mehr auf eine Party gehen.«

»Bin ich böse, weil ich das getan habe? Bin ich ein schlechter Mensch?«

Die Augen meines Bruders funkelten groß und dunkel im Mondlicht, sein blaues Jackett trug Staubspuren, Gerald blies beim Lachen die Backen auf, während dröhnende Laute aus seiner Kehle drangen, und ich? Ich wusste nicht, ob ich lachen oder weinen sollte. Ich fand, es war keine Schande, sich unter diesen Umständen für beides zu entscheiden.

Rezept für Brandybutter

Diese Butter ist der Geheimtipp für alles, was sich ohne Schmiere im Mund anfühlt wie Wüstensand. Darunter fällt Rührkuchen, der schon ein paar Tage auf dem Buckel hat, Brot, das man höchstens noch durch Rösten im Toaster reanimieren kann, oder Panettone, dieser typische Mailänder Weihnachtskuchen, dessen Form an eine Kirchenkuppel erinnert und den ich persönlich nicht ausstehen kann, da ich kandierte Früchte und Rosinen in trockenem Backwerk nicht zu meinen Küchenlieblingen zähle. Auch spröde Weihnachtskekse und Christstollen, derer sich kurz vor Ostern immer noch keiner erbarmt hat, kann man durch Brandybutter aufmöbeln, ehe sie zu Staub zerfallen.

Man nimmt 125 Gramm weiche, mit Meersalz gewürzte, sehr gute Butter (wer die salzige Variante nicht mag, greift zu neutraler), vermengt sie mit der gleichen Menge an Puderzucker und verrührt die Masse mit zwei Teelöffeln kochendem Wasser und drei bis sieben Teelöffeln Brandy (je nachdem, wie viel die Butter verträgt – und vor allem, wie viel Sie vertragen). Butter in Pergament- oder Backpapier wickeln, die Enden zusammendrehen und die Rolle in den Kühlschrank legen, bis sie fest geworden ist, dann in Scheiben schneiden und zu Kuchen, Gebäck oder Toast servieren.

Wer mag, kann sie zusätzlich noch mit dem Mark einer ausgekratzten Vanilleschote veredeln oder, für eine fruchtige Variante, mit geriebener Orangenschale und ein paar Tropfen frisch ausgepresstem Orangensaft. Eine pikante Note erzielt man, wenn man die Brandycreme mit zwei Teelöffeln grünen, kleingehackten Pfefferkörnern vermischt, wahlweise auch mit roten Chiliflocken. Dann freut sich das Steak, dass alles in Butter ist.

11. Kapitel

Zitat des Tages:
Ich werde so weit nach oben fliegen,
ich brauch 'nen Haus aufm Mond ...
(Songtext von Samy Deluxe, Rapper)

Gericht des Tages (englisch):
Mushy Peas

Und endlich war es so weit. Wir feierten und waren bald genauso aufgekratzt wie die Leute um uns herum, die inzwischen einen gewaltigen Vorsprung hatten, weil sie sich am Abend der Hochzeit nicht in Heuschobern und auf Apfelbaumwiesen herumgetrieben hatten. Natascha war in der Tat nicht mehr aufgetaucht, was uns half, die Erinnerung an die letzten Stunden zu verdrängen. An die Suche nach meinem Bruder, an die rasende Blondine in Kornblumenblau und ihren verdreckten Designerhut. An all das wollte ich nicht mehr denken.

Jetzt ging es nicht um Asche.

Jetzt ging es um Feuer.

Ich wollte tanzen.

Doch die Gäste auf dieser Party tanzten nicht einfach, indem sie ein bisschen herumzappelten, so wie ich das kannte und mochte, wenn man ein paar Drinks intus hatte, sich um die eigene Achse drehte, Arme und Beine durch die Gegend warf und eine Discokugel anlachte. Nein, hier tanzte man auf schottische Art. Ich habe bis heute nicht verstanden, nach welchen Regeln.

Ob es überhaupt welche gab.

Bestimmt gab es sie.

Es musste sie geben, und alle außer mir schienen sie zu kapieren. Männer und Frauen standen sich in einer langen Reihe gegenüber, man knickste und verbeugte sich, und jäh stoben alle davon, um sich bei immer neuen Tanzpartnern einzuhaken, im Kreis zu drehen und einander herumzuwirbeln, ehe es sie weiterdrängte, in die nächsten Arme, zum nächsten Tänzer, bis am Ende alle wieder wie durch Zauberhand, den geheimnisvollen Flugbahnen ihrer Beine folgend, ihre Ausgangsposition erreicht hatten. Es kam mir vor wie ein ausgelassener Ringelreihen nach mathematischem System, der immer wieder von vorn begann. Die Tänzer gerieten in Fahrt, genau wie Akkordeon, Geige, Gitarre und Schlagzeug.

Ich vergoss Schweiß. Und Tränen. Vor Lachen. Ich stellte mich dämlich an, wusste nicht, welcher Tänzer mein nächster war, wenn Gerald in Sekundenschnelle schon wieder eine andere am Arm hatte, oder in welche Himmelsrichtung ich diesmal sollte. Ich taumelte herum, verlor den Überblick in dem bunten Gewusel, kam mir vor wie ein eiernder Kreisel, während alle anderen mit menuettartiger Leichtigkeit um die eigene Achse rotierten.

Manchmal war das Leben grandios.

In diesem Moment hätte ich es mir nicht besser vorstellen können. Alle Probleme schienen weit weg, genau wie meine Silberschuhe, die ich unter den Stuhl in der Ecke gepfeffert hatte, auf dem mein Bruder saß. Ich wusste, dass Nils so etwas gefiel. Musik war bei ihm immer eine sichere Bank. Wo es sie gab, war er glücklich. Er hatte den Kopf abgewandt und klatschte in die Hände, der Blick entrückt, ein lachender Mund.

Irgendwann war ich zu erschöpft, um weiterzumachen. Gerald kam auf mich zu und zog mich fort an die Bar, die in Sichtweite der Tanzenden im Nebenraum lag. Ich hatte Durst und stürzte ein Glas Wasser hinunter. Für den darauf folgenden Wein ließ ich mir kaum mehr Zeit. Ich spürte die Wirkung sofort.

Ich lehnte mich an einen der Holzbalken, um die Efeuranken und künstliche Traubenbündel geschlungen waren, hielt meine nackten, vom Tanzboden schmutzigen Füße ins Licht und betrachtete sie.

»Ist dir da keiner draufgetreten?«, fragte Gerald.

»Höchstens ich selbst. Ich habe mich so blöd angestellt. Ich weiß wirklich nicht, wie man sich so blöd anstellen kann. In Schottland stechen sie demnächst Nadeln in Voodoo-Puppen mit meinem Foto drauf, weil ich eure schönen Tänze entehrt habe.«

»Wir sind da ganz entspannt.«

»Einige haben ganz böse geguckt.«

»Vielleicht liegen dir die Disziplinen Highlandtanz zu Dudelsackmusik und Baumstammwerfen mehr.«

»Ich werde es bei Gelegenheit mal ausprobieren.«

Er nahm mir mein leeres Glas aus der Hand, stellte es auf die Theke und sah mir so lange in die Augen, bis ich errötete. »Was heißt bei Gelegenheit?«

»Sagt man so. Das heißt gar nichts.«

»Du sagst also etwas, ohne es wirklich zu meinen?«

»Tun wir das nicht alle hin und wieder?« Ich wandte mich an den Barkeeper und bestellte mit einem Fingerzeig noch einen Wein.

»Nicht alle.«

»Was soll das denn jetzt? Nicht schon wieder den nächsten Problem-Talk. Ich will mich heute einfach nur noch amüsieren.«

»Ich versuche, dir zu verstehen zu geben, dass ich dich gerne wiedersehen würde. Wenn das Problem-Talk ist …« Er zog die Nase hoch. »Von mir aus. Das kann ich dann wohl nicht ändern.«

»Wie empfindlich bist du denn? Wie die Bitte um ein Wiedersehen habe ich das wirklich nicht aufgefasst.«

»Da wäre ich mir nicht so sicher. Ich glaube, du hast ganz genau verstanden, was ich dir sagen wollte.« Er ließ mich stehen und stürzte davon, mitten hinein in das Gewühl der Feiernden.

Ich sah ihn erst einmal nicht mehr an diesem Abend. Und wenn schon, redete ich mir ein. War doch so was von egal. Die Liebe war nach wie vor ein Land, wo ich lange nicht mehr gewesen war, eigentlich auch nicht hinwollte, und von dem ich aus Mangel an Reisen auch gar nicht genau wusste, wo es liegt. Ich hatte genug Sorgen. Keine Ahnung, was die nächsten Wochen aus meinem Bruder werden sollte, ob meine Mutter jemals wieder vollständig auf die Beine kommen würde, und an Ashok und meinen Truck wollte ich gar nicht denken. In Gedanken sah ich mich in unser Dorf zurückkehren und meinen Lebensunterhalt mit dem Verkauf von Schmalzstullen aus Sauerteigbrot beim Hessischen Apfelfest verdienen. Ich hätte die Sache mit dem Baumstammweitwurf nicht so abtun dürfen, dachte ich. Leistungssport für Exzentriker in den schottischen Highlands war eindeutig die bessere Option.

So verstrich der Rest des Abends. Ich überließ Nils der Musik, mich dem Wein, ich klatschte wie alle anderen auch, als die dreistöckige Hochzeitstorte kam, ohne davon zu probieren, und dann verschwanden mein Bruder und ich in der Nacht, nachdem ich den Barmann gebeten hatte, uns ein Taxi zu rufen. Aber was eine Minute später neben uns hielt, als wir draußen in der milden Nachtluft warteten, ich ziemlich bepackt mit den Riemchen meiner Schuhe und unseren Marmeladengläsern in der einen, meinem Kopfschmuck und der Tasche in der anderen Hand, war keine Taxe. Es war Gerald Buchanan, der heraussprang und uns die Türen aufhielt.

»Das musst du nicht tun«, sagte ich zu ihm.

»Ich will es aber. Das bin ich dir schuldig. Du hast mir heute Abend mit deiner Hilfe beim Buffet den Hals gerettet.«

»War doch nur eine Kleinigkeit«, sagte mein Bruder, lehnte sich gegen das Polster der Rückbank und war auf der Stelle eingeschlafen.

»Ich habe überreagiert«, sagte Gerald und gab Gas. »Tut mir leid. Entschuldige! Ich habe in dem Moment etwas zwischen uns gespürt, was wahrscheinlich gar nicht da ist. Jedenfalls nicht von deiner Seite.«

»Was soll das sein?«

Im Nu war die gereizte Stimmung von vorhin wieder da, und schon bereute ich, in seinem Auto zu sitzen statt in einem Taxi mit einem Fahrer, der genau wie ich zu müde war zum Reden. Ich brachte einen Spruch, dass es ungewöhnlich sei, als Beifahrerin auf der linken Seite zu sitzen, den Schaltknüppel rechts neben mir.

Doch Gerald ging gar nicht darauf ein. »Ich dachte, man trifft sich vielleicht wieder. Irgendwo. Irgendwann. Aber du hast Angst, man könnte dich anbinden. Das Thema hatten wir ja schon. Oder ich bin dir scheißegal. Kann natürlich auch sein.«

»Weder noch. Wir kennen uns einfach kaum.«

»Danke für die Ausrede. Ich werde versuchen, damit zu leben.«

Schweigend fuhren wir zu unserer Pension. Aus dem Mund meines schlafenden Bruders vom Rücksitz kamen leise gurgelnde Laute, wie Wasser aus einer sprudelnden Quelle.

»Wann fahrt ihr zurück?«, nahm Gerald das Gespräch wieder auf und hatte dabei den Tonfall eines an der Uhrzeit Interessierten.

»Dienstag. Ganz früh. Eigentlich wollte ich schon einen Tag eher abreisen, aber nun ist es heute Nacht so spät geworden.«

»Warum hast du es so eilig mit eurer Heimkehr?«

»Ich habe ein Geschäft«, sagte ich mit nur mühsam verborgener Ungeduld in der Stimme. »Habe ich das nicht erzählt?«

»Doch. Hast du. Ein großes Catering-Unternehmen mit Sitz in Hamburg.«

»Richtig.«

»Darfst du als Chefin nicht mal ein paar Tage Urlaub machen?«

»Ist gerade eine schlechte Zeit. Ist nicht einfach. Aber was ist schon einfach?«

»Und morgen?«

»Morgen?«, fragte ich zurück.

»Also heute.«

»Heute«, sagte ich gedehnt, zu matt zum Denken.

»Montag«, erinnerte er mich. »Wir haben bereits Montag. Was habt ihr vor? Canterbury angucken, die Kathedrale …«

»Nils möchte gern ans Meer. Er war noch nie da.«

Vor lauter Verblüffung nahm Gerald für einen Augenblick die Hände vom Lenkrad. »Er hat noch nie das Meer gesehen?«

»Wenn man mal von der Fahrt mit der Fähre absieht und dem Hafen von Dover bei unserer Ankunft.«

»Worauf warten wir dann noch?«

»Wie meinst du das?«

»Es ist jetzt kurz vor drei. Wir könnten nach Whitstable fahren, das liegt nur sieben Meilen von hier. Das hätte den Vorteil, dass wir zum Frühstück Austern kriegen würden. Whitstable ist berühmt für seine Austernbänke. Und dass wir nicht in den dicksten Verkehr kämen, denn bei solch einem Wetter sind die Straßen ab dem frühen Morgen dicht, da noch Ferien sind und viele an den Strand wollen.«

»Und der Nachteil?«

Er hob die Augenbrauen und zog eine Grimasse. »Wo kriegt man um drei Uhr morgens Austern her? Deshalb würde ich vorschlagen …«

»Alle ins Bett«, unterbrach ich und gähnte.

»… Brighton.«

»Ist das nicht das berühmte Seebad?«

»Das berühmteste in England.«

»Jetzt?«

»Jetzt.«

»Wie weit ist es von hier?«

»Knapp hundert Meilen.« Er strich eine Strähne seines wilden Haares aus der Stirn, die sich vor seinem Auge kringelte. »Sonne, Strand, frischer Fisch, hätten wir dort alles.«

Die Müdigkeit, der Alkohol und die Aussicht auf einen Montagmorgen am Meer gingen beinahe über meine Kräfte. Und so nickte ich nur, bevor mir genau wie Nils die Augen zufielen.

Ich musste gut anderthalb Stunden geschlafen haben. Als ich wach wurde, war es halb fünf. Die Nacht war klar, vom Himmel blinkten die Sterne.

»Wir sind gleich da«, verkündete Gerald.

Ich rieb mir die Augen, das Radio dudelte leise »Stay With Me« von Sam Smith, und ich stieß einen kleinen Schrei aus, als ich zu unserer Linken einen Märchenpalast liegen sah, der in der Dunkelheit leuchtete wie Megans und Julians Hochzeitstorte.

»Das Lustschloss von König George IV., einem Dandy, der Wein und Weib liebte und bei seinen Zeitgenossen nicht sonderlich gut ankam.«

»Was für eine wilde architektonische Mischung«, sagte ich und konnte meinen Blick nicht abwenden von dem Palast mit Erkern und Säulen, Kuppeln, Minaretten und Fresken. Bisschen Indien, bisschen Arabien, bisschen Abendland. Von jedem etwas. Exzentrisch. Exotisch.

Zu unserer Rechten kurz darauf prächtige Häuser mit weißen Fassaden, Zuckerbäckerbauwerk auch die, dicht aneinandergedrängt, als würden sie Schutz suchen vor einem aufziehenden Sturm. Ein Riesenrad auf dem Pier, beleuchtet in der Nacht. Ohne Probleme fand Gerald einen Parkplatz direkt gegenüber einem alten Grandhotel, dessen viktorianischer Glanz sich spätestens mit den ersten Sonnenstrahlen verabschieden würde, wie Gerald sagte.

»Ein Kaffee wäre nicht schlecht.«

»Wäre großartig«, stimmte ich zu.

»Es gibt hier einen McDonald's im Marina Leisure Centre am Strand, der rund um die Uhr geöffnet hat. Das ist ein Drive-thru, aber wir können auch reingehen.«

»Frühstück mit Burger«, sagte ich, »warum nicht?« Ich drehte mich zu Nils um. »Er war noch nie in so einem Laden.«

»Ganz schön viele ›noch nie‹«, sagte Gerald. »Nie am Meer. Nie bei McDonald's. Hat er Freunde?«

Ich schüttelte den Kopf.

»War er auf einer Schule?«

»Sonderschule hieß das damals bei uns. Am liebsten hatte er den Zeichenunterricht. Später hat er eine Lehre als Montierer in einer Behindertenwerkstatt gemacht.«

»Was montiert er?«

»Schrauben. Da arbeitet er heute noch. Aber wo er auch war, Freunde hatte er nie.«

Ich streckte die Beine aus, die steif waren vom langen Sitzen, während Gerald erneut den Motor startete und aus der Parklücke bog. Er fuhr auf die Küstenstraße in Richtung Osten, auf der um diese Uhrzeit nur wenig Autos unterwegs waren.

»Hast du dich nie gefragt, ob er das nicht vermisst hat?«

»Ich möchte mich nicht immer fragen müssen, wieso ich mir manche Fragen nicht stelle. Es ist eben so. Er ist speziell. Das haben ihn vor allem Gleichaltrige spüren lassen. Einmal, als er acht Jahre alt war und ich noch nicht geboren, hat meine Mutter einen Kindergeburtstag für ihn ausgerichtet.« Ich wandte den Kopf ab und blickte aus dem Fenster. »Sie hatte alles vorbereitet. Überall hingen Girlanden und Luftballons, sogar am Gartentor, sie hatte kleine Geschenke besorgt, die man beim Topfschlagen gewinnen konnte, hatte Würstchen an einer Leine aufgehängt, die man mit dem Mund fangen musste. Berge von Essen gab es. Eis und selbstgebackenen Kuchen, Hackbällchen und Nudelsalat. Fanta und Zuckerstangen und das, was man damals Negerküsse nannte, und diesen ganzen anderen schädlichen Kram. Mein Vater, der zu der Zeit noch bei uns wohnte, hatte sogar ein Fußballtor vom

Nachbarn ausgeliehen. Eingeladen waren acht Jungs, so viel Kinder wie Jahre, das war immer die Devise meiner Mutter gewesen. Es kam …« Ich stockte mitten im Satz.

»Na.«

»Keiner.« Mir stiegen die Tränen in die Augen, und ich bemühte mich, weiterhin stur aus dem Fenster zu sehen, während er vor McDonald's hielt. »Es war, so sagte meine Mutter später einmal, eine Situation, die sie fast umgebracht hätte. Sie hat dann das ganze Essen genommen und in der Nachbarschaft verteilt.«

»Und er?«, wollte Gerald wissen, und ich spürte, mehr als ich es sah, dass er mit einem Nicken seines Kopfes nach hinten zeigte.

»Vielleicht hat er es gar nicht so mitgekriegt. Vielleicht hat es ihm aber auch das Herz gebrochen. Ich kann nicht so richtig sagen, was er denkt. Eigentlich kann ich das gar nicht. Das überschreitet eindeutig das Fassungsvermögen meines Hirns und das zulässige Gesamtgewicht dessen, was ich heute Nacht noch tragen kann.«

Wir schwiegen eine ganze Weile. Durch die geöffneten Fenster drang das Rauschen des Meeres zu uns herein, die Luft roch nach Salz.

Ich starrte vor mich hin, auf meine gefalteten Hände im Schoß, fühlte Geralds Blick auf mir und hatte auf einmal unbändige Lust, mit meinen Fingern durch seine zerzausten Haare zu fahren. Und so rutschte ich auf meinem Sitz ein Stück zu ihm herüber, er kam mir entgegen, nahm meine rechte Hand zwischen seine Hände, hielt sie fest und drückte sie an seine Brust. Ich sah in seine Augen, betrachtete seinen Mund, messerscharf gezeichnete Konturen mit einem ausgeprägten Amorbogen am oberen Rand, eine hauchfeine Narbe links unterhalb der Nase. Ich hatte das Verlangen, mich an ihn zu schmiegen, ihn zu küssen, und ehe ich es verhindern konnte, berührte ich mit der Zungenspitze meine Oberlippe, die sich erwartungsvoll öffnete, als würde sie ein Eigenleben führen und nicht auf mein Kommando warten. Und so gab es noch in dieser Nacht echte Highlander-Küsse mit dem Geschmack von Brandybutter.

Rule, Britannia!

Ich verbuchte diesen Kuss als eines dieser One-Bite-Wonder, von denen Gerald am Sonntagnachmittag in der Küche gesprochen hatte. Das kurze Vergnügen eines köstlichen Happens, das von mir aus sehr viel länger hätte dauern können, doch da sah ich aus den Augenwinkeln, dass Nils im Begriff war aufzuwachen. Ich löste meine Lippen von Geralds. Mein Bruder streckte die Glieder und gähnte, was sich wie lautes Nach-Luft-Schnappen anhörte, schlug mit einem Ruck die Augen auf, presste sie kurz darauf wieder zusammen, gähnte erneut, und zwar so heftig, dass man Angst bekam, er könnte sich den Kiefer auskugeln, dann stieß er ein undefinierbares Knurren aus und stellte die durchaus berechtigte Frage: »Wo sind wir?«

»Am Meer«, sagte ich. »Da wolltest du doch hin. Jetzt sind wir da. Guck mal! Man kann es sehen. Man kann das Meer sehen.«

»Ist so dunkel.«

»Man kann es trotzdem sehen. Und man kann es riechen. Und hören. Es rauscht.«

»Wird bald hell«, sagte Gerald. »Um kurz nach sechs. Jetzt ist es fünf.«

»Drei Minuten vor fünf«, korrigierte ihn Nils mit Blick auf die Uhr am Armaturenbrett.

»Von mir aus. Drei Minuten vor fünf. Guten Morgen übrigens.«

»Guten Morgen«, nuschelte Nils zwischen Grüßen und Gähnen.

»Wir gehen jetzt frühstücken«, sagte ich. »Zu McDonald's.«

»Jetzt?«, stieß mein Bruder voller Entsetzen aus. »In der Nacht? Sind das die aus der Werbung? Mutti sagt, da essen nur junge Leute, die keine Lust haben zum Kochen.«

Ich kontrollierte im Klappspiegel über meinem Sitz mein Make-up, von dem nach dieser Nacht, nach all dem Wein, dem Weinen, dem Tanzen, dem Küssen, dem Schwitzen und dem Laufen über Apfelbaumwiesen, nicht mehr viel übrig war. Es reichte gerade noch für dieses diffuse Licht zwischen Nacht und Tag, bevor eine üppige Sonne mich bloßstellen würde wie das ehemalige Grandhotel mit dem nur noch in der Dunkelheit prunkvollen viktorianischen Antlitz. Ich fühlte mich diesem Haus sehr verbunden und hätte aus Solidarität gern dort übernachtet, ging aber stattdessen neben Gerald auf die Tür von McDonald's zu, die er mir aufhielt und wo er auf Nils wartete. Mein Bruder kam hinter uns hergewatet, als zögere er, nach der Stille der letzten Stunden einen Schritt über eine Schwelle zu setzen, von der er nicht wissen konnte, was dahinter lag. Mitten hinein in ein Gebräu aus fremden Menschen und Licht und Lärm.

»Wenn das Mutti wüsste«, sagte mein Bruder kurz darauf zu mir, wie immer so laut, dass die erschöpft aussehende junge Frau hinter dem Verkaufstresen und das knappe Dutzend übermüdeter Gäste an den Tischen zu uns herüberblickten. Auch wenn sie vermutlich nichts verstanden, sie hatten eine Menge zu gucken bei diesen drei Menschen, die plötzlich hier aufgetaucht waren, ausgespuckt von der langsam zu Ende gehenden Nacht, noch aufgerüscht von der Hochzeit.

»Wenn du weiter so schreist«, sagte ich, »kann sie dich hören.«

Wie immer prallte jeglicher Humor an Nils ab wie Regentropfen an einer englischen Wachsjacke, und er blickte mich so ungerührt an, als glaubte er jedes Wort.

»Das soll sie ruhig wissen«, sagte ich. »Sie soll wissen, dass du jetzt einen Kaffee aus dem Pappbecher trinkst.«

»Und dazu«, fiel Gerald ein, »Pommes mit Mayonnaise isst und einen Hamburger, der über mehrere Etagen geht.«

»Man stirbt nicht davon«, sagte ich, und so holten wir uns Berge von Essen und große Becher mit heißem Kaffee, bevor wir morgens um halb sechs bei Softeis mit Smarties landeten. Nils verzog den Mund, schüttelte den Kopf, lachte nervös, und dann begannen seine Augen zu strahlen, als er den Plastiklöffel in den Plastikbecher rammte und sich die erste Ladung McFlurry in den Mund schob.

»Gut gewählt, Nils Schrader«, lobte er. »Gut gekocht.«

Wir fuhren zurück zum Pier, fanden ein paar Liegestühle, blauweiß und rotweiß gestreift, die sich in die Kieselsteine am Strand bohrten, sanken hinein und machten es uns gemütlich, so gut es ging. Ich deutete auf ein schwarzes Gerippe in den Wellen.

»Das war der West Pier, Brightons zweite Seebrücke«, erklärte Gerald. »Zwei Brände und mehrere Sturmfluten – und nun sieht er so aus.«

Ich schauderte. »Wie ein riesiges schwarzes Insekt, das aus dem Meer gekrabbelt kommt.«

Nils hörte uns schon nicht mehr. Er war sofort wieder eingeschlafen, auf seinen Lippen ein letztes entferntes

Gemurmel, mit dem er ankündigte, unserer Mutter eine Karte schreiben zu müssen. »Viel zu erzählen, so viel«, wisperte er, »und so wenig Platz auf einer Karte.«

Gerald hatte seine Hand in meinen Haaren, spielte mit ihnen, im Wechsel mit der leichten Brise, die vom Wasser her zu uns herüberwehte. Als der Tag aus dem Meer stieg, hatten wir freien Eintritt bei einem grandiosen Sonnenaufgang, sämtliche Töne von Lila mit ein paar Fetzen Pink und Schlieren von zartem Rosa. Ich schloss die Augen und lächelte. Und irgendwann schlief auch ich ein.

Stunden später war der Himmel ultramarinblau, das Meer schimmerte und war fast durchsichtig in diesem Licht, und die Sonne brannte derart, dass keine Wolke eine Chance gehabt hätte. Die Luft flirrte, und die Hitze hämmerte auf unsere Köpfe. Es war nicht zu fassen, wie viel Sonne es in England gab! Wieso redeten alle immer nur vom Regen? Von Schirmen, Gummistiefeln und feuchtem Gras? Der Strand hatte sich gefüllt, die Fast-Food-Buden öffneten ihre Pforten, das Geschrei der Möwen mischte sich mit dem Geklimper der Daddelautomaten auf der Vergnügungsmeile am Pier, wo die ersten Touristen ihr Glück versuchten, in der Luft lag der Geruch von Popcorn, Sonnenmilch und erhitztem Fett aus den Fritteusen. Wir erhoben uns aus unseren Liegestühlen, schüttelten die Beine aus, Gerald schlug einen Spaziergang vor. Und während wir in unseren festlichen Klamotten schwitzten, bogen wir ein in die kleinen Straßen der Stadt mit ihren unzähligen Cafés und Pubs und Restaurants und den schmalen bunten Häusern, genauso knallig gestrichen wie die Umkleidehütten am Strand, die Farben so wild durcheinandergewürfelt wie das Geschirr auf dem Küchentisch einer WG.

Als wir am frühen Nachmittag zurückfuhren, versteckte ich das Gesicht hinter meiner Sonnenbrille, um das Glänzen in meinen Augen zu tarnen. Mein Kleid war voller Falten, und ich sehnte mich nach einer Dusche. Ich betrachtete Geralds nackte Knie, die zwischen seinem Schottenrock und den Strümpfen herausragten wie zwei kleine Hügel. Einen Moment lang hatte ich das Bedürfnis, meine Hand daraufzulegen, aber ich setzte eine Unschuldsmiene auf und verscheuchte den Gedanken.

Nils war glücklich, weil er eine Ansichtskarte von Brighton ergattert hatte, auch wenn zu seinem Verdruss auf der Vorderseite nur drei Fotos abgebildet waren. Das Schloss von König Georg IV., das, in schwefeliges Licht getaucht, wie ein Palast aus Tausendundeiner Nacht wirkte, der Pier mit dem Riesenrad, die Skyline mit den weißen Prachtbauten am Strand.

Es war eine befriedigende Zusammenfassung dessen, was wir in den Stunden in Brighton gesehen hatten. Wir hatten den Palast besichtigt, wobei Nils sich nicht einkriegen konnte wegen des elegant gedeckten Tisches in einem Schloss ohne Bewohner, wir waren am Strand entlang und über den Pier geschlendert, hatten Münzen in Einarmige Banditen gesteckt – und verloren –, und wir waren mit dem Riesenrad gefahren, Gerald und ich, während Nils unten gestanden und uns mit Olli zugewinkt hatte. Ich hatte es sogar geschafft zurückzugrüßen, was zum einen an der Entfernung von fünfzig Metern zwischen Himmel und Erde gelegen haben mochte, dank derer ich für die Untenstehenden nicht wirklich zu erkennen war, und zum anderen an einem großzügig bemessenen Gin Tonic zum Lunch. Und darüber hinaus daran, dass mich Gerald in der Glasgondel vom Sitz hochgezogen, seine Arme nach mir ausgestreckt, mich um die Taille gefasst und geküsst hatte, was ich angesichts der schwankenden Kapsel mit angehaltenem Atem und wild rudernden Armen erwidert hatte, einer Bewegung, die man durchaus als Winken in Richtung Kreidefelsen und Ärmelkanal oder als nette Geste an die Wartenden auf dem Pier deuten konnte. Aber das Unvorstellbare war geschehen: Als ich nach einer Viertelstunde lächelnd aus der Gondel stieg, bildete ich mir ein, so locker geworden zu sein wie meine Gesichtsmuskeln.

Nur dass mir übel war. Das war nichts, worüber ich mich wundern sollte. Riesenräder gehörten nicht zu den Dingen, die mich übermäßig begeisterten, auch wenn sie als rosarot getarnte Wolken daherkamen. Da mochte dieses hier noch so eine abenteuerliche Geschichte haben (Zitat Gerald: »Stand bei der Fußball-WM 2010 noch in Kapstadt«), ich befand mich lieber mit beiden Beinen auf der Erde.

Das galt für so manches.

Ich hatte es getan, um Gerald zu zeigen, was für ein tollkühnes Aas ich war, und vielleicht auch deshalb, um ihn für mich allein zu haben. Bestimmt sogar. Es war schön, ihm nahe zu sein, an seinen Körper gepresst zu stehen und seine Haut zu riechen, auf die seit Stunden die Sonne gefallen war. Er sah es wohl ähnlich. Warum sonst hätte er sich den teuren Spaß leisten und eine Sechsergondel für uns allein nehmen sollen? Nils war von ihm eingeladen worden, hatte aber gekniffen. Mit einem aufgeregten Schnauben in der Stimme, so als würde ihn schon bei der bloßen Vorstellung eine Ohnmacht übermannen. Dass *ich* vor dem rosaroten Schweben zu Mittag einen giftgrünen Brei gegessen hatte, der sich in meinem Magen mit einem harten Longdrink und überstandener

Höhenangst verklumpte, ließ meine Eingeweide jetzt noch blubbern. Es waren »Mushy Peas« gewesen, was man übersetzen könnte mit Erbsenpüree, die obligatorische Beigabe zu Fish & Chips. Dieser Tag würde für ewig in meinem Herzen bleiben – und leider für lange Zeit auf meinen Hüften.

Viele Grüße vom Meer. Die Hochzeit war sehr schön.
Ich habe viel erlebt. Das Wetter ist heiß. Das Essen ist gut.
~~Ich hatte Pommes und Eis zum Frühstück.~~ Ich war die ganze Nacht nicht im Bett. Wir haben am Strand geschlafen. Nelly hat einen Mann geküsst. Erst im Auto. Dann auf der Kirmes. Er ist nett. Er hat einen Rock an.
Grüße von Nils Schrader

Rezept für Mushy Peas

Wer Apfelmus aus dem Tetrapak für Obst hält, der wird Brei aus grünen Erbsen eine Vitamin-Überdosierung unterstellen. Der Legende nach haben sich in Großbritannien ganze Familien zerstritten, weil jeder sein Mushy-Peas-Rezept für das einzig wahre hält. Manche nehmen Tiefkühlerbsen, andere die frischen aus dem Garten, die man aus Schoten pult, wieder andere getrocknete aus der Tüte, die man mit Wasser und Natron (Baking Soda) über Nacht einweicht. Auf die Verwendung von Dosenerbsen steht Knast.

Wir sind in England, also muss wenigstens einmal Jamie Oliver zurate gezogen werden.
Er bevorzugt Gartenerbsen, frisch aus der Hülse, ungefähr eine Tasse pro Person. Sein Rezept gilt für vier, ergo schütten wir vier Tassen knackfrische, gerade geschlüpfte Erbsen in einen Topf, dünsten sie zehn Minuten lang mit einem ordentlichen Stück Butter und einer Handvoll gezupfter und kleingehackter Minze. Einen kräftigen Spritzer Zitronensaft dazugeben, salzen, pfeffern. Die Erbsenmasse mit dem Mixstab oder in der Küchenmaschine pürieren (geht auch von Hand), für jeden Esser in ein separates Glas füllen und mit einem Minzblatt garnieren.
Die Mushy Peas serviert man als Dip zu den Fischfilets, die einen Mantel aus Mehl, Backpulver und Bier bekommen haben und in heißem Öl rund vier

Minuten lang in einer tiefen Pfanne oder einer Fritteuse ausgebacken worden sind. Ein zweites Schälchen mit Malzessig wird ebenfalls zum Dippen bereitgestellt. Das Ganze kommt in knuspriger Begleitung von selbstgeschnitzten Pommes mit Mayonnaise und Ketchup daher. Wenn's schnell gehen soll, gibt es die Mushy Peas ausnahmsweise auch mal zu Fischstäbchen oder Chicken Nuggets aus der Tiefkühltruhe. Es ist was Grünes, es kommt aus dem Garten, es ist Gemüse, das sind ziemlich viele gute Gründe gegen ein schlechtes Gewissen.

12. Kapitel

Zitat des Tages:
Wir haben beide schon eine ganze Menge Leben auf dem Buckel. (Gerald Buchanan, Kneipier, Farmer, Koch, Highlander)

Gericht des Tages
(Sommerabend-Snack in einem englischen Garten am Fluss):
Schottischer Ziegenkäse mit »Spread the love«
von Erdbeeren und grünem Pfeffer

Ich konnte froh sein, dass es nicht regnete, sonst hätte mir ein ganz und gar trauriger Abend bevorgestanden. Die Reise, die ich nie hatte antreten wollen, ging zu Ende, und genau das machte mir zu schaffen. Ich wollte morgen in Dover spätestens die Fähre um 12:15 Uhr kriegen. Vorher mussten wir noch bei Julian und Megan vorbei, um ihnen auf Wiedersehen zu sagen. Ich musste packen und endlich raus aus diesem Kleid, das einer Extrabehandlung in Hamburgs leistungsstärkster Reinigung entgegensehen durfte. Ich musste Gott auf Knien darum bitten, dass Natascha-Asche-auf-ihr-Haupt-Plückebaum bereits heute abgereist war und uns eine erneute Begegnung erspart blieb. Ich musste Ashok anrufen und meine Mutter in der Reha, ich musste noch irgendwas, was ich in Hamburg niemals zu essen kriegen würde, essen oder wenigstens als kulinarisches Souvenir mit auf die Reise nehmen, und ich musste mich in einer stillen Stunde allein mit Gerald Buchanan davon überzeugen, dass er nicht der Mann meines Lebens, nicht die zweite Hälfte des Sandwiches war. Das würde alles umso vieles einfacher machen.

Die Stunde kam rascher als gedacht, denn Gerald lud Nils und mich für diesen Abend zu sich nach Hause ein. Als ich meinen Bruder abholen wollte, schlief er. Ich wartete ein paar Sekunden, machte ein bisschen Lärm bei ihm im Zimmer, bis ich mir sicher sein konnte, er würde heute nicht mehr aufwachen. Er war viel zu erschöpft. Dann schloss ich die Tür, behutsam und leise.

Gerald hatte mich zum Pub bestellt, um mich dort in sein Auto umsteigen zu lassen. Ich überlegte, wie der heutige Abend wohl verlaufen mochte, jetzt, da Nils nicht mit dabei war. Was ich essen, welchen Wein ich dazu trinken würde. Leichte Röte stieg mir in die Wangen, als ich daran dachte, was alles noch passieren könnte, wenn wir es zuließen. Fast hätte ich gelacht. War irgendwie eine Art Endspurt-Stress, den ich mir da gerade machte. Wenigstens konnte ich mich geben, wie ich wollte. Fühlte mich nicht länger verkleidet in Klamotten, die meinem Körper passten – aber nicht zu mir. Ich trug eine enge weiße Levi's, ein weit geschnittenes ausgewaschenes Jeanshemd, dunkelblaue Chucks. Die Haare hatte ich zu meinem üblichen Mini-Pferdeschwanz gebunden, auf Schminke so gut wie verzichtet. Auch Gerald kam in Jeans und in einem himmelblauen T-Shirt. Es passte zu seinen Augen, die in der späten Sonne leuchteten, bevor sich das goldene Flimmern in seinen dunklen Haaren verfing.

Das Haus, zu dem er mich brachte, lag in einem Stadtteil von Canterbury, der sich Thanington Without nannte und sich teilweise am Fluss Stour entlangzog. Hier am

Ufer inmitten eines Gartens, der bis ans Wasser reichte, stand Geralds Haus. Es war nicht besonders groß, aus graubraunem Stein, mit Efeuranken an den Mauern und einer runden Bank, die einen Kirschbaum umzäunte. Über allem lag ein Duft von Hochsommer, von Erde und Blumen, Gräsern und Früchten. Ich tauchte ein in dieses Licht, hörte die Vögel und hatte das Gefühl, das einen manchmal anspringt, wenn man zum ersten Mal irgendwohin kommt und den Eindruck hat, man käme nach Hause. Zu den Bäumen und der Stille, dem Sauerampfer und dem Sommerregen, der irgendwann einsetzen würde.

Auch wenn man meinen könnte, mir ginge im Leben nicht viel unter die Haut, so fand ich doch, dass mir diese kleine Sentimentalität zustand. Ich ließ meinen Blick schweifen. Satte grüne englische Wiesen. Der Fluss. Alles gut. Viel zu schön, um wahr zu sein. *Don't stop it!*

Es war immer noch so heiß, dass ich alle paar Minuten meinen Pferdeschwanz anhob, um frische Luft an meine Haut zu lassen. Gerald kam auf mich zu und legte seine Hand um meinen Nacken. Ich wich nicht zurück. »Je weniger du machst, desto hübscher bist du.« Seine schmeichelnde Stimme in meinem Ohr, ein warmes Gefühl in meinem Bauch.

»Wenn ich mich aufgebretzelt habe, dann nur für die Hochzeit.«

»Ich gebe zu: Ich fand dich schon am Freitagabend im Pub nicht unattraktiv. Aber verliebt habe ich mich in dich nicht.«

»Nicht?«

»Nicht.«

Enttäuschung machte sich in mir breit und löschte das warme Gefühl in meinem Bauch aus. Es war das, was ich immer gewusst hatte. Das, was mich so vorsichtig gemacht hatte. Menschen, die einem etwas bedeuteten, wussten am besten, wie sie einem weh tun konnten. Ich hatte die Vorsicht über den Haufen geworfen, hatte ein anderes Leben betreten, und nun war ich in der Position der Schwachen. Selbst schuld.

»Ich fand dich zäh, kompliziert, unterkühlt, zickig, stur, larmoyant.«

Ich hielt für Sekunden den Atem an, bevor ich die Luft durch meine leicht geöffneten Lippen entweichen ließ, und brauchte danach eine Weile, bis ich meinen Kiefer auseinander bekam.

»Kann mich nicht erinnern«, sagte ich dann, »wann mir das letzte Mal so viele reizende Dinge auf einmal gesagt worden sind. Pass auf, dass du mich nicht zu sehr verwöhnst.«

»Ich mag das«, sagte er und grinste. »Durch Reibung entsteht Wärme.«

»Mir ist gerade ziemlich kalt.«

Er rieb meine Arme in den umgekrempelten Ärmeln meines Jeanshemdes, eine Geste, die ich ziemlich kindisch fand.

»Du verstehst mich schon.« Er raufte sich die Haare. »War nur ein Spaß. Hast du eine bessere Idee?«

»Wie wäre es mit einem Wein?«

Als er mit zwei Gläsern auf einem Tablett sowie einem Teller mit schottischem Ziegenkäse aus der Küche kam, dazu Baguette und ein Schälchen mit einer Marmelade aus Erdbeeren und grünem Pfeffer, setzten wir uns auf die runde Bank um den Baum. Ich blitzte ihn an. »Drehen wir den Spieß doch mal um! Wer war denn am Freitagabend auf hundertachtzig? Ich habe die ganze Zeit nicht verstanden, wieso. Du hast mich nicht wie einen Gast behandelt. Du hast mich behandelt wie eine Idiotin.«

Lange sagte er nichts. Ich verstand nicht, was in seinem Kopf vorging, und schlug einen zwanglosen Ton an. »Musst ja nicht antworten. Kann dich ja keiner zwingen. Hast du gesehen, dass wir beide was Hellblaues anhaben?«

»Partnerlook«, sagte er geistesabwesend. Seine Stimme schien von weit her zu kommen, als er schließlich zu reden begann. »Als ich drei war, wurde meine Schwester geboren. Betty. Es war eine Sturzgeburt zu Hause, drei Wochen zu früh.«

»Wie bei Nils.«

Er nahm meine Hand und drückte sie. »Nur die Hebamme war zur Stelle. Sie wohnte in der Nachbarschaft. Betty war ganz blau im Gesicht. Man brachte meine Mutter und sie ins nächste Krankenhaus, was in den Highlands nicht gerade um die Ecke liegt. Betty lag wochenlang in Lebensgefahr auf der Intensivstation, durch den Sauerstoffmangel war sie körperlich und geistig behindert. So wie sich andere Menschen vor allem an Gerüche und Bilder erinnern, so werde ich immer die Geräusche im Kopf haben, die sie machte. Ihren heftig rasselnden Atem, weil ihre Lunge ständig verschleimt war. Da Betty keine Kälte vertrug, verließen wir die Highlands. Es war einer der Gründe für unseren Umzug von Schottland nach England. Du hast neulich danach gefragt. Wahrscheinlich war es der Hauptgrund. Nachdem sie häufig erkrankte, sie hatte immer irgendeinen Infekt, war es außerdem wichtig, an einem Ort zu leben, wo es gute Ärzte gab.«

Er stützte die Ellbogen auf die Knie und legte seinen Kopf auf die Hände, die er unter dem Kinn übereinandergeschoben hatte, bevor er weitersprach: »Unsere ganze Familie, ich habe noch drei Brüder …«, er lächelte mir zu, »… einen hast du ja bereits kennengelernt, hat Betty geliebt. Trotz allem war sie ein Sonnenschein, hat mit ihrer Katze ›Dudu‹ gespielt, ist durch den Garten gewatschelt auf ihren schwachen Beinen, die laufend wegknickten wie die eines frisch geborenen Fohlens, hat sich immer wieder auf den Hintern gesetzt und sich darüber kaputtgelacht, hat Apfelpfannkuchen geliebt und heiße Schokolade und alles mit ihrer Freude überzuckert.«

Ich merkte, dass es ihm Mühe machte, seine Stimme nicht belegt klingen zu lassen. Die Schultern hatte er hochgezogen, so dass kein Nacken mehr zu sehen war, nur noch sein welliges Haar über dem T-Shirt-Kragen. »An ihrem zehnten Geburtstag an Silvester tobten in ihrem Körper zwei Infekte. Sie hatte eine Mittelohr- und eine Lungenentzündung. In der Nacht zu Neujahr starb sie in den Armen meiner Mutter. Wahrscheinlich hat sie geahnt, dass ihr Leben keine Lotterie mit Hauptgewinnen sein wird, sondern dass es höchstens mal einen Trostpreis gibt und sonst nichts als Nieten. Da hat sie sich beizeiten aus dem Staub gemacht.«

»Das tut mir sehr leid«, sagte ich und strich ihm gedankenverloren über den Rücken.

»Als ich dich dann sah mit deinem Bruder, dem es trotz allem so viel bessergeht als meiner Schwester, kam eine Menge hoch. Soll sie doch froh sein, dass sie ihn hat, dachte ich. Soll sie doch froh sein, dass er eine Reise machen kann. Warum bevormundet sie ihn ständig wie ein dummes Blag? Sitzt da mit ihrem wunderschönen Gesicht und spielt sich auf wie ein strenges Kindermädchen.«

Er legte den Arm um mich und presste mich so heftig an sich, dass durch den Schwung der Wein aus meinem Glas schwappte und auf meine Hose platschte.

»Wie gut, dass ich mich gegen Roten entschieden habe.«

Ich ging nicht auf seine Flachserei ein, sondern konzentrierte mich darauf, das Zucken in meinem Gesicht zu unterdrücken. Mir war, als hätte er mir einen Fußtritt verpasst. Ich wollte nichts mehr hören. Doch ich schaffte es nicht, ihn zu unterbrechen.

Er drückte im Sitzen seine kräftigen Beine an meine. Die Wärme konnte ich sogar durch die Jeans spüren.

»Ich habe die ganze Zeit nur an mich gedacht. An Betty. Habe vergessen, dass ihre Gegenwart nicht immer ein Geschenk war. Sie konnte auch eine Nervensäge sein. Der Klang ihrer Stimme, wenn sie aufgeregt war. Ihr Anblick, wenn sie der Jähzorn packte. Ich hatte vergessen, dass man Geduld braucht zur Liebe, und dass es ein kleines Wunder ist, wenn man wie du oder ich so eine Kindheit ohne Schaden übersteht.«

Er redete pausenlos weiter, bis er ganz heiser geworden war, während meine ruhelosen Finger ununterbrochen den Stiel des Weinglases drehten und ich am Ende gar nicht mehr wusste, was ich sagen sollte. Ich ertappte mich dabei, dass ich dankbar war für Geralds Geständnis – und sein Verständnis. Verblüfft stellte ich fest, dass ich schon wieder in Tränen ausbrach. Das passte nicht zu mir. Ich war keine Heulsuse, kein Weichei. Ich machte die Dinge mit mir alleine ab. Zähne zusammenbeißen, Arschbacken zusammenkneifen – und durch.

Doch nun weinte ich schon wieder. Und diesmal so richtig. Weinte, weil ich fünfunddreißig Jahre alt war und die ersten grauen Haare kriegte. Weinte, weil jetzt alle Welt Pulled-Pork-Sandwiches in bunten Trucks verkaufte. Weinte, weil ich beziehungsunfähig und meine Kindheit nicht besonders witzig gewesen war, weinte, weil mich Gerald für eine Xanthippe hielt, weil meine Mutter einen kaputten Rücken und ich all mein Geld für ein Scheißkleid ausgegeben hatte, das ich nie mehr anziehen würde, weinte, weil mein Bruder niemals richtig Geburtstag gefeiert hatte und geistig behindert war. Und vor allem weinte ich, weil ich mich manchmal für ihn schämte.

Als meine Tränen versiegt waren, setzte ich ein verlegenes Lächeln auf und blickte ins Gehölz am Ufer des Stour, und so blieb Gerald nichts weiter übrig, als seinen Arm fester um mich zu legen, bis ich mich endgültig beruhigt hatte und mir dieser sentimentale Schmerz nicht mehr aus den Augen schoss.

Er bewegte die Lippen, um die richtigen Worte zu finden, was ihm nicht zu glücken schien, und so sagte er nur: »Du wirkst so verkrampft«, und begann, meinen Nacken zu massieren, bevor seine Hände höher wanderten und er mit den Fingerspitzen über meine Schläfen und Wangen strich. Ich schloss die Augen; er rieb sanft über meine Lider. »Ich habe vorhin gesagt, dass ich mich nicht in dich verliebt habe.«

»Hast du gesagt.«

»Nicht am Freitag jedenfalls. Aber am Sonntag. Als wir beide in der Küche waren. Zwischen all den Kohlköpfen, mit deinem Bruder und dem nicht funktionierenden Herd.«

Auf seinem Gesicht lag ein verschmitztes Lächeln. Ich erwiderte es, reckte das Kinn und sah ihm in die Augen.

»Dieses romantische Szenario werde ich nie vergessen«, frotzelte ich, was ihn zum Lachen brachte.

»Seitdem bin ich ziemlich verrückt nach dir.«

»Warum?«

»Was soll das heißen, warum? Weil es so ist, darum. Manchmal passiert's einfach! Simple Lektion. Man nimmt sich vor, ich will das nicht. Soll nicht sein. Alles viel zu anstrengend. Sie in Deutschland. Ich hier. Eine Menge Kilometer dazwischen. Und sogar noch das Meer. Wir haben beide schon eine ganze Menge Leben auf dem Buckel. Sind secondhand. Aber was soll man machen?«

Er nahm ein Stück Baguette, belegte es mit Ziegenkäse und strich die Erdbeer-Pfeffer-Konfitüre darauf. »Spread the love«, sagte er zärtlich und fütterte mich.

Ich kaute, entspannte mich, senkte die Lider und erwartete seinen Kuss. Lange würden wir es nicht mehr aushalten, so dazusitzen, den Blicken der Spaziergänger ausgeliefert, die an Geralds Grundstück vorbeimarschierten. Wir verschlangen uns gegenseitig mit den Augen, schafften es schließlich ins Haus, auf die Couch, schlugen einen Haken zu seinem Bett. Dort zerrten wir uns, als die Sonne gerade unterging, die Kleider vom Leib, unsere Lippen verschmolzen zu einem langen Kuss. Keuchend fielen wir übereinander her, unsere Körper bewegten sich in einem gemeinsamen Rhythmus, begleitet von Wimmern und Seufzen, und als wir uns der Nacht näherten, lag mein Kopf auf seiner Brust, die stark und kräftig und robust war, die sich hob und senkte, bis sich sein Atem beruhigte und wir unsere Positionen wechselten. Sein Kopf kam auf meiner Brust zur Ruhe, seine Finger lagen zart auf meinen Lippen, und ich blickte lächelnd und verwirrt in die Sterne, die über seinem Fenster vorbeiglitten.

Er flüsterte meinen Namen, und wir schliefen ein, eng umschlungen, über mir eine warme Decke von Glück. Wann hatte ich mich das letzte Mal so gefühlt?

Und doch war es ein unruhiger Schlaf. Beim ersten Gesang der Vögel schlug ich die Augen auf, Dunst stieg aus den Wiesen, den die Sonne bald weglöten würde. Auch Gerald wachte auf, ich bat ihn, mich zurückzufahren in Mrs Frosts Pension in der St. Augustines Road. Ich wollte dort sein, wenn Nils aufstand, wollte nicht, dass er am Morgen zu meinem Zimmer tappte und mich nicht antraf.

Wir sprachen wenig während der kurzen Fahrt.

Er legte seine linke Hand auf mein Knie und tätschelte es. Sonst wusste er genau, wie er seine Hände zu setzen, wie er meinen Körper anzufassen hatte, aber nun stellte er sich so ungeschickt an wie ein kleiner Junge und behandelte mein Knie, als würde er eine Zitrone auspressen. Ich lachte laut auf und sagte es ihm. Er grinste und brummte, dachte aber nicht daran, mit seiner ungelenken Liebkosung aufzuhören.

»Kannst du dir vorstellen, bald wiederzukommen?«

Ich spürte seinen Blick.

Diese Frage mir, dachte ich einen flüchtigen Moment lang. Wäre ich noch die, die ich mal gewesen war, die immer dann abhaute, wenn es eng wurde, die Licht und Luft brauchte, hätte ich jetzt verbittert aufgelacht. Aber so?

So sagte ich erst mal gar nichts, während Gerald redete wie ein Buch und mir den Herbst in Canterbury in den schillerndsten Farben ausmalte. Bunte Blätter, verregnete Abende, durchduftet von Tee und Keksen, mit dicken Wollsocken an den Füßen, gemütlich unter den Hintern ins weiche Polster eines Ohrensessels geschoben, während der Rauch des Kamins in den feuchten Nebel steigt. Am nächsten Morgen Wärme vom Meer her, Spätsommersonne, endlose blaulila Hortensienhecken, die Obstbäume mit ihren Äpfeln, Birnen, Haselnüssen und Quitten.

»Alles, was ich habe, würde dir gehören.«

»Alles?«

»Mein Haus. Mein Garten. Die Stille. Die Hügel. Die Wiesen. Der Wind. Du kannst gern Nils mitbringen. Und wenn du mal für länger bleiben willst …«, er hustete und knetete weiter mein Knie, »… für sehr viel länger, und niemand mehr da ist, der auf ihn aufpasst, dann soll er seine langweiligen Schrauben in die Ecke pfeffern und hier bei mir anfangen.«

»Im Pub?«, rief ich ungläubig aus.

»Auf unseren Obstplantagen. Das ist es doch, was er mag. Bäume. Natur. Tote Zweige absägen, die Äste, die anderen die Luft zum Atmen nehmen, wegschneiden und die Früchte seiner Arbeit ernten.«

Unsere Blicke trafen sich. Ich selbst konnte ein leichtes Zögern in meiner Stimme hören. »Das wäre nicht so einfach, ihn zu verpflanzen wie einen Baum.«

»Was ist schon einfach?«, sagte Gerald. »Hast du selbst gesagt. Ist jemals was einfach gewesen, wenn am Ende was bei rumkommen soll?«

»Wohl nicht.«

»Wenn's einfach ist, taugt es nichts.«

Ein leichter Wind kroch durch die geöffneten Scheiben und zerzauste mein Haar, das ich jetzt offen trug. »Das geht mir jetzt fast zu schnell«, sagte ich.

»Ich bin nicht so der Typ für rote Rosen und Marzipanherzen.«

Ich versuchte zu schlucken, aber meine Kehle war ganz trocken.

»Ich weiß, du magst den ganzen Firlefanz nicht. Hitze von unten, Grill von oben, Dampf von links«, äffte ich ihn nach und lachte ihn an.

»Hitze mag ich schon«, knarzte Gerald mit rauer Stimme und murmelte ein paar Worte, die ich erst bei genauem Hinhören verstand. »Ich sag's jetzt mal so, wie es ist. Am Ende ist die Liebe das Beste, was wir haben.«

Die Zukunft lag plötzlich nicht mehr wie eine düstere

Wand vor mir, sondern erschien mir jetzt im blauen Licht eines anbrechenden Tages, wie der erste Sonnenstrahl im Nacken nach einem langen Winter.

Ich hatte keine Angst mehr, ob mein weiteres Leben nun etwas mit ihm zu tun haben würde oder nicht. Was? Wann? Wie? Wo? Das würde sich zeigen. Am besten ging man vor der ganzen Fragerei mit einem entspannten Lächeln auf Tauchstation und kam erst wieder hoch, wenn es so weit war. Wenn die Steine vor einem lagen, die man aus dem Weg räumen musste. Eine wohlige Welle durchflutete mich.

Ich küsste ihn noch einmal lange und heftig auf den Mund, als mein Telefon klingelte. Es war kurz vor sechs. Auf dem Display meines Handys las ich Ashoks Namen und nahm das Gespräch an.

»Good morning, love«, sagte ich blendender Laune zu ihm.

Als Gerald grimmig guckte, beugte ich mich nach vorne, warf lachend den Kopf zurück und sagte: »Ist nur der Mitarbeiter, von dem ich dir erzählt habe. Der mit den Tomaten.«

»Bist du okay?«, fragte Ashok mit skeptischer Stimme.

»Sehr okay, aber was ist mit dir los, mich so früh anzurufen?«

»Falls du es vergessen haben solltest, es ist die Zeit, zu der du sonst morgens schon seit einer halben Stunde in der Küche stehst. Außerdem hast du ausdrücklich gewünscht, über das Tagesangebot informiert zu werden. Hast du eine Fritteuse?«

»Nein.«

»Dann würde ich gerne eine kaufen.«

»Mach!«

Gerald und ich nickten uns zu, bevor er mit seinem

Daumen über meine Augenbraue strich und an der Stelle mit der kleinen Macke verweilte, so als wollte er sie genauer untersuchen.

»Willst du nicht wissen, wofür ich sie brauche?«

Ich erwiderte Geralds Zwinkern und genoss seine streichelnden Finger. Ich atmete schwer. Es gab wirklich Wichtigeres. Desinteressiert fragte ich: »Wofür?«

»Vada Pav.«

»Vada Pav«, wiederholte ich gedehnt.

»So eine Art indische Burger«, klärte mich Ashok auf.

Gerald küsste in einer Geste des Genießens seine Fingerspitzen und sagte: »Vada Pav. Genial, obwohl vegetarisch.«

»Bist du nicht allein?«, fragte Ashok.

»Radio. Was denn sonst?«

»Ein reines Gewissen lacht über falsche Beschuldigungen.«

»Ashok, komm zum Punkt!«

»Niemand in Hamburg bietet Vada Pav an. Wir wären die Ersten. Würden einen Trend setzen. Da hinken die anderen noch mit ihren Pulled-Pork-Geschichten hinterher, da sind wir schon auf und davon.«

Geralds Mund streifte meinen Hals, während seine Hand zwischen meine Schenkel glitt.

»Das gefällt mir«, schnurrte ich.

»Tatsächlich? Das erfreut mein Herz. Du bist sonst ja eher fürs Traditionelle.«

»Was soll denn das heißen? Ich bin doch kein Spießer.«

»Doch«, sagte Gerald und biss mir ins Ohrläppchen.

Ich haute ihm auf die Finger.

»Kennst du Falafel?«, war Ashoks Stimme wieder zu vernehmen.

»Wer nicht?«

»Vada Pav ist so ähnlich. Frittierte Kartoffelbreibällchen mit Kichererbsenpanade und diversen Chutneys.«

»Mit gebratenem Kartoffelbrei habe ich hier die besten Erfahrungen gemacht.«

»Nicht gebraten«, korrigierte mich Ashok. »Gebacken.«

»Auch egal.«

Gerald legte die Hand auf seine linke Brust, als wollte er sich sein Herz herausreißen, um es mir zu Füßen zu legen. »Auch das würde dir gehören«, wisperte er.

Ich seufzte.

»Geht's dir nicht gut?«, meldete sich Ashok.

»Mir geht's prächtig.«

»Ich habe also dein Einverständnis?«

»Ja.«

»Wann wirst du zurück sein?«

»Die Tage.«

»Du bist sehr entspannt. Dein Herz wirkt weich wie eine Lotusblume.«

In dem Moment sah ich, wie sich hinter einem Fenster im ersten Stock in Laura Frosts Pension die Gardine bewegte.

»Jetzt geh endlich an die Arbeit, Ashok, und halte mich nicht länger auf«, zischte ich ins Telefon.

»Die Freundschaft zwischen zwei Menschen beruht immer auf der Geduld des einen«, sagte er, und ich konnte sein Lächeln hören. »Jetzt bist du wie immer. Ich bin beruhigt.«

»Aus jetzt!«, schimpfte ich und legte auf.

Ich blickte zum Haus. Es lag still da. Kein Gesicht am Fenster. Keine leise schaukelnde Gardine.

»Wie viele Mitarbeiter hast du?«, forschte Gerald.

»Da gibt es was, das ich dir beichten muss. Ich habe ein bisschen aufgeschnitten. Meine Cateringfirma ist in Wahrheit ein Food Truck, und mein Stab von Mitarbeitern besteht aus diesem einen Inder, der immer irgendwelche Kalendersprüche parat hat, eine Seele von Mensch ist und an meinen Nerven zerrt.«

Er lachte aus tiefer Kehle. »Wir sind das, was wir sein wollen. Und eines Tages wirst du bestimmt ein großes Cateringunternehmen haben. Wo auch immer«, fügte er hinzu und sah mich eindringlich an.

»Ich muss gehen«, sagte ich. »Wir nehmen die Fähre um 12:15 Uhr, und es ist noch eine Menge zu erledigen.« Ich war nicht geschaffen für dramatische Abschiede. Er beugte sich von seinem Sitz aus zu mir herüber und streifte mit den Lippen mein Ohr, meine Wange, mein Kinn, bevor er lächelnd zu mir sagte: »Pass auf dich auf! Und komm bald zu mir zurück.«

Kaum hatte ich die Bed & Breakfast-Pension von Laura Frost betreten, kam sie mir entgegen, gekleidet in elegantes Milchkaffee-Beige und genauso frisch wie dieser junge Morgen. Sie war es wohl, die uns vom Fenster aus beobachtet hatte, denn wenn ich mich nicht irrte, war es genau das gewesen, das über dem Treppenaufgang im Flur lag. Es war mir peinlich, aber nur ein bisschen. Wir würden gleich abreisen, und selbst wenn ich eines Tages zurückkommen sollte, wäre es ziemlich ausgeschlossen, dass ich wieder hier wohnen würde. Ich hatte jetzt den Schlüssel zu Geralds Herz und seinem Haus aus graubraunem Stein, zum Fluss, den Wiesen, dem Wind und allem anderen, was dazugehörte.

Sie lud mich zu einer Tasse »Early morning tea« ein und zu einer Scheibe Orangenmarmeladentoast, aber ich lehnte ab und hoffte, dass es nicht allzu unhöflich klang. Ich wollte jetzt allein sein, wollte ein Bad nehmen, mich ein wenig aufs Bett legen, über die vergangenen Stunden nachdenken und packen, ehe ich Nils wecken würde. Mrs Frosts Blick irritierte mich. Er hatte etwas Lauerndes, fast Lüsternes.

Ich wollte davor in Deckung gehen und griff zu einer Notlüge. Gab eine Antwort, ohne dass sie eine Frage gestellt hätte. »Wir haben uns über unsere Cateringfirmen unterhalten und Sandwich-Rezepte ausgetauscht.«

War noch nicht mal so richtig gelogen.

»Als ich vor ungefähr zehn Jahren das letzte Mal um diese Uhrzeit hierher zurückkam und einem meiner Pensionsbewohner in die Arme lief, der bedauernswerterweise einen sehr leichten Schlaf hatte, machte ich ihm weis, dass ich eine Gruppe an Ornithologie interessierter Gäste bei einer Beobachtungstour zu Graurumpf-Sandpfeifer, Schwarzer Lerche und Schmalschnabeligem Brachvogel begleitet hätte.«

»Die gibt's alle hier?«

»I wo. Meines Wissens sind die alle längst ausgestorben«, erwiderte Laura Frost lachend. »Und in Wirklichkeit war ich bei einem ganz anderen Vogel gewesen, der mir mein Witwendasein versüßt hat. Einem ziemlich komischen Kauz.«

Laura Frost war also nicht immer eine Lady, dachte ich. Ich lachte aus vollem Hals und nahm ihre Einladung zum Tee nun doch an. Wir tranken ihn in einem Erker ihrer gemütlichen großen Küche mit Ausblick auf einen schwarzen gusseisernen Gasherd, lavendelfarbene Schrankfronten und dem hellgrünen Schimmer von Gras und Bäumen vor dem Fenster.

Drei Stunden später saß ich mit Nils im Auto. Meine Haut roch nach dem herbfrischen Duft von Zitronen-Badeöl, ich hatte noch eine Stunde gedöst, und wir hatten ein Frühstück mit Bohnen, Bacon und Spiegeleiern im Bauch, in deren sonnenfarbenen Dottern ich mit einem Eckchen Toast herumgestochert hatte. Kaum war uns das Essen von Laura Frost serviert worden, spürte ich, dass ich überhaupt nicht hungrig war. Ich redete mir ein, dass es nichts mit Gerald Buchanan zu tun hatte, wusste aber, wie sehr ich irrte. Ich war mir immer sicher gewesen, dass der Spruch »Liebe geht durch den Magen« komplett falsch interpretiert wurde. Ganze Generationen hatten ihn missverstanden, hatten ihn auf Autoaufkleber und Grußkarten, auf Kochbücher und Küchenschürzen und hässliche Henkelpötte gedruckt und nichts kapiert. Es bedeutete meiner Meinung nach, dass die berühmten Schmetterlinge im Bauch jeden Anflug von Appetit vernichteten. Es waren nicht die Maultaschen und nicht die Scampi-Pfännchen, die die Hormone hüpfen ließen. Es war das Gegenteil davon. Das war die beste und effektivste Diät der Welt. Und so viel billiger als Sushi. Die Liebes-Diät. Gewichtsverlust durch Gefühlswallungen. Magen wegen der vermehrten Ausschüttung von Adrenalin, Dopamin und Endorphinen geschlossen. *Kommen Sie morgen wieder vorbei! Vielleicht geht dann was.* Würde bei mir dann wieder was gehen? Oder hatte es mich wirklich erwischt? War es mehr als sanfte Lust, die sich überwältigend gesteigert hatte zu einem leidenschaftlichen Ineinanderkrallen verschwitzter Körper, begleitet von wildem Keuchen?

Brauchte ich Gerald in meinem Leben?

Hatte ich deshalb Dotterbilder auf meinen weißblauen Frühstücksteller gemalt?

Nun waren wir auf dem Weg zu Megan und Julian, bevor es zur Fähre nach Dover ging. Sie saßen auf der Bank im Garten ihres kleinen weißen Cottages mit winzigen Sprossenfenstern, einem reetgedeckten Dach und fast haushohen Büschen violetten und pinkfarbenen Rhododendrons, händchenhaltend, ein glückliches Paar, die Flitterwochenkoffer gepackt. Morgen sollte es nach Wales gehen.

»Wir wollten uns nur bedanken«, begann ich, während Julian Pfirsich-Eistee aus einem Keramikkrug ausschenkte und die Gläser verteilte. Hochzeitskuchen sei auch noch da, bot Megan an.

»*Wir* müssen uns bedanken«, sagten die beiden wie aus einem Munde, und Megan lächelte ihren Mann an, dass einem warm ums Herz wurde.

»Für unseren Besuch?«, riet ich. »Das ist doch selbstverständlich. Familie ist Familie.«

»Dafür bedanken wir uns natürlich auch«, sagte Julian.

»Aber am meisten«, sprang ihm Megan bei, »freuen wir uns …«

»Dass ich beim Buffet geholfen habe?« Ich wischte meine Vermutung mit einer Handbewegung weg wie eine Plastiktröte, mit der einem jemand ins Gesicht bläst. »Nicht der Rede wert. Das hat mir riesigen Spaß gemacht.«

»Nelly kocht gut«, sagte mein Bruder und zuckte mit den Schultern. »Na ja.«

»Auf jeden Fall«, bestätigte Megan, »diese Mini-Sandwiches, die waren …«

»Vorzüglich«, vollendete Julian. »Aber was uns wirklich in tiefster Seele berührt hat …« Er schnippte mit seinen Fingern vor meiner Nase herum. »Was glaubt ihr, was das nur gewesen sein kann?«

Ich blickte zu Nils, der bedächtig und O-beinig neben

einer Teleskop-Wäschespinne auf dem Rasen stand, auf der T-Shirts, Boxershorts und Damenslips hingen, in die nur hin und wieder ein schwacher Windhauch fuhr. Er war versunken in den Anblick zweier Eiben, die am Stamm zusammengewachsen waren, was ihn zu irritieren schien. Nach einer Weile wanderte er umher, blieb wie angewurzelt wieder an der Eibe stehen und starrte sie mit zusammengekniffenen Augen an.

»Das Bild«, jubelte Megan und klatschte in die Hände, da sie jetzt wohl zu der Ansicht gekommen war, mit meinem Rätselraten müsse es ein Ende haben. »Wir haben es gestern gleich rahmen lassen. Schaut euch an, wo es hängt!«

Sie hakte sich bei mir unter, ich winkte Nils herbei, der sich nur unwillig auf den Weg zu uns machte, da die Eibe ihn vor ein ernstes Problem zu stellen schien. So betraten wir, gefolgt von Julian, durch die Terrassentür das Wohnzimmer. Auf dem gläsernen Couchtisch stand das Plastik-Brautpaar von der Hochzeitstorte, der Bräutigam mit Ball am Fuß.

Und da hingen sie. Über einem tabakfarbenen viersitzigen Ledersofa mit Dutzenden von eingestanzten Knöpfen (nichts für Leute mit einer Knopfphobie). Megan und Julian in Öl in einem breiten Goldrahmen. Lady und Lord Huntingdonshire. Sie in einer kükenflaumgelben Strickjacke mit Pelzkrägelchen, weit aufgerissenen Augen und Perlensteckern in den Ohrläppchen. Er mit seiner schwarzen Nerd-Brille wie der junge Bill Gates, mit weißem Hemdkragen, blau-grün-gelbem Rautenmusterpullunder, dessen heller Gelbton mit Megans Strickjacke harmonierte, und einem Cordjackett, das je nach Lichteinfall zwischen Grau und Olivgrün changierte.

Megans feingliedrige Hand mit den rosalackierten

Nägeln und dem schmalen goldenen Ehering strich über meinen nackten Arm. »Hast du das gemalt?«

Ich verschluckte mich fast an meinem eigenen Atem und musste husten. »Um Gottes willen …«

»Sei nicht so bescheiden«, mahnte sie. »Wer so gut kochen kann, hat eine künstlerische Ader. Oder habt ihr es anfertigen lassen? Es ist genau das Motiv der Weihnachtskarte, die wir letztes Jahr an Freunde und Familie verschickt haben.«

Ich lächelte mit ähnlich steifen Lippen wie Lady und Lord Huntingdonshire. »Wie kommt ihr darauf, dass es von uns ist?«

»Weil meine Mutter die Geschenke entgegengenommen hat und sich daran erinnern konnte, dass eures ganz besonders phantasievoll eingepackt war. Es fehlte eine Karte, aber sie hat euch ganz genau beschrieben.«

»Wir haben nichts geschenkt«, vernahm ich die laute Stimme meines Bruders, während sein Blick nervös zwischen den beiden hin- und herhuschte. »Mutti hat gesagt, wir schenken nichts, weil die Reise teuer genug ist.« Er senkte die Stimme zu einem Flüstern, als würde er ein großes, ernstes Geheimnis verraten. »Sie hat nicht so viel Rente.«

Auch wenn ich mit diesem Geschenk nur ungern in Verbindung gebracht wurde und der Schwindel ohnehin spätestens dann auffliegen würde, wenn der wahre Schenker stolz auf dem Ledersofa unter seinem Kunstwerk saß, hätte man es etwas diplomatischer formulieren können. Aber das war nicht die Art meines Bruders, dieses fleischgewordenen Fettnäpfchens.

»So hat Mutti das bestimmt nicht formuliert«, versuchte ich zu retten, was nicht mehr zu retten war. »Wenn ich das nächste Mal hier bin, dann koche ich ein Sechs-Gänge-Menü für euch und ein paar eurer Freunde mit Wein und allem Pipapo.« Ich breitete beide Arme aus in einer Geste der Großzügigkeit. »Das ist unser Geschenk. Was sagt ihr?«

»Wer weiß, wann du wieder hier bist«, nölte Julian.

»Ein guter Anlass wäre euer erster Hochzeitstag.«

Ich spürte Nils' Blick auf meinem Gesicht ruhen. Es war einer von der Sorte Alleswissender, der einen stutzig machte.

»Nelly kommt jetzt öfter«, sagte er nur, und ich sah zu, dass wir Lady und Lord Huntingdonshire in Öl und ihren Originalen geschwind goodbye sagten.

»Was sollte das eben?«, sagte ich zu meinem Bruder, als wir im Auto saßen und zum Hafen nach Dover fuhren. *»Nelly kommt jetzt öfter.«*

Er sah mich an aus halbgeöffneten Augen, deren leichte Schrägstellung aus diesem Blickwinkel besonders auffiel, dann drehte er den Kopf wieder zur Windschutzscheibe, und während er ihn kurz nach hinten kippte, ließ er ein Kichern hören.

»Olli und ich haben dich gesehen, als du heute Morgen ins Hotel gekommen bist.« Er vollführte ein paar Schlenkerbewegungen mit Ollis Beinen, die aus der Tasche baumelten. »Stimmt's, Olli?«

»Olli hat Dreck auf der Linse.«

»Wir haben dich gesehen.«

»Das stimmt nicht! Überhaupt nicht. So was von gar nicht.« Bei jedem »nicht« haute ich mit der Faust aufs Lenkrad.

»Doch«, beharrte Nils. »Wir haben am Fenster im Flur gestanden, weil wir nicht schlafen konnten. Wir haben dich gesehen. Man darf nicht lügen.«

Um die Mittagszeit verließ unsere Fähre den Hafen von Dover.

Über den tiefblauen Himmel zogen sich Kondensstreifen. Wir standen an der Reling und blickten zu den Menschen, die am Ufer zurückgeblieben waren und den Reisenden nachschauten. Das Meer hatte mich immer fasziniert. Ruhe durchflutete mich.

Plötzlich sah ich ihn. Einen großen, kräftigen Mann auf der Wiese über den Kreideklippen. Er winkte. Wir winkten zurück. Es war Gerald.

Wir winkten auch dann noch, als wir schon ein ganzes Stück von der englischen Küste entfernt waren und sich unser Schiff dem Hafen von Dünkirchen näherte.

Ich hatte nicht die geringste Lust, ans Telefon zu gehen, als es klingelte.

»Geld ist das Beil, das gute Freunde trennt, aber ich kriege fünfundsechzig Euro von dir«, sagte Ashok.

»Wofür, wenn man fragen darf?«

»Für die Fritteuse. Ich habe den Betrag ausgelegt.«

»Welche Fritteuse?«

»Für die Vada Pav.«

»Was sind Vada Pav?«

»Sag mal, hast du mir heute Morgen überhaupt nicht zugehört? Trägheit, Schlaf und Gähnen sind die drei Brüder des Todes. Wir wollen was Neues ausprobieren.«

»Wir?«

»Du warst doch ganz hingerissen von Vada Pav. Liebst gebratenen Kartoffelbrei, hast du gesagt.«

»Ich komme jetzt auch mal mit einem Zitat um die Ecke. Ich lasse mir nicht die Butter vom Brot nehmen. Die Butter vom Brot unserer Sandwiches, die uns ernähren, wenn du verstehst, was ich meine. Wird Zeit, dass ich nach Hause komme!«

Ich legte auf. Mein Bruder war in Gedanken versunken. Er schien über irgendetwas zu grübeln, während ich mich einer erotischen Träumerei mit dem Mann hingab, der immer noch als ferner Punkt hoch oben auf den Kalkfelsen stand.

»Nelly«, sagte mein Bruder nach einer Weile.

»Ja.«

»Die Eiben in dem Garten von Julian und Megan.«

»Ich mag keine Eiben«, sagte ich. »Was ist mit ihnen?«

»Wenn es ihnen nun nicht gefällt, dass sie zusammengewachsen sind? Vielleicht wollen sie lieber alleine sein.« Er schien sehr aufgelöst.

»Sie werden gemeinsame Wurzeln haben«, sagte ich. »Da müssen sie durch.«

Ich stellte mich hinter ihn, legte die Arme um seine Brust und lehnte mich an seinen Rücken, der augenblicklich stocksteif wurde. Meine Nase steckte in seinem Haar. Es roch nach Sonne und Wind.

Rezept für schottischen Ziegenkäse mit »Spread the love« von Erdbeeren und grünem Pfeffer

Sie werden sich vermutlich die Füße wund laufen in Deutschland nach schottischem Ziegenkäse. Deswegen lassen Sie's am besten, frei nach dem Motto: Wenn man nicht das kriegt, was man will, soll man das wollen, was man kriegt. Greifen Sie also gleich zu einem aus Frankreich oder Spanien, Deutschland oder der Schweiz. Es kann ein Hartkäse sein, einer mit Asche und Edelschimmel, ein weicher in einer Käserolle oder Frischkäse, den man zu Nocken formt. Die fruchtig-scharfe Marmelade dazu, ein Stück Baguette, ein paar reife, frische Feigen, eine Handvoll Walnüsse, ein Glas trockener Roter, und schon haben Sie einen perfekten mediterranen Snack.

Für die Marmelade vermengen Sie ein Kilo gewaschener und kleingeschnittener Erdbeeren mit einem Pfund Gelierzucker sowie ein paar Teelöffeln grünem Pfeffer (zwischen einem und drei ist alles möglich) und dem Mark zweier ausgekratzter Vanilleschoten und lassen die Obst-Zucker-Gewürz-Mischung ein paar Minuten bei mittlerer Hitze köcheln. Den Saft einer Zitrone hinzugeben, mit gemahlenem schwarzen Pfeffer nachwürzen, ab in die heiß ausgespülten Gläser, gut zudrehen, fertig.

13. Kapitel

Zitat des Tages:
Das Leben ist ungewiss.
Essen wir den Nachtisch zuerst!
(Ernestine Ulmer, amerikanische Autorin, 1892–1987)

Gericht des Tages (italienisch-schottisch):
Mascarpone-Creme mit Kirsch-Whiskey-Kompott und Schokoladensplittern

Seit zehn Tagen waren wir zurück. Den Sommer hatten wir in England gelassen. Es regnete. Und regnete. Meine Mutter war in Sorge, dass die Dachrinnen überlaufen würden. Überall roch es nach dampfender Erde und feuchtem Gras. Möglich, dass noch mal eine heftige Hochsommersonne scheinen würde, aber im Moment sah es nicht danach aus.

Nils, der noch Urlaub hatte, war bei meiner Mutter in der Reha-Klinik geblieben. Durch einen glücklichen Zufall war ein Gästezimmer für Familienangehörige zu einem günstigen Preis frei geworden. Ich hatte Nils dort abgesetzt, meiner Mutter den Wagen auf den Parkplatz gestellt, war noch eine Nacht in einer Pension in der Nähe geblieben und am Mittwoch mit dem Zug nach Hamburg zurückgefahren. Meine Mutter machte Fortschritte, ich konnte beruhigt abreisen.

Ich stand wie üblich um fünf Uhr auf. Um halb sechs kam Ashok. Als ich am Donnerstag letzter Woche das erste Mal wieder in meiner Küche gestanden hatte, war die Sache mit der Fritteuse und den indischen Burgern für mich fast vergessen gewesen. Für mich galt: *Business as usual.*

Brote wie immer.

Doch da kannte ich Ashok nicht, dem zwar sein schlechtes Gewissen anzumerken war, weil er so eigenmächtig in meiner Hexenküche experimentiert hatte, der aber durchaus gute Gründe fand, an seiner Vada-Pav-Kreation festzuhalten.

»Das ist nicht so einfach«, hatte ich gemotzt, »unser Sortiment und damit unsere Sandwich-Philosophie in die Tonne zu treten.« Ich blickte in Ashoks dunkle betrübte Augen.

»Aber«, fielen mir Geralds Worte bei unserem Abschied wieder ein, *»was ist schon einfach? Ist jemals was einfach gewesen, wenn am Ende was bei rumkommen soll? Wenn's einfach ist, taugt es nichts.«*

Ich nahm das Ganze sportlich. Musste aber wenigstens noch ein Ausrufezeichen setzen.

»Verstehen?«, hatte ich zu Ashok gesagt. »Immer. Verzeihen? Niemals.«

Ein leichter Wind kroch durch das geöffnete Küchenfenster herein, und ich musste lächeln.

Ashok hatte recht gehabt. Die Vada Pav waren ein Highlight im Hamburger August. Die Leute standen dafür Schlange. Wir konzentrierten uns nur noch auf unsere »vegetarischen indischen Burger«, wie wir sie vollmundig anpriesen. Da sie mit verschiedenen Chutneys serviert wurden, die wir jeden Tag aufs Neue frisch zubereiteten, hatten wir mindestens so viel zu tun wie die Monate zuvor. Den Namen »Pausenbrot« würden wir gegen einen anderen austauschen müssen, aber wir hatten noch keinen geeigneten gefunden.

Einige Namen schossen mir durch den Kopf.

»Indian Burger«?

Da kämen auch die, die Fleisch wollten, und wären enttäuscht.

»Good Food«?

Erinnerte an meinen Konkurrenten »Yummy Food«.

Schlicht und einfach »Vada Pav«?

War's auch noch nicht, dachte ich. Es musste was Knackiges sein, knackig wie die Gurke im Pimm's.

Ashok bastelte derweil schon wieder an einer neuen Idee. Gemeinsam mit mir wollte er einen zweiten Food Truck kaufen und jeden Mittag ein anderes Curry-Gericht anbieten.

So dumm war der Gedanke nicht, auch wenn mich manchmal die Überlegung beschlich, wieso ich eigentlich nicht mit einem Truck durch London düsen und den Engländern deutsche Currywürste verkaufen sollte. Und zum Dessert Schwarzwälder Kirsch.

Laut Google Maps waren es 62,1 Meilen von London nach Canterbury.

»Spread the love«?

Und plötzlich war er geboren, der neue Name für meinen zitronengelben Vada-Pav-Truck.

Heute war Freitag. Zwei Tage Wochenende lagen vor mir. Standen mir *bevor*, traf es vielleicht eher. Ich fühlte mich seltsam allein, obwohl Gerald und ich unzählige Textnachrichten hin- und herschickten und jeden Abend telefonierten.

»Ich will verdammt noch mal wissen, was du treibst«,

sagte er einmal, und ich fand, das war eine ziemlich romantische Liebeserklärung für einen Schotten aus den kargen Highlands, der es laut eigener Aussage nicht so hatte mit roten Rosen und Marzipanherzen. Leider wurde sie mir in dem Augenblick gemacht, als ich im Bad gerade die kleinen Fettblasen an Händen und Unterarmen verarztete, auf dem Toilettendeckel sitzend, das Telefon zwischen Schulter und Ohr geklemmt, wo nicht Tausende von Sternen funkelten wie in unserer Nacht in seinem Cottage in Canterbury, sondern nur die Leuchtstoffröhre in einem Achtziger-Jahre-Allibert-Schrank, die noch dazu an beiden Enden flackerte.

Die Bläschen kamen von meiner Arbeit an der Fritteuse im Truck, wo die Kartoffelbällchen in heißem Öl gebacken wurden.

An diesem Freitag am Osterbek-Ufer hatten wir den größten Ansturm bewältigt, es war kurz nach zwei Uhr am Nachmittag, als aus der Ferne eine Gestalt auf unseren Wagen zulief, die mir leider bekannt vorkam. Lange blonde Haare, Mittelscheitel, Sonnenbrille im Haar, obwohl keine Sonne schien, sandfarbene knallenge Lederhose, Gladiatorensandalen, beklebt mit bunten Strasssteinen, dreieckig geschnittener Poncho in der Farbe von Sahnetoffeebonbons. Ich traute meinen Augen nicht. Es war Natascha Plückebaum. Wahrscheinlich waren Ponchos gerade in Mode, wieso sonst sollte man an einem Tag wie diesem unter einem schwülgrauen schweren Himmel etwas aus Strick tragen, auch wenn ihrer gewiss aus Kaschmir war? Ich schnappte mir meinen Becher Kaffee und verdrückte mich in einen toten Winkel des Trucks, in dem Natascha mich nicht erspähen konnte. Ich fühlte mich außerstande, ihr zu begegnen. Zu deutlich in Erinnerung war mir noch der peinliche Moment, als wir sie mit aschgrauem Hut aus dem Heuschober befreien mussten. Außerdem war sie wie aus dem Ei gepellt, ich hingegen in Fettschwaden gebadet, die Haare strähnig von Frittierdunst und kurzerhand nach hinten geklippt. Make-up? Ich lachte trocken auf. Was war das? Konnte man das essen? Hatte das Kalorien?

Ich instruierte Ashok, der über mein Fluchtmanöver erstaunt war, besonders charmant zu der Kundin zu sein. Seine erfreute Miene verriet, dass das keine wirkliche Herausforderung zu sein schien.

»Womit kann ich weiterhelfen?«, erkundigte er sich überaus höflich, als sie unseren Wagen erreicht hatte.

»Mit einem kalten Wasser, wenn Sie haben. Ohne Kohlensäure.«

Aus meinem Versteck heraus beobachtete ich, wie Ashok ihr eine Flasche aus dem Getränkekühlschrank holte und sie ihr mit einem Becher über den Tresen reichte, es sich dann anders überlegte, den Verschluss aufdrehte, ihr das Wasser eingoss und dann erst vor sie hinstellte. Lautlos klatschte ich in meiner Ecke Beifall.

»Sehr aufmerksam«, lobte sie. »Ich möchte gern ein Interview mit dem Betreiber des Food Trucks machen.«

Ich schwang mein Bein wie ein Karatekämpfer in seine Richtung, um ihm zu verstehen zu geben, dass er gerade das große Los gezogen hatte.

»Zu Diensten«, sagte er mit einer kleinen Verbeugung. »Ein Willkommen und freundliche Worte mangeln niemals im Haus eines guten Menschen.«

»Was meinen Sie jetzt damit?«

»Dass hier jeder alles macht.«

Ich verdrehte die Augen. Ganz falsches Zitat.

»Die Besitzerin ist also nicht da?«

Mit dem Zeigefinger malte ich ein großes Fragezeichen in die Luft.

»Darf ich so unbescheiden sein und mich erkundigen, um was es geht?«, sagte Ashok.

»Ich bin Journalistin. Habe einen Blog und schreibe eine Food-Kolumne in einem Lifestyle-Magazin. Sehr erfolgreich. Die Trucks sind natürlich ein großes Thema. Ihre indischen Burger sollen ja weggehen wie die berühmten warmen Semmeln. Vegetarisches Streetfood. Absolut en vogue.« Ich hörte das Geklimper von Münzen auf dem Tresen, während sie sagte: »Für das Wasser. Ich würde die Tage gerne mal Ihre Chefin sprechen. Nelly Schrader.«

Vor Schreck verschüttete ich meinen Kaffee.

»So heißt sie doch, nicht wahr? Ich habe natürlich meine Hausaufgaben gemacht und gegoogelt.«

Sie linste um die Ecke, in die ich mich tiefer hineindrückte. »Nelly, ich weiß, dass Sie da sind. Ich habe Sie gesehen. Ich komme wieder. Dann haben Sie die Haare hübsch gewaschen, und ich bringe einen Fotografen mit. Und wir beide trinken einen Kaffee zusammen, anstatt ihn zu verschütten. Sie werden zwar bald viel Geld verdienen, aber ist doch trotzdem schade drum.«

Sie ging davon, schien aber offensichtlich noch mal kehrtzumachen und stellte mit den Worten »Geben Sie das bitte Ihrer Chefin!« etwas auf den Tresen. Ich konnte nicht sehen, um was es sich handelte. Erst als ich mir sicher war, dass sie nicht mehr auftauchen würde, traute ich mich aus meinem Versteck. Es war ein Glas mit Dessert. So eines, wie man sie im Kühlregal von Supermärkten findet. Eine Mascarpone-Speise mit Kirsch-Whiskey-Kompott und Schokosplittern.

Überrascht sah Ashok mich an. »Weißt du was damit anzufangen?«

»Ich denke schon.« Ich lachte in mich hinein.

Natascha Plückebaum mochte ein Miststück sein, nachtragend war sie nicht.

Als ich an diesem Tag nach Hause kam, lag eine Karte von Nils in meinem Briefkasten. Sie war abgestempelt in dem hessischen Kurort, in dem meine Mutter zur Reha war. Auf der Vorderseite der Karte viele kleine Fotos mit Stadtansichten. Kurpark. Kurhaus. Kurstraße. Sternwarte. Teich. Fontäne im Teich. Brücke im Teich. Bahnhof. Ich drehte die Karte um, las sie noch im Treppenhaus, und unerklärlicherweise hatte ich plötzlich ein Lächeln auf meinen Lippen, als ich daran dachte, dass es ganz so aussah, als sei meinem Bruder sein Leben zu klein geworden.

Viele Grüße aus Hessen. Es ist schön hier. Aber in England
war es schöner. Die Leute in der Klinik sind alt und krank.
~~Das Essen ist ...~~ Das Essen geht. Du kannst besser kochen.
Das Wetter ist schlecht. Olli ist traurig.
Ich auch. Fahren wir bald wieder mit dem Schiff?

Grüße von Nils Schrader

Epilog

Die Sonne flimmerte. Ich stand an Bord der Fähre, Frankreich im Nacken, England vor Augen, und sah bereits die Kalkfelsen der Küste von Dover, die aussahen wie frisch gewaschene weiße Laken auf einer Leine. Es war heiß um die Mittagszeit im August.

»Nelly«, sagte mein Bruder.

»Ja, Nils.«

»Freust du dich auf England?«

»Ja.«

»Auf was freust du dich am meisten?«

»Auf alles.«

»Auf Gerald. Stimmt's?«

»Vielleicht kommt er ja gar nicht.«

Plötzlich beim Blick auf seine Tasche, die er festgegurtet über der Schulter trug, fiel es mir auf. Olli war nicht an seinem Ausguck.

Ich deutete mit einem Kopfnicken auf die leere Stelle. »Wo ist Olli?«

»Wollte bei Mutti in der Klinik bleiben.«

»Echt? Und das hast du erlaubt?«

Er sah mich an, als hätte ich sie nicht mehr alle. »Ist doch nur eine Puppe.«

Ich schnitt eine alberne Grimasse. »Ich Blödmann. Habe ich fast vergessen.«

»Wie lange bleiben wir?«, fragte Nils.

»Ein paar Tage. Mal gucken. Glaube bloß nicht, dass diese Reisen jetzt zu einer festen Einrichtung werden.«

Nils schüttelte so heftig den Kopf, dass ich befürchtete, seine Brille werde ihm von der Nase rutschen. »Ist ja keine Kleinigkeit«, sagte er und stoppte mitten in der Bewegung.

»Ach, na ja«, sagte ich. »Eigentlich schon.«

Das Leben schien erstaunlich einfach. Umso mehr, als ich ihn sah. Den kleinen fernen Punkt auf der grünen Grasdecke über den schneeweißen Klippen. Auch wenn er noch weit weg war, so hätte ich schwören können, dass er es sein musste. Vor Glück war mir zum Heulen.

Nils und ich winkten, obwohl Gerald das aus dieser Entfernung unmöglich sehen konnte. Einerlei.

Ich knuffte meinen Bruder in die Rippen. »Auf was freust du dich am meisten?«,

»Auf die vielen Bäume, die ich schneiden kann. Darf ich auch wieder Gemüse schnippeln?«

»Wüsste nicht, was dagegen spräche.«

Ich blickte ihn lange von der Seite an. Er war eigentlich ziemlich normal. Er hatte nur andere Träume.

Rezept für Mascarpone-Creme mit Kirsch-Whiskey-Kompott und Schokoladensplittern

Das Leben ist kein Zuckerschlecken, also machen wir's zu einem!

Nehmen Sie zwei Becher süße Sahne (400 ml), und schlagen Sie sie steif. Ein Pfund Mascarpone dazugeben, mit einem Schneebesen vermischen, mit ein bis zwei Tütchen Vanillezucker, dem Mark einer Vanilleschote und einigen Spritzern Zitronensaft verrühren. Ein Päckchen Vanillepudding (unser Lieblingsdoktor: Dr. Oetker) nach Anleitung zubereiten, nur statt der angegebenen Menge Milch (in der Regel ein Liter) genau die gleiche Menge Kirschsaft nehmen (inkl. der Flüssigkeit aus dem Kompottglas). Die verwaisten Kirschen zu dem kochenden Pudding geben, vorsichtig unterheben, damit sie nicht zerfallen, die Masse abkühlen lassen und mit einem tüchtigen Schluck Whiskey beschwipst machen.

Die Mascarpone-Creme abwechselnd mit der Pudding-Kirsch-Whiskey-Speise in Gläser füllen. Den krönenden Abschluss bilden ein paar Kirschen und pro Glas ein Schokoladensplitter, den Sie folgendermaßen hinkriegen:

Eine Tafel Schokolade (nach Wahl Vollmilch oder Zartbitter oder Weiße) in einer Schüssel über heißem Wasserbad schmelzen lassen, die noch heiße Masse dünn auf Backpapier ausstreichen, hart werden lassen, das Papier aufrollen und in den Händen kneten, bis die Schokolade in feine Splitter bricht. Die Schichtspeise damit dekorieren. Wenn Sie »Ritter Sport« nehmen, haben Sie gleich noch was für Ihre Figur getan.

Astrid Ruppert

Ziemlich beste Freundinnen

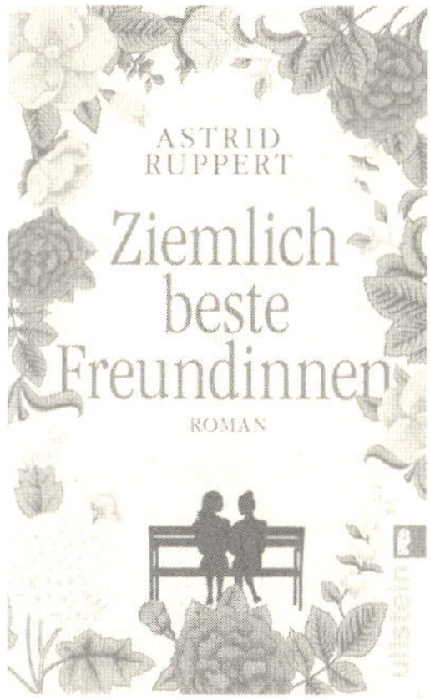

Roman.
Taschenbuch.
Auch als E-Book erhältlich.
www.ullstein-buchverlage.de

Zwei Frauen. Zwei Welten. Eine Freundschaft

Konstanze ist die wandelnde Perfektion: Die Herzchirurgin, Ehefrau und Mutter hat ihre Familie, ihren Alltag, ihr Bindegewebe, den OP-Plan und sogar das Unkraut im Garten fest im Griff. Die viel zu hell blondierte Glitzernudel Jacqueline dagegen improvisiert sich mehr schlecht als recht durch ihr Leben zwischen vier Minijobs und drei Kindern. Ausgerechnet diese beiden Frauen werden Zimmergenossinnen in der orthopädischen Rehaklinik. Eine explosive Mischung in körperlicher Ruhelage. Während die Knochen heilen, verändert sich in Zimmer 233 alles.

ullstein